手术室护理用书

王　静　王艳丽　蔡翠翠　张　聚 ◎ 主编

科学技术文献出版社
SCIENTIFIC AND TECHNICAL DOCUMENTATION PRESS
·北京·

图书在版编目（CIP）数据

手术室护理用书 / 王静等主编. —北京：科学技术文献出版社，2020.8
ISBN 978-7-5189-7004-9

Ⅰ．①手… Ⅱ．①王… Ⅲ．①手术室—护理 Ⅳ．① R472.3

中国版本图书馆 CIP 数据核字（2020）第 149758 号

手术室护理用书

策划编辑：张 蓉 责任编辑：吕海茹 陶文娟 责任校对：王瑞瑞 责任出版：张志平

出 版 者	科学技术文献出版社	
地 址	北京市复兴路15号 邮编 100038	
编 务 部	（010）58882938，58882087（传真）	
发 行 部	（010）58882868，58882870（传真）	
邮 购 部	（010）58882873	
官 方 网 址	www.stdp.com.cn	
发 行 者	科学技术文献出版社发行 全国各地新华书店经销	
印 刷 者	北京时尚印佳彩色印刷有限公司	
版 次	2020 年 8 月第 1 版 2020 年 8 月第 1 次印刷	
开 本	787×1092 1/16	
字 数	344千	
印 张	19.75	
书 号	ISBN 978-7-5189-7004-9	
定 价	88.00元	

主编简介

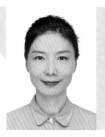

王　静

硕士，主管护师，青岛大学附属医院西海岸院区手术室总护士长。从事手术室护理管理工作10年余，擅长手术室护理及护理管理工作。现任山东省护理学会医院感染管理专业委员会委员、青岛市护理学会手术室护理专业委员会秘书。参编著作5部，发表论文10余篇。参与市级课题1项，获得发明专利5项。

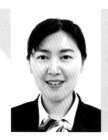

王艳丽

主管护师，青岛大学附属医院手术室副护士长。从事手术室护理工作15年余，擅长手术室护理及护理管理工作。现任山东省护理学会医院感染管理专业委员会青年委员。主编著作1部，参编著作1部，发表论文数篇。

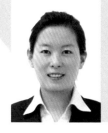

蔡翠翠

主管护师，青岛大学附属医院手术室护士。从事手术室护理工作12年余，擅长各科室常规手术及急、危、重症手术配合工作。参编著作1部，在省级以上期刊发表论文3篇。获得专利授权7项，其中发明专利2项、实用新型专利5项。

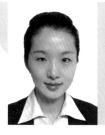

张　聚

主管护师，青岛大学附属医院手术室副护士长。从事手术室护理工作10年余，擅长各科室急、危、重症手术配合及手术室管理工作。参编著作2部，发表学术论文数篇。

编委会

前　言

随着现代手术学科的迅速发展，外科手术出现了划时代的飞跃，同时也对手术室的管理水平、手术室护士专业技术水平、感染预防与消毒隔离技术水平等提出了更高的要求。

本书共分为七章，系统介绍了手术室相关制度、护理知识及操作技能，包括手术室规章制度、复合手术室规章制度、手术安全管理制度、手术室消毒隔离制度、手术室护理工作常规、手术室应急预案、手术配合常规，其中重点介绍的手术配合常规涉及普通外科、肝胆胰腺外科、心胸外科、血管外科、妇产科、小儿外科、泌尿外科、骨科、疼痛科、耳鼻咽喉科、口腔科、神经外科、眼科。

本书内容全面，语言简练，在实用的基础上力求新颖，不仅涵盖了专科知识与技能，还融合了学科最新的研究热点与前沿信息，能够切实提高手术室护理人员的职业能力。本书可用于手术室新入职护士的培训，也可作为手术室专科护理人员日常工作的参考书，是临床手术室护士的必备读物。

由于编纂时间较短加之编写人员水平有限，书中难免存在不足之处，恳请读者批评指正。

王　静

目　录

第一章 手术室规章制度

第一节 手术室工作制度

1. 进入手术室的工作人员必须严格遵守手术室各项规章制度。非手术室人员未经手术室护士长许可不准入内。

2. 参加手术的人员应按规定更换手术室所备的洗手衣裤和鞋，进入无菌区要戴好帽子、口罩，外出时要更换外出衣、外出鞋。

3. 施行手术应先由各科室在医院信息系统（hospital information system，HIS）中录入手术通知，术前一日 12：00 以前将患者手术信息发送至手术室，若有特殊情况手术医生需要在手术通知备注栏进行注明。

4. 手术时间排定后，不得随意增减手术及改变手术时间，因故必须更改者应预先和手术室联系。

5. 参加手术人员应在预定时间前 30 min 到手术室做好准备工作，上午第一台手术在 9 点之前开始，接台手术在上一台手术结束 30 min 后开始。

6. 急症手术由值班医生预先电话通知手术室，同时在 HIS 中录入手术通知，填写急症手术通知单以便做好抢救手术的准备工作。

7. 参加手术的工作人员必须严格执行各项消毒隔离、清洁、灭菌制度，遵守无菌原则。保持环境清洁整齐，防止交叉感染。

8. 手术室工作人员要坚守岗位，履行工作职责，严格执行各项护理工作程序、操作常规及查对制度，尊重手术患者权利，保护患者隐私，确保患者手术安全。

9. 手术室的仪器设备、手术器械、急救物品必须妥善保管，定期检查、及时补充，保证性能良好。工作人员应熟悉各种物品的固定放置位置、使用方法，用后物归原处。

10. 手术室内一切器械、物品未经护士长允许不得外借。

第二节　手术室人员管理制度

1. 进入手术室的人员（包括进修、参观、实习人员）必须严格遵守手术室各项规章制度，严格履行工作职责，保持室内肃静和整洁。

2. 除本科室人员及手术相关人员外，其他人员一律不准进入手术室。手术人员完成手术后，即刻更衣回病房，禁止在手术室内逗留。

3. 新进的手术仪器、设备、器械需要公司人员进入手术室调试、指导时，必须由手术医生在术前一日向医务处（业务管理部）申请，经手术室护士长同意后，公司人员进入指定手术间工作，遵从手术室护士管理。

4. 呼吸道感染者不可进入手术室，如特殊情况需进入时应戴双层口罩。医护人员有头颈部、上肢、手部感染情况者，不能参加手术。

5. 进入手术间人员需关闭移动通信设备，非特殊情况不得传呼手术进行中的医务人员。

6. 手术间内保持安静，严禁大声喧哗；拿取物品动作轻稳，避免产生噪声。

7. 参加手术的工作人员必须严格执行保护性医疗制度，术中不谈论与手术无关的事情。

8. 手术医师在进入手术室前，应妥善安排好病房工作，避免手术中因病房工作而影响手术的顺利进行。

9. 手术进行中，巡回护士不得擅自离开手术间。如必须暂时离开手术间时，应告知器械护士和麻醉医师。

10. 凡参加手术的工作人员必须严格遵守无菌技术操作规范，若违反，经他人指出时应立即纠正，不得争辩。

第三节　手术室工作人员着装规定

1. 手术室工作人员必须符合手术室着装规定。

2. 参加手术人员不能佩戴耳环、耳钉、戒指、手镯等饰物。注重个人卫生，每天洗澡，剪短指甲，不涂抹指甲油或戴人工指甲，不化浓妆，每日清洗擦拭眼镜。

3. 进入手术室人员需要更换手术防护鞋，穿着洗手衣裤或单件式裙装。洗手衣要求扎进洗手裤内，内穿衣物不能露于洗手衣裤外。穿着手术室外套或手术衣时应系好纽扣和系带。

4. 进入清洁区内必须戴手术帽、口罩，手术帽覆盖所有头面部的毛发，口罩同时遮住口鼻。

5. 手术室工作人员送患者返回病房时，需要穿外出衣、鞋套；外出时要更换护士服、护士鞋，戴胸牌，仪表整洁。

第四节 手术室更衣制度

1. 进入手术室人员（包括进修、参观、实习人员）必须服从手术室更衣制度，严格按照分区更换清洁拖鞋，更换合适型号的洗手衣裤，戴手术帽、口罩后方可进入手术室清洁区。禁止穿病房隔离衣进入更衣室。

2. 参加手术人员按照手术通知单进入手术室，凭胸卡在入口处领取洗手衣裤及更衣橱钥匙。未写入通知单者，一律不准进入手术室。参观人员须医务处批准后方可进入手术室。

3. 穿手术鞋：进入手术室人员须在更衣室长凳外（污染区）脱去外穿鞋，在凳内（清洁区）换穿清洁手术鞋，将外穿鞋放入鞋橱内。

4. 穿洗手衣裤：更换分体式洗手衣裤或单件式裙装，洗手衣裤内不能穿着长袖衣物。要求洗手衣扎进洗手裤内，内穿衣物不能露于洗手衣裤外。

5. 戴手术帽：进入清洁区内必须戴手术帽，手术帽覆盖所有头面部的毛发，长发者应先将长发固定好再戴帽子。可重复使用的帽子应在每次使用后清洗干净并晾干。

6. 戴医用外科口罩：口罩凸面向外，硬质铁丝朝向鼻梁，口罩系带朝向颈后，口罩要求同时遮住口鼻。口罩潮湿或污染时需及时更换。

7. 手术完毕及时更衣换鞋，将口罩、帽子放入指定垃圾袋，保持更衣室清洁整齐。交回拖鞋，手术衣裤放入指定回收袋，归还更衣橱钥匙，领取胸卡。

8.手术人员外出送患者须穿外出衣，更换外出鞋或穿鞋套，离开手术楼须换外出鞋。禁止手术人员穿着洗手衣在病房工作，避免交叉感染。

9.参观者要进入手术间参观时，按照手术人员着装要求更衣；手术间外参观者穿着洗手裤和参观衣，戴手术帽、口罩、双层鞋套。

第五节　参观手术管理制度

1.凡本院医师、研究生、进修医师、实习医师必须凭手术医生登记单及本人胸卡进入手术室。外来参观者须凭医务处批准证明，经手术室护士长同意后进入手术室。

2.医学院见习学员参观手术须按照教学大纲安排，由带教老师事先与医务处、教学管理科联系，经手术室护士长同意后，在带教老师带领下参观手术，每手术间见习生不超过2人。

3.参观人员必须遵守手术室各项规章制度，更换手术衣裤，戴口罩、帽子，着装整齐。

4.参观者接受手术室护士管理，经巡回护士允许后方可进入手术间参观，每手术间参观人数严禁超过3人。

5.参观者必须在指定的手术间参观，保持安静，关闭手机。不得随意走动，不能妨碍手术室各项工作。

6.参观人员进出手术间不能携带任何物品，严格遵守无菌技术操作规范，与手术无菌区域保持30 cm以上距离。

7.参观后及时更衣换鞋，将口罩、帽子放入指定垃圾袋，保持更衣室清洁整齐；交回拖鞋、手术衣裤，放入指定回收袋。

8.参观者未经手术室护士长许可，不得拍照、录像。

9.急症手术、夜班手术、节假日手术一律谢绝参观。

第六节　手术室就餐规定

1.手术室就餐要严格遵守手术室就餐规定。

2. 手术结束后医生到手术餐厅就餐。

3. 在手术室示教室就餐不能携带异味较大食物，保持就餐桌面、地面清洁。

4. 就餐后及时将杂物放入垃圾桶中，保持示教室整洁卫生。

5. 卫生员定时清洁示教室，保证示教室整齐、清洁、无异味。

第七节　手术通知制度

1. 手术科室的择期手术均需要在手术前一天 12∶00 之前通过院内 HIS 提交手术患者信息至手术室，由科主任进行手术审核。内容包括患者姓名、性别、年龄、住院号、术前诊断、拟施行手术名称、手术部位、特殊情况及要求、化验检查、参加手术人员等。

2. 手术通知单须逐项填写完整，双侧器官、组织、肢体等手术必须在手术部位处注明左、右侧。

3. 准确录入所有参加手术的人员名单，每个手术间手术参观者最多不能超过 3 人。

4. 特殊感染（如肝炎、艾滋病、气性坏疽、性病等）、特殊病情、特殊要求或需特殊器械及物品的手术，应在手术通知单上注明，必要时与手术室护理人员电话沟通。

5. 若 HIS 中手术通知信息填写不全、错误或不按规定提交等，手术室有权不予安排手术。

6. 手术时间排定后，不得随意增减手术及改变手术时间，因故必须变更时应预先和手术室护士长联系。

7. 急诊手术必须由值班医生预先电话通知手术室做好术前准备，开通绿色通道，同时在 HIS 中录入患者信息，填写三联手术通知单送至手术室。未经手术室同意，手术医生不可擅自将患者推入手术室。

第八节　手术审批制度

1. 各临床科室的择期手术均需要在手术前一天 12∶00 前通过院内 HIS 上传手术患者基本信息，内容包括患者姓名、性别、年龄、住院号、术前诊断、拟施行手术、特殊情况及要求、化验检查、手术部位等。

2.由临床医生通过 HIS 认真填写手术审批表，科室主任审核。特殊手术、重大手术由手术医生填写《重大手术审批表》，医务处审核后，手术方可进行。

3.手术室由专人核对手术审批表基本信息，确认无误后统一进行手术安排。无手术审批表或审批表填写不完整、信息与手术通知单不相符者，手术室不予安排手术。

4.急症手术由手术者通过 HIS 填写手术审批表，紧急情况下可电话通知科主任口头审核，待手术室核查确认后统一安排手术。

5.科主任外出时，审批表由科主任指定的副主任审核。

第九节　急诊手术管理制度

急诊手术是为抢救患者生命，防止病情进一步恶化而采取的紧急治疗措施。手术室接到手术通知后，务必第一时间做好急诊手术安排。

1.急诊手术适用于各种创伤、急腹症、大出血、急性感染等危及生命需立即实施手术的患者。

2."绿色通道"是为挽救急危重症患者生命而设置的畅通的诊疗流程，必要时，患者可通过"绿色通道"直接进入手术室，以确保危重患者急诊手术在第一时间进行。

3.危重患者需行急诊手术时，应由急诊或者病房医护人员完成患者的术前准备工作，手术医生提前通知手术室及麻醉科，提前做好术前准备工作。

4.手术室护士站护士（值班护士）接到急诊手术电话通知后，需询问患者科室、手术名称、紧急程度、患者病情、特殊情况、必要的术前检查及术前准备是否完善、接患者时间及来电者姓名等信息，核对 HIS 中手术通知信息、手术通知单是否正确。正常工作日护士站护士同时上报护士长进行手术人员及手术间安排，夜间或节假日由值班人员负责安排手术。

5.手术室护士站护士通知麻醉科值班医生，告知急诊手术通知及手术间的安排情况，手术医生和麻醉医生及时做好沟通，以便麻醉医生了解急诊手术患者病情。

6. 手术室护士提前备齐各类设备、手术器械和抢救物品，如需骨科外来器械，应立即联系供应室做好器械消毒灭菌工作。骨科植入物由手术室巡回护士与器械护士在手术开始后进行查验，术后与手术医生共同确认植入物使用情况并签字。当患者病情紧急、危及生命或一旦延误手术治疗时机会对患者造成不良后果时，可在骨科外来手术器械未灭菌完成的情况下开始手术。

7. 手术室护士按照手术医生通知的患者接入时间提前 10 ~ 15 min 通知便民人员，便民人员持急症手术通知单在病区与护理人员做好信息核查后，及时将患者接入手术室，手术室护士与手术医生做好沟通，确认转运时间及患者转运是否需要手术医生陪同。

8. 手术室至少保留一间手术间为急诊手术专用，当急症手术间因手术本身原因无法使用或正在使用，或者同时有两台以上急诊手术时，手术室应当与其他手术间医生沟通，以最短的时间将急诊手术安排至其他手术间进行，其中以本科室当日手术日所在手术间为优先安排，该手术间常规手术延后或根据当日手术情况调至其他手术间进行。

9. 手术安排正常工作日由手术室护士长统一安排、夜间及节假日由值班护士负责调配。发生特殊伤员抢救或者重大抢救时，应及时向护士长、总值班汇报，以便及时协调相关部门，做好抢救工作。

10. 手术室护士应积极配合手术医生和麻醉医生开展抢救工作，节假日及夜间人员不足时，及时通知听班人员，如果时间紧迫，应就近叫人，防止延误急诊手术。

11. 手术室护士在执行医生口头医嘱时，必须大声复述一遍，医生再次确认无误后执行，保留安瓿以备核查，认真落实查对制度及护理文书书写制度。

第十节　接台手术制度

1. 根据手术情况，手术结束前 30 min，当台巡回护士通知护士站，病房进行下一台手术准备。

2. 前一台手术结束后，器械护士及时整理手术器械，巡回护士护送患者，保洁人员及时进行手术间物表清洁及地面湿式清扫，规范处置手术间及物品，将所有垃圾清空。

3. 手术间达到自净时间后，进行下一台手术，将患者接入手术间。自净时间按照《医院洁净手术部建筑技术规范（2014版）》要求执行：Ⅰ级用房自净时间为10 min，Ⅱ～Ⅲ级用房的自净时间为20 min。

4. 感染性手术按感染手术处置规范进行手术间清洁消毒工作。

第十一节　术中辅助诊疗检查制度

1. 凡手术中需要进行有关辅助诊疗检查如X线检查、超声检查、内窥镜检查等，均应于手术前一日由主管医师与相关科室联系，并提前告知巡回护士做好充分准备。

2. 术中进行辅助诊疗检查时，巡回护士应协助做好联系并及时通知门卫准备相应物品。辅助诊疗人员进入手术室前，应按规定更衣换鞋。

3. 手术医生、巡回护士协助辅助诊疗人员进行有关操作，一切操作应遵循无菌操作原则。

第十二节　手术室安全管理制度

1. 手术室工作人员必须严格遵守手术室各项规章制度、操作规程。

2. 值班人员接班严格进行手术室安全检查，包括关闭手术室大门、关闭手术间电源、检查、关闭饮水机等仪器的电源，检查结果登记在安全检查记录本上。

3. 手术室内禁止使用明火，易燃物品、药品用金属橱柜单独放置，并放置明显禁火标识。

4. 手术使用的仪器、设备定期检修，专人负责，保证性能良好。

5. 定期进行手术室护士安全管理、应急预案培训。熟知应急灯、灭火器的放置地点，掌握各类突发事件的应急处理程序。

6. 安全通道保持畅通，保证紧急情况下可以快速疏散患者。

7. 工作人员发现任何异常情况及时汇报工程师、护士长及相关部门，及时检修解决。

第十三节　手术室交接班制度

1. 交接班制度是保证手术室安全、手术工作连续进行的一项重要措施，各班人员必须严肃认真地贯彻执行。

2. 值班人员必须坚守岗位、履行职责，保证24 h内各项工作及时、准确地进行。每日晨会由护士长主持，交夜班、当日手术情况，并传达有关事宜。

3. 各班按时交接，交班者必须在交班前完成本班的各项工作，写好交班本，接班者提前15 min到岗，在未完全交接清楚之前，交班者不得离开岗位。

4. 白班、夜班值班人员按照手术室安全交接本内容详细检查安全情况，在交班本上详细记录当班手术数量及特殊情况等，要求书写整齐、字迹清晰，内容简明扼要。

5. 手术交接相关注意事项

（1）如无特殊情况，手术结束前不更换器械护士。

（2）认真详细交接手术进程、术中输液及输血情况、患者病情及皮肤状况、一次性耗材和手术器械及设备等物品使用情况，按照手术护理清点记录单逐项核对手术器械、敷料、用物，特殊情况详细说明。

（3）接班者在手术护理清点记录单签名并注明交接时间。

（4）交接班后出现问题由接班者负责。

（5）交班后，交班护士应留去向及联系方式，以便有疑问及时联系，必要时必须尽快返回。

第十四节　手术室听班制度

1. 手术室所有人员应保持电话24 h畅通，以备在发生紧急情况时，能及时组织人力参与抢救。

2. 手术室护士应严格依照手术室排班表完成听班工作，需要调班时必须与同级别或高级别的护士调班，并须征得护士长同意方可调班。

3.每日安排一线与二线两组共 4 名护士听班，听班者接到加班通知后应在 30 min 内赶到手术室。有极特殊原因不能到达者，应立即联系护士长及值班护士以便进行人员调整，以免延误手术。

4.听班者不得离开市区，不得饮酒，须服从值班护士的工作安排。工作中要严格执行手术室各项制度，保障手术安全。

第十五节　手术室重大抢救及特殊事件报告制度

1.发生重大抢救手术、特殊病例、特殊事件时，值班人员应及时逐级向手术室护士长及医院有关部门、院领导报告，以便医院掌握情况，协调各方面的工作，更好地组织力量进行及时有效的手术及抢救。

2.需报告的重大抢救手术及特殊病例

（1）涉及灾害事故、突发事件所致同时 3 人及以上的手术及抢救。

（2）本院职工、知名人士的手术及抢救。

（3）涉及医疗纠纷、严重并发症或出现手术意外患者的手术及抢救。

（4）特殊感染及危重患者的手术及抢救。

3.报告内容

（1）突发事件涉及的患者人数及致伤的原因、患者的病情、手术人员、采取的手术及抢救措施等。

（2）特殊病例患者姓名、年龄、性别、诊断、手术方案、目前病情状况等。

（3）手术意外、特殊事件发生时间、原因、处理情况及相关人员等。

第十六节　危重患者抢救制度

1.严格执行医院制定的危重患者抢救制度。

2.护理人员争分夺秒，积极配合医生抢救。

3.准确、及时备齐手术、抢救器械及用物。

4.保证抢救仪器、设备的正常使用。

5. 抢救时各级护理人员密切配合，分工合作。

6. 严格执行查对制度，及时输血、输液、用药等。

7. 密切观察病情，做好抢救记录。

第十七节　手术室质量考核制度

1. 制订手术室各项规章制度、工作人员职责、工作常规、工作流程、操作规范等。

2. 各项护理工作标准化管理，质量考核评价科学合理、全面客观、切实可行，以提高护理质量和工作效率。

3. 所有工作人员明确工作职责及考核标准。针对各项规章制度、工作人员职责、工作常规、工作流程、操作规范等进行规范化培训，使护理人员的具体操作程序具有一致性。

4. 根据手术室工作情况，成立质量控制考核小组，分别为：优质护理服务组、护理文书组、手术室规范管理组、设备和器械管理组、感染管理与职业防护组、安全操作组。

5. 每周进行护理质量检查不少于两次，检查要公平、公正，尊重事实。

6. 每月对检查结果进行分析、总结、反馈，制订整改措施。

7. 跟踪评估，以确保整改措施的有效性。

第十八节　手术室护士准入制度

1. 手术室护士必须依法执业，持证上岗。手术室护士长具有 5 年以上主管护师资格，经过中华护理学会专科护士培训，并获得手术室专业护士证书。

2. 新护士、由其他科室调入手术室工作的护士，需要完成手术室新护士基础理论、基础操作培训，在带教老师指导下工作 3 个月，经考核合格后独立从事手术护理配合。轮转、培训护士在未获得执业证书前，在老师指导下，主要从事手术室辅助护理工作。

3. 进修护士需具有护士执业证书，完成手术室护士基础操作培训，在带教老师指导下工作 2 周，方可单独从事器械护士工作。

4. 手术室护士要具有高度的责任感及慎独精神，要熟悉手术室布局与环境要求，掌握手术室各班次职责、管理制度、护理常规、仪器设备使用流程等。能严格执行消毒隔离制度及职业安全防护措施。尊重患者隐私。

5.手术室护士应具有良好的应变能力，遇重大抢救手术，能协调并熟练配合手术医生及麻醉医生实施抢救。能妥善处理各类突发事件。

6.手术室护士应每年进行专业理论和操作技能培训，并且考核合格，应具备一定的科研能力，适应学科发展。

第十九节　手术室绩效考核制度

按照医院统一安排，根据《医院绩效考核和分配办法》《临床护士分层级管理实施方案》的要求，结合手术室工作情况、工作质量考核情况等，制订手术室绩效分配方案（以青岛大学附属医院手术室绩效考核制度为例）。

一、奖金分配原则

1.遵循公平公正、注重实际、多劳多得原则，进行合理的绩效分配。

2.科室成立绩效考核分配小组，小组成员按照护理部指导意见讨论制订科室绩效考核二次分配方案。

二、手术室人员奖金分配方案

1.护士个人当月奖金 ＝ 工作量分数 × 层级系数。

2.工作量分数：由护士配合手术工作量核定工作分数，工作量包括工作班次、手术配合时间、工作质量。

3.层级系数 ＝ 岗位系数 ＋ 特殊系数 ＋ 工龄（工作年限）× 0.005/ 年。

三、层级系数设定

1.岗位系数见表 1-19-1。

表 1-19-1　岗位系数

层级	工龄	岗位系数
N0	＜ 1 年	0.3
	≥ 1 年	0.6

表 1-19-1（续）

层级	工龄	岗位系数
N1	≥2年	0.8
	≥3年	1.0
N2	≥4年	1.03
	≥5年	1.05
N3B	≥7年	1.15
N3A	≥10年	1.20
N4B	≥13年	1.25
N4A	≥13年、副高以上	1.25

2. 特殊情况调入手术室护士岗位系数计算

（1）由外科室调入手术室人员，1年内按照手术室后工作≤3个月、≥3个月、≥6个月、≥9个月计算岗位系数。

（2）N1岗护士手术室工作满1年，经考核工作能力达到手术室岗位要求后按照科室岗位系数计算。

（3）N2岗护士手术室工作满2年，经考核工作能力达到手术室岗位要求后按照科室岗位系数计算。

（4）N3岗、N4岗护士手术室工作1年以上、5年以内按照医院岗位系数计算；手术室工作满5年后，经考核工作能力达到手术室护理岗位要求后按照科室岗位系数计算。

（5）调入手术室护士岗位系数执行时间见表1-19-2。

表 1-19-2　调入手术室护士岗位系数执行时间

入科	岗位系数 0.3	岗位系数 0.6	岗位系数 0.8	岗位系数 1.0
直接入科	<1年	≥1年	≥2年	≥3年
外科室工作<1年	≤3个月			
外科室工作≥1年	≤3个月	≥3个月		
外科室工作≥2年	≤3个月	≥3个月	≥6个月	
外科室工作≥3年	≤3个月	≥3个月	≥6个月	≥9个月

3. 特殊系数设定

（1）职务：总护士长、护士长0.15；副护士长0.1。

（2）带教老师：总带教老师0.05；带教老师（0.01～0.04）。

（3）核心质控员：0.01～0.04。

4.工龄严格按照人力资源部入院时间计算。

四、工作量分数设定

工作量分数＝工作班次分数＋护士实际手术配合时间核算分数±工作质量考核分数。

（一）工作班次、工作量计分

1.各类班次计分：白班（8：00—16：00、12：00—20：00）3分，夜班6分，下夜班10分，小夜班5分，听班加2分，周六值班10分，周日值班10分，节日值班10分，周六8：00—12：00 5分。

2.正常班次出勤分：每日3分，包括法定节日、假日、休欠班、带薪假、出差等，其他休假无分。

3.配合手术：器械护士、巡回护士每小时2分。配合"达芬奇"手术的护士前4 h每小时2.5分。

4.总务值班：周六、周日、法定节假日每班10分（时间8：00—17：00）。

5.周六8：00—12：00 5分，超过12点加1分，每延长1 h各加1分，如工作时间超过16：00按10分记录。

6.夜班：上夜班当日10分，下夜班当日10分（时间16：00—8：30）。

7.小夜班：5分，白班工作加班时间超过20：00至24：00点前，基础分由3分改为5分，记小夜班费一次。

8.大夜班：10分，白班工作加班时间超过24：00或24：00后被叫，基础分由3分改为10分，记通宵夜班一次。

9.听班：加2分，如一个听班由两人分时段听班，则每人1分。节假日听班工作超过8 h，基础分最多按照10分记录，听班2分不再累加，如工作超过24：00，按下夜班基础分10分记录。

10.总务值班：每小时1分。

（二）工作量时间记录方法

1.正常班手术开始时间：8：00。其他班次或有特殊原因8：00未接患者按实际接患者时间计算。

2. 手术结束时间：手术患者离开手术间时间。如患者术后 10 min 未送出，器械护士记录时间截止到手术结束后 10 min，巡回护士按患者实际离开手术间时间记录。

3. 连台手术：手术连续进行，手术时间记录从第一台开始到最后一台手术结束。如中间因各种原因间隔 30 min 以上，需要重新记录开始时间。

4. 加班：每日完成 8 h 工作量同时工作时间超过 8 h 后，加班时间每小时 4 分。肝移植手术配合工作时间超过 8 h 不按加班时间计分。

5. 交接班：接班者提前 10 min 接班，接班者按接班开始时间计时，交班者按交班结束时间计时，无特殊原因交接班时间不超过 10 min。

6. 护士长根据手术需要，安排护士同时巡回两个手术间可以分别记录两个手术时间，但总时间超过 8 个小时不计加班时间。高年资护士对年轻护士的工作有指导责任，如高年资护士巡回时负责其他台次年轻护士的指导，高年资护士不计时间；护士长安排高年资护士带教年轻护士工作，或年轻护士跟随老师工作，被带教护士不计时间。

7. 院内、科内临床见习、实习带教讲课等每小时 2 分。护士长安排护士参加院内、科内各项工作、参加活动等每小时 1 分，每天计分时间最长不超过 8 h。

（三）工作时间记录要求

1. 每天工作结束后下班前至次日 12：00 前及时填写工作量记录本，在班次栏注明全部特殊班次如：夜、下夜、听、值、加班手术、12：00—20：00（以下称 12—8）、16：00—8：00（以下称 4—8）、周六 8：00—12：00（以下称 8—12）、8：00—16：00（以下称 8—4）、休欠、休带薪假等。

2. 在台次栏记录手术台次、科室及手术例数，在时间栏记录手术时间，如有交接班请"交"或"接"注明人员姓名，一个台次连续手术间隔不超过 30 min 可连续记录，如间隔超过 30 min 或到其他手术间工作需要在下一栏记录，见表 1-19-3。

表 1-19-3　工作量记录示例

姓名	班次	加夜	总时间	台次	科室	时间	交	接
张 ×	8—4		9 h	2	胸外	8：00—17：00	王 ×	
李 ×	12—8 听	大夜	13 h	3	普外	11：50—7：50		刘 ×

3. 台上、台下时间分别记录在相应栏内。

4. 总时间记录在相应栏内，如有加夜（小夜、大夜）记录在相应栏内。

5. 护士长、统计员定时核查，如发现未按实际工作时间记录，按双倍时间扣除。

6. 其他人员

（1）护士长、器械室护士、总务护士按科室平均分计算，平均分计算方法为所有手术人员总分数 / 总天数 × 考勤天数 – 平均加班分数。

（2）消毒员按照消毒供应中心洗消员绩效，增加每月 40 h 加班补贴（每小时 25 元）。

（3）护士到外院进修、参加专科护士培训等，奖金分配按照医院要求分配比例记分核算。按照医院要求取科室平均奖的 50%，具体分配方法：月总奖金数 / 科室应设岗位数 × 50%（无带教系数和其他系数）。

五、工作质量考核分数

科室质量管理组每月进行护理质量督导检查，按照质控标准进行加减分。

第二十节　手术室请假制度

1. 手术室工作人员请假需提前一日申请，经过护士长同意，在不影响手术的情况下准假。

2. 带薪假需要提前一周在办公自动化（office automation，OA）系统申请，经护士长同意，由护理部、人事处批准。

3. 休病假需开具相关的病假单及病历，在 OA 系统申请并上传请假单，经护士长同意，由护理部、人事处批准。

4. 休事假需要提前一周申请，休探亲假、婚假需要提前一月在 OA 系统申请，经护士长同意，由护理部、人事处批准。

5. 休产假需要在 OA 系统申请并上传出生证明、准生证、出院记录，经护士长同意，由护理部、人事处批准。

6. 进修护士请假超过 1 天以上经护理部批准，通知护士长准假。

7. 禁止当天请假，以免影响手术。

8. 工作时间临时外出，需经护士长批准，安排合适人员替班。

第二十一节　手术室保洁人员管理制度

1. 手术室保洁工作由保洁公司统一管理，保洁人员要遵守保洁公司及手术室各项规章制度。工作中做到文明礼貌，规范着装。

2. 手术室保洁人员需经过保洁公司严格的培训及手术室保洁工作带教后方可独立工作。根据管理要求及时对保洁人员进行各类清洁卫生、消毒隔离、职业防护培训。

3. 保洁人员严格按照手术室消毒隔离制度及卫生清扫制度进行工作。保持卫生清扫间清洁整齐、各区清洁工具分开放置，标记明确。

4. 执行手术室清洁消毒规范，每日清洁手术间、无菌准备间、走廊的平面及手术间的无影灯、手术床，更换手术患者接送车的床罩。

5. 手术后及时清洁手术间地面、墙面、仪器、脚凳及其他物品表面，更换手术床单、体位垫套，感染手术按照感染手术处理原则处理，术后处置符合手术间管理规范。

6. 按照各类医疗垃圾处理规定进行分类、收集，及时处理、清运手术垃圾。

7. 严禁回收买卖各类医疗垃圾。

8. 器械室人员在护士的指导下进行手术器械的整理和打包工作。

9. 保洁人员工作中发现异常情况要及时向手术室护士长汇报。

10. 手术室感染管理小组及保洁公司主管对保洁人员工作进行质量控制。

第二十二节　手术室财物管理制度

1. 手术室固定资产做到账物相符，定期清点，妥善保存。

2. 医疗设备专人负责，定期保养，确保安全运行，提高使用频率和效益。

3. 手术器械定期清点，使用有记录。

4. 手术耗材由专人管理，进行出入库登记。

5. 其他科室及手术人员借用手术室物资需要经过手术室护士长同意，在借物登记本上登记，借出者负责收回。

6. 严格按照手术收费标准记账，避免漏收费，杜绝乱收费现象。

7. 科室奖励基金由科务会讨论通过后使用。

8. 禁止手术室工作人员以各种名义收取现金。

9. 建立绩效考核方案、奖金分配制度。本着公开、公平的原则进行奖金发放。

第二十三节　手术室仪器、设备管理制度

1. 遵守医院制定的医疗仪器、设备使用管理规定。严格遵守各项操作规程，专人管理、定期检修，保证手术正常进行。

2. 建立贵重仪器、设备档案资料，账物相符。

3. 仪器、设备定位放置，妥善保管，设专用推车，轻拿轻放，防止碰撞，保持清洁、干燥。

4. 新进、专科仪器及设备必须由公司专业人员培训后使用，建立使用程序及操作规范卡片，由专科护士进行使用管理。首次使用新设备的人员，应在专科护士指导后使用。

5. 仪器、设备使用前进行检查，使用后在仪器、设备使用登记本上登记使用情况，如出现异常问题，即刻停止使用，通知工程师及时检修，通知护士长调换仪器。

6. 公司召回维修仪器、设备需经手术室护士长同意，上报设备科，由工程师负责登记，及时联系维修情况。

7. 报废仪器、设备需要经过设备科工程师检查论证后，由手术室护士长登录 HIS，填写设备报废信息，提出固定资产报废申请，由设备科审核。

8. 手术室仪器、设备一般不得外借，特殊情况借用需要经过医院设备科、医务处批准，贵重仪器设备不得外借。

第二十四节　手术室中央监控系统管理制度

1. 手术室中央监控系统用于监控手术间各项工作、根据监控情况调控手术运转，进行外科手术资料录制。

2. 监控系统计算机、控制面板由专人负责，其他人员不得随意开关、调试、拷贝。

3. 监控系统计算机不能用于其他文件处理，不能随意更改操作程序。

4. 外科手术录制影像资料需要提前 1 天联系手术室工程师，由工程师负责连接录像装置。临床科室在 48 h 内将录制资料拷出，手术室不负责保存科室资料。

第二十五节　手术室冰箱管理制度

1. 冰箱应置于通风干燥处，避免阳光直射冰箱上，四周留有 10 cm 的空隙，并装配专用插座。

2. 总务护士负责管理，保持冰箱内整洁、干燥，定期添加、清理、检查冰箱内物品。冰箱内放置冰箱温度计，保持冷藏室温度 2 ~ 8 ℃，每日记录冰箱温度两次；冷冻冰箱用于放置无菌冰块，设置温度为-16 ℃，温差 ±2 ℃。

3. 医用冰箱只存放需低温保存的药物及其他医疗用品，冰箱内禁止放置私人物品。

4. 冰箱内物品标签清楚且放置有序，开启后的药品需注明开启日期。放置一次性材料时距冰箱壁 ≥ 2 cm。

5. 冰箱内保持清洁，冰箱负责人每周二除霜，清理、检查冰箱内物品。出现故障及时向工程师汇报，进行检查维修，记录维修情况。

6. 科室专人负责每周检查一次。

第二十六节　手术室温箱管理制度

1. 手术室应配备放置无菌液体的专用温箱，由手术室工程师定期检查维修，保证温箱功能完好，可以正常使用。

2. 温箱内液体由专人负责在每日夜间手术结束后根据基数要求统一添加，液体放入温箱前需严格检查：要求瓶身清洁，无裂痕及漏液，标签清楚，在有效期内。

3. 液体放入温箱前需在外包装上注明液体放入的日期，按有效期先后顺序放置遵循"先产先用""先进先用""近期先用"的原则，按照从上至下、从前至后、从左往右的顺序取用液体。放入温箱内冲洗用的无菌液体待用期不得超过 30 天，静脉用的无菌液体待用期不得超过 24 h。

4. 手术室根据术中加温液体的使用情况，规定温箱内液体的种类及数量，每周保洁人员对温箱进行内外部彻底清洁擦拭，保持温箱整洁、干燥。

5. 温箱的温度设定恒定，普通温箱设定在（42±2）℃，不能随意调节温箱温度。

6. 温箱使用过程中出现故障及时告知工程师，进行检查维修，记录维修情况。

7. 专人负责每周检查一次，登记于手术室温箱检查记录表上。

第二十七节　手术室物品、消毒药品管理规定

1. 手术室物品、消毒药品、器械、卫生材料由专人管理，定室、定点放置，标签明确。

2. 手术室应常备各种急诊手术包及抢救器械。

3. 根据手术需要量预定手术物品、无菌敷料、一次性卫生材料，保证手术正常使用，减少库存，避免出现过期现象。

4. 入库的手术物品要先除去外包装，检查内包装是否合格，确认灭菌指示标识、有效期后方可进入储存室。

5. 无菌储存室温度控制在 24 ℃以下，湿度不超过 70%。货架应距离地面 20 ~ 25 cm，距离墙面≥5 cm，距离房顶≥50 cm。保持室内清洁、整齐。

6. 高压灭菌的无菌敷料、器械存放于无菌敷料室。一次性卫生材料存放于无菌物品室，要求物品排列整齐有序，标签名称、灭菌时间清晰可辨。

7. 静脉输液药品有明显标志，药品按需固定基数，设有专用清点登记本，定期检查，及时清点补充，防止缺失。

8. 消毒药品专人负责，专柜存放，保持药柜内清洁整齐。特殊消毒药品由专人加锁保管，易燃、易爆的药品放置阴凉处，远离明火。

第二十八节　手术室铅衣管理制度

手术室铅衣是手术人员用于防护放射线辐射的防护装置，包括铅衣、铅裙、铅围脖，应集中、统一放置于手术室指定位置。

1. 铅衣由专人负责管理。负责人每周清点铅衣的数目，检查铅衣的清洁整理情况，并在铅衣清洁记录表上做好登记。

2. 铅衣每次使用后，当发现被血迹、体液及其他污渍污染，由当台巡回护士及时用消毒湿巾擦拭干净。若铅衣上有难以去除的污渍时，由保洁人员使用软体毛刷及泡沫洗剂等擦洗，再用清水擦拭后置于通风处悬挂晾干。

3. 巡回护士使用后做好登记，并按规定悬挂、放置铅衣。将铅衣悬挂于专用铅衣架上，悬挂时，铅衣的粘扣必须完全闭合，铅衣双肩对齐衣架肩部。

4. 保洁人员每周六使用 1000 mg/L 含氯消毒液擦拭消毒铅衣，并做好清洗消毒登记。

5. 手术室铅衣应避免与尖锐物接触及高温暴晒，以免影响防护效果；应避免随意摆放折叠，以保证铅衣正常使用寿命。

6. 禁止医护人员铅衣外不穿无菌手术衣进行有创操作。进行传染性疾病患者手术时，医护人员需穿一次性无菌防水材质的手术衣。

7. 设备科每半年进行铅衣监测，及时更换。

第二十九节　手术室危化品管理制度

1. 危险化学品（以下简称危化品）是指具有毒害、腐蚀、爆炸、燃烧、助燃等性质，会对人体、设施、环境具有危害的剧毒化学品和其他化学品。手术室危化品包括无水乙醇、10% 中性甲醛缓冲液标本固定液。

2. 危化品的储存保管与使用，应严格按照国务院 2011 年 2 月 16 日修订通过的《危险化学品安全管理条例》的有关规定，集中管理，严格使用。

3. 危化品放于防爆柜内加锁管理，根据手术使用情况定量放置，并设置"危险品"安全警示标识。

4. 搬运危化品时应做到小心谨慎，严防震动、撞击、摩擦和随意倾倒。

5. 危化品入库时由总务护士进行严格的检查验收，标识清楚，在有效期内。做好无水酒精出入库登记，每月盘点，做到账物相符。

6. 领用危化品由巡回护士负责登记，总务护士监督执行，已领用的危化品尽可能一次性使用，若有剩余应及时归还并登记，避免挪为他用。

7. 接触危化品的紧急处理

（1）无水乙醇

皮肤接触：脱去污染的衣着，用肥皂水及水彻底冲洗。

眼睛接触：立即翻开上下眼睑，用流动清水及生理盐水冲洗至少 15 min，并及时就医。

吸入：迅速离开现场至空气新鲜处，保暖并休息。必要时进行人工呼吸。呼吸困难时给予吸氧并及时就医。

（2）10% 中性甲醛缓冲液标本固定液

火/爆炸：喷水或使用泡沫灭火剂；若无危险，可将容器移出现场；喷水冷却火中容器，以免爆炸，但容器内勿进水。

眼睛接触：立刻用清水冲洗皮肤接触；立即翻开上下眼睑，用流动清水及生理盐水冲洗至少 15 min，并及时就医。

吸入：将患者移至新鲜空气处，必要时施行人工呼吸。呼吸困难时给予吸氧并及时就医。

第三十节　手术室贵重物品管理制度

1. 手术室无菌材料由专人进货、发放、管理，各类材料定点放置、排列整齐有序。无关人员禁止入内。

2. 根据手术需要量制订无菌材料申领计划，保证手术供应，减少库存。

3. 入库无菌物品要先除去外包装，检查内包装是否合格，确认灭菌指示标识，无菌材料有效期。

4. 无菌物品储存环境温度控制在 27 ℃以下，湿度 ≤ 60%，保持室内清洁、干燥。

5. 无菌物品应离地面 20 ~ 25 cm，距离天花板 ≥ 50 cm，距离地面 5 ~ 10 cm。

6. 每日详细、认真填写出入库登记，每月进行无菌材料使用核算、统计。

第三十一节 手术室护理文书书写制度

1. 手术室护理文书必须按照《医院护理文书书写规范》进行填写。

2. 手术室护理文书书写应当客观、真实、准确、及时、完整。

3. 手术护理清点记录单使用蓝黑色笔填写，书写文字工整，字迹清楚，表述准确，语句通顺，标点正确。

4. 书写过程中出现错字时，应用双划线画在错字上，并在其上签名，注明修改时间。

5. 手术前进行手术风险评估，填写手术风险评估表。

6. 手术物品清点后及时登记在手术物品清点记录单上，术前清点登记数字，术中添加物品在相应栏目内用"数字"或"数字＋数字"表示，关闭体腔前、关闭体腔后、皮肤缝合后清点物品时登记数字。

7. 手术中输血，由核对者和输血者共同在配发血记录单上签名。

8. 手术室护士与手术医师、麻醉医师于患者麻醉实施前、手术开始前、患者离开手术室前共同核查患者身份及手术相关内容，并填写手术安全核查表。

9. 手术结束后，及时将表单填写完整，同患者病历共同存档。

第三十二节 手术室档案、资料管理制度

1. 护士长统一保管各类院级及科级制度、常规、流程、工作记录等资料，定期进行归类、总结、统计，装订成册。

2. 手术室各类材料、档案未经护士长同意不得外借。

3. 档案、资料内容

（1）护理人员基本情况登记表，包括护士个人情况、专业技术档案、护理理论考试、技术操作考核成绩、获奖情况。

（2）护士出勤报表、工作量统计表。

（3）各类护理文书、文件，科室重大问题讨论、科务会讨论记录。

（4）手术量统计报表、手术室材料出入库、收入、支出报表。

（5）手术患者植入物使用登记。

（6）教学讲义、见习带教、实习带教及进修人员带教等材料。

（7）手术病理管理资料。

（8）手术物品遗失查找影像资料。

（9）仪器、设备管理、使用档案。

（10）各类消毒隔离监测报表。

（11）医疗垃圾回收登记本。

第三十三节　手术室护患沟通制度

1. 手术患者接入手术室后，夜班护士、护士站护士要加强巡视，及时回答并解决手术患者提出的问题，了解患者的心理状况及其对手术的需求，做好心理疏导，在条件允许的情况下尽可能满足患者需求。

2. 手术患者推入手术间后，巡回护士注意观察患者情绪，落实护理告知，对进行的护理操作给予适当的解释，如给导尿患者讲解麻醉苏醒后因导尿带来的不适等。倾听患者提问，详细解答，解除患者的恐惧心理。

3. 针对特殊手术体位，了解患者肢体功能情况、长期卧床患者皮肤完整情况。及时给患者做好保暖、遮盖等，使其平稳度过麻醉诱导期。

4. 术中清醒患者，及时询问患者感受，给予适当安慰和妥当护理措施，保障患者的手术安全。

5. 手术后及时为患者整理好衣裤，注意保暖。告知患者手术结束即将回病房，了解患者感受并及时解决问题，将患者安全送出手术室。

第三十四节　手术访视制度

一、术前访视

1. 科室安排访视护士对临床外科新开展手术、重大手术、特殊手术、危重手术、三级及四级手术患者进行术前访视。

2.术前一日，访视护士根据手术通知单患者手术情况，携带访视单到病房访视患者。

3.查看病历，了解患者病情，包括患者主诉、病史、诊断、外科检查、辅助检查结果，如 MRI、CT、B 超等；了解病变位置、大小；有无其他疾病如糖尿病、心脏病等；有无手术史及安装心脏起搏器等；肝炎全套检查、抗 HIV 检查、抗 TP 检查；患者血型和备血情况。了解患者身体状况、皮肤情况、心理状况及有无运动障碍。

4.了解患者过敏史，如抗生素、局麻药、碘消毒剂及胶布过敏等情况。

5.了解麻醉方式、手术方法、手术部位，特殊体位手术要了解患者肢体功能情况；评估特殊手术材料、仪器准备等。

6.术前指导：巡回护士向患者自我介绍，适当介绍与患者有关的手术人员、手术流程，进入手术室可能接受的操作，麻醉前后可能经历的感受，手术后身体携带的各种管道；告知患者手术日早晨进行常规梳洗，不要化妆，不戴手表、首饰、隐形眼镜，摘下活动义齿，更换洁净病员服，等待手术；回答患者提出的疑问，解除患者的恐惧心理，以便患者能更好地配合手术治疗。

二、术后访视

手术后 2 ~ 3 天，对手术患者进行术后随访，关注患者精神状态、体温变化、疼痛及伤口愈合情况，查看患者皮肤完整性，定期对手术患者进行满意度调查，针对意见进行改进，提高手术室护理质量。

第三十五节　急诊手术管理制度

一、急诊手术

急诊手术主要指以下几种。

1.急诊科收治的急危重症患者需紧急施行的手术。

2.住院患者因病情变化可能在短时间内危及生命，需立即施行的手术。

3.急诊介入治疗按照急症手术进行管理。

二、急诊患者的急症手术

1.急诊科医师评估患者病情危重需要紧急实施抢救手术，立即通知相关专业科室会诊。

2. 在专科医师到达急诊室之前由急诊科医师负责抢救患者，专科医师到达会诊，与急诊科医师交接，共同救治患者，待患者一般情况允许后，由专科医师开具入院证明。

3. 尽快完善术前准备，包括完善必要的辅助检查，完成药物过敏试验，血型鉴定及交叉配血试验等工作，并留取血样备查。

4. 专科医师填写发送手术申请单，电话通知手术室做好抢救手术准备，通知麻醉值班医师。

5. 完成知情同意，告知患者（家属）并签署手术知情同意书、麻醉同意书等。

三、住院患者的急症手术

1. 住院患者在急症手术前，完成必需的辅助检查、输血前准备等工作，必要时留取血样备查。

2. 按照《手术分级管理办法》有关要求明确手术权限，制订手术方案。

第三十六节　重大手术报告、审批制度

1. 凡在我院实施重大手术的病例，均需于术前履行重大手术报告、审批程序。重大急症手术可于术后 24 h 内补报。

2. 我院界定的重大手术有以下几种。

（1）经医院批准首例新开展的手术。

（2）被手术者系外宾、华侨或港、澳、台同胞的。

（3）可能引起纠纷的。

（4）高龄（80 岁以上）、高风险手术。

（5）外院医师来院参加手术（异地行医必须按执业医师法有关规定执行）。

（6）大器官移植手术。

3. 重大手术术前需经全科讨论同意，医疗组组长和主管医师必须共同向患方认真、详细地交代治疗方案、手术治疗的必要性及手术风险等情况。患方认真填写手术知情同意书，签字确认。科室填写重大手术报告审批表，并充分做好术前准备，经科室主任审批签字后，报医务处审批。

4. 医务处负责进行审批，审批通过后一式两份，存入病历一份，医务处备案一份。

5. 各科室做好重大手术审批登记和手术效果追踪，每月对本科室重大手术实施情况进行总结分析。

第三十七节 "达芬奇"机器人手术管理规定

1. 科室安排"达芬奇"机器人手术应提前 1 天在 HIS"达芬奇"手术中申请，注明手术时间、特殊要求，由手术室按照申请时间进行安排，必要时及时与手术医生沟通。

2. 参加手术的医护人员必须完成规范的"达芬奇"外科手术系统操作规程培训，严格执行"达芬奇"外科手术系统的操作规程，无手术资质及未经培训的医护人员严禁操作。

3. "达芬奇"手术机器人放置在手术间固定的区域，外科医生控制台和床旁机械臂系统处于 24 h 充电状态。

4. 术前将"达芬奇"手术机器人（两人操作）按手术平面图的要求放置；正确连接系统各组成部分，包括电源、电缆，仔细排放电缆防止踩踏；检查仪器设备的各连接线是否连接紧密。

5. 术日早晨接通电源，打开各仪器电源开关，按操作要求检查各部件运作是否良好，确认完好后备用。

6. 准确安装和调试各系统，按要求调节各功能键。在使用过程中，密切观察使用情况，手术医生准确使用设备和器械，防止因操作不当造成部件的损坏。如有异常情况及设备故障及时告知护士长，如不能继续完成手术，严格按流程撤机，及时上报维修。

7. 手术结束后检查手术器械及配件完整性，器械护士、供应室护士双人核对签名，供应室按器械清洗和灭菌常规操作。

8. 手术完毕记录操作者及手术时间，并将"达芬奇"手术机器人移至固定的区域摆放（两人操作）。两台手术时间有间隔时将患者床旁的器械臂和内窥镜壁收拢至最小面积，并妥善合理安放外科医生控制台、患者手术车和设备影像车。巡回护士用防护罩保护设备，指导保洁员清洁手术间，锁闭手术间大门。

9. 手术护士每日术前和术后按清洁要求湿式擦拭机器表面，每周六进行终末清洁工作并做好登记。

第二章 复合手术室规章制度

第一节 复合手术室导管耗材使用管理制度

1. 复合手术室使用的介入性导管等耗材必须是医院医用耗材主管部门批准采购的产品，在医院有备案记录。

2. 凡在复合手术中使用的物品，必须由复合手术室统一管理。

3. 高值耗材的信息化管理，手术中使用频率较高的导丝、支架、球囊及人工血管等产品种类繁多、价格昂贵，需设置高值耗材库，由护士长指定专人负责接收，仔细核对产品信息，将耗材分类置于无菌储存柜中，采取计算机扫码计费及出入库。严格控制高值耗材的存放空间和存放条件。

4. 术中使用高值耗材时，对材料严格检查：包装是否完整、是否在灭菌有效期内，符合要求方可使用。巡回护士负责将材料条形码贴在手术护理清点记录单上，以便查询。术中使用的材料要求双人共同核对，确认产品数量、规格型号、名称，在确认无误后方可使用。术后，巡回护士、器械护士与术者共同清点核对患者使用的材料数量、规格、型号等，并在手术护理清点记录单上详细记录。

5. 复合手术室备有介入性导管等耗材出入库登记本，要求经手人签名，并做到账目相符。

6. 定期检查复合手术室内介入性导管耗材的有效期及外包装完整性。设专本、专人、专柜、加锁保存，并定期检查及时补充。护士长不定期抽查耗材使用情况及库存数目。

7. 一次性介入导管耗材使用后，要进行毁型处理，不得重复使用。

第二节　复合手术室放射防护制度

一、工作人员防护

1. 对接触放射线的工作人员进行国家相关的放射卫生标准与技术规范的培训，提高工作人员对电离辐射防护安全知识。以放射防护最优化为原则，将一切必要的照射保持在可以合理达到的最低水平。

2. 复合手术室技师应当与从事放射工作的人员一样具备必要的防护知识，熟知国家放射防护法规与标准规定，经考核合格后方可上岗操作，并切实按时间、距离、屏蔽"三防"原则办事。严格遵守操作规程，并采取适当的防护措施。

3. 在从事接触放射线就业前，对工作人员进行岗前健康体检。

4. 就业后从事放射工作的人员每年接受一次健康体检，如发现异常需增加检查频度及检查项目，及时脱离接触放射线并给予治疗。

5. 根据国家有关规定和实际情况给予长期从事接触放射线工作的人员相应的保健待遇。

6. 对于有生育计划的工作人员，应当根据有关法律法规给予其适当的假期或科内岗位的调整安排。

7. 在复合手术室从事相应接触放射线工作人员离岗时，对其进行健康体检。

8. 体检时，对放射工作的适应性意见将由授权的医学检查医师提出。

9. 复合手术室接触放射线的工作人员上班需佩戴个人剂量监测仪。并将个人剂量监测仪每季度送交疾病预防控制中心进行检测，尊重检测报告所指出的问题，按要求采取相应措施。

10. 铅衣、铅帽、铅围脖、铅眼镜等防护用品统一编号、登记，每半年统一行 X 线透视检测一次。

二、患者防护

1. 医师应对复合手术及介入诊治的适应证与合理性进行评价，确定适当的诊治方法，尤其是孕妇、儿童，在获得相同效果的前提下，尽量避免采用放射性诊治技术，合理使用 X 线，减少不必要的照射。

2. 复合专职技术人员应熟练掌握血管机等放射相关设备操作技术，并根据患者具体情况制定照射条件，尽可能采用低辐射技术，提高射线质量，减少患者所受剂量。

3. 复合诊治过程中，不支持家属陪同。

4. 对患者进行复合手术或介入诊治时，将其邻近照射野的敏感器官和组织进行屏蔽防护。

三、放射工作环境及设备管理

1. 合理选择复合手术室位置，建造有足够屏蔽效果的防护隔墙（墙壁、地板、顶棚）。安装专用防护铅门、铅窗，安装门机连锁装置，使其只有在门关闭后才能照射。

2. 对新、改、扩建项目必须在项目立项时，向卫生监督部门提出申请，并且进行职业病危害预评价、控制效果评价和竣工验收。

3. 引进新设备安装调试完毕后，须取得辐射安全许可证后方可投入使用。

4. 放射工作场所必须有防辐射警示标志，且工作指示灯清晰。

5. 按照《中华人民共和国计量法》的要求，每年由质量技术监督检测研究院对所有已开展检定工作的放射设备进行计量检测，内容包括放射剂量、图像分辨率、线性、重复性等。

第三节　复合手术室管理制度

一、一般工作制度

1. 复合手术室值听班人员应坚守岗位，不得擅自离岗。

2. 凡进入复合手术室的工作人员，必须穿戴手术室的鞋、帽、口罩、隔离衣、防护用铅衣及铅围脖等。手术结束后，将防护用品放到指定位置保存。

3. 院外来参观、学习、实习者，须经由管理部门批准，手术室护士长统一安排，由指定人员带领，不得单独进入复合手术室。

4. 手术中严格遵守无菌原则，认真执行各项操作规程，特殊感染手术须按要求进行术后处置。

5. 照相机、手机等物品未经允许不可带入复合手术室。

6. 参观人员未经手术人员同意不得协助工作。

7. 手术室内保持严肃安静，禁止高声喧哗。

8. 复合手术室应常备抢救器材，抢救器材不得外借。

二、使用管理制度

1. 进入复合手术室工作的人员必须遵守相关规定。

2. 各科室开展的复合手术种类应当经过医院主管部门的审核并备案。

3. 择期进行的复合手术应当提前 1 个工作日的 12：00 前在 HIS 中申请，急诊手术按照急诊流程进行预约。

4. 首台复合手术根据各科室日常手术日安排，原则上主诊组医生手术日当天可以申请首台复合手术，同一主诊组普通手术顺序进行。

三、安全管理制度

1. 设定手术室专职管理人员，负责手术室仪器设备的维护及保养，对手术室进行放射安全检测。手术室门外须贴有"小心电离辐射"的安全提醒标识，手术室需配置放射线防护用具，如铅衣、铅屏进行术中防护。

2. 工作人员均应熟悉手术间各种物品的固定放置地点及使用方法，用后放回原处，急救药品、器械必须随时准备好，处于应急状态，一般药品、器械必须定期检查，及时补充、维修。

3. 手术结束后，手术护士应拔下所有电源插头。

4. 非手术人员不可随意进入复合手术室。

5. 室内一切物品未经护士长许可，不得擅自外借。

6. 数字减影机、工作站、网络数据系统等未经许可不得擅自操作。

四、手术技师工作职责

1. 在护士长领导和主任技师的指导下进行工作，负责各种手术造影设备的操控，做到熟练、安全、快捷操作。

2. 负责各种手术影像资料的编辑、刻录工作，应及时、准确地做好光盘的编号、归档。

3. 要熟练掌握各种血管造影设备的使用和保养状况，保证备用状态。

4. 开机前检查空调运行及机房设备间是否达到要求条件，手术前半小时开机检测运行情况，保证机器状态良好，出线正常。

5. 配合手术者手术时严格遵守无菌操作原则，保持手术用品不受污染。

6. 故障设备要及时联系工程师进行维修，并把故障情况上报，认真做好造影设备的使用、维修保养记录。

7. 手术中不得离岗，密切关注设备工作状态，防止血管造影机超负荷工作。

8. 手术中遵循在不影响医疗诊断和影像质量的前提下，尽量选择低剂量序列，以减少患者和工作人员辐射剂量为原则，优化投照体位，选择一些辅助诊断设备以减少照射量。

9. 每天工作结束后机器要归位放置，按程序关闭血管造影机。

第四节　复合手术室仪器设备管理制度

一、仪器设备使用制度

1. 非本室工作人员不得随意开关仪器或拨动仪器的各种旋钮，违规损坏按规定赔偿。

2. 熟练掌握仪器的性能，按操作规程进行操作。血管造影设备由具备专业资质人员专人负责。

3. 每次使用前要检查各种连接线是否正常连接，性能是否完好，是否连接地线。按要求进行试机，发现问题及时处理，调试正常后才能使用。

4. 常规使用的仪器设备，固定放置，不宜随便挪动，确有需要搬动时，动作轻柔避免碰撞，以免损坏设备。

5. 配套使用的仪器，不要拆散，以免因拆散造成损坏或松动影响工作。

6. 复合手术室仪器由专人负责，定点放置，定期检查、维护，如发现异常或出现故障，应及时报告和处理，并详细记录情况。仪器使用完毕后，应及时清洁、整理，包括附件。

二、仪器设备检测、维修及保养制度

（一）设备的定期维护

1. 设备机械性能维护：配置块安全装置检查，各机械限位装置有效性检查，各运动运转装置检查，操作完整性检查，每月进行一次。

2.设备操作系统维护：检查操作系统的运行情况，各配置块及软件的运行状况和安全，大型设备均由产品公司专业技术人员进行维护、升级、调校、备份、记录，每月进行一次。

3.设备电气性能维护：各种应急开关有效性的检查、参数的检查等，每月进行一次。

（二）设备的性能检测

每年进行一次，主要由相关质检管理部门专业人员进行，医院设备科及介入科派专员随同，并做好相关记录，检测报告应由设备科备案保存。

（三）日常维护

1.每日设备开机后应检查机器是否正常，有无错误提示，记录并排除。

2.做好设备操作系统的重启、恢复设置工作，应做到每日一次。

3.严格执行正确开关机程序，设备不工作时应调至待机状态。

4.每日工作完成后，做好设备的清洁工作，避免脏污及粉尘等造成设备故障。

（四）设备的维修保养

每台设备的维修保养由专人负责，日常工作需做好工作记录，出现故障及时上报相关科室领导，如故障不能排除应通知设备科及相关部门，及时进行排障和维修，并做好记录。

第五节　放射源安全管理制度

1.放射工作人员定期参加卫生健康委员会、卫生监督所举办的放射防护知识培训班，并通过考试取得放射工作人员证。

2.做好放射工作人员个人剂量管理，按规定佩戴个人剂量计，并建立个人剂量档案，两年一次体检，并建立个人健康档案，科室尽量安排人人能享有放射保健假。

3.新安装、维修或更换重要部件后的设备，经省级环保检测机构进行检测，合格后方可启用。

4.配备工程师作为专（兼）职的管理人员，定期申请有关部门（省级环保检测机构）进行 X 线机房定期放射安全检测和 X 线机剂量参数校正检测，以保证其符合有关规定或标准。

5. 放射工作人员直接接触射线时，必须穿戴防护衣裙、眼镜、帽、颈围。

6. 尽量减少不必要的医患人员的辐射，包括不必要的重照；禁止非受检者进入操作现场，需要陪检者进入时应采取防护措施，如穿防护衣或铅围裙，用铅板遮盖不必要的照射区；未成年人用铅板遮盖性腺；孕妇不得进行下腹部放射影像检查。

7. 在机房门口设置醒目的放射线警示标志。

第六节　血管造影机操作规程

1. 开机前检查空调运行情况及机房设备间是否达到标准温度。

2. 手术前半小时开机检测运行情况，保证机器状态良好，出线正常。

3. 介入手术中血管造影技师不得离岗，密切关注设备工作状态，防止血管造影机超负荷工作。

4. 血管造影技师在配合术者介入手术时，遵循在不影响医疗诊断和影像质量的原则下尽量选择低剂量序列，减少患者和工作人员的辐射剂量，优化投照体位，选择一些辅助诊断设备，以减少照射量。

5. 配合术者手术时严格遵守无菌操作原则，保持医用器械不受污染。

6. 每例介入手术完成后，负责刻录造影图像并检查确认上传医疗影像存储与传输系统（picture archiving and communication system，PACS）。

7. 每天工作结束后机器要归位放置，按程序关闭血管造影机。

第三章 手术安全管理制度

第一节 手术室安全管理制度

1. 手术室工作人员必须严格遵守手术室各项规章制度、操作规程。

2. 值班人员接班后严格进行手术室安全检查，包括：关闭手术室大门，关闭手术间电源，检查、关闭饮水机等电器的电源，检查结果登记在安全检查记录本上。

3. 手术室内禁止使用明火，易燃物品、药品用金属橱柜单独放置，并放置明显禁火标识。

4. 手术使用的仪器、设备定期检修，由专人负责，保证性能良好。

5. 定期进行手术室护士安全管理、应急预案培训，熟知应急灯、灭火器的放置地点，掌握各类突发事件的应急处理程序。

6. 保持安全通道畅通，保证紧急情况下可以快速疏散患者。

7. 工作人员发现任何异常情况及时汇报工程师、护士长及相关部门，及时检修解决。

第二节 手术患者身份识别制度

1. 所有手术患者的身份确认，必须严格执行身份识别制度，至少同时使用两种及以上患者身份识别方法，要同时查对患者姓名、性别、年龄和住院号等信息，不得仅以房间号、床号作为识别的依据。

2. 急诊、住院手术患者必须佩戴身份识别腕带，如有损坏或遗失需补戴，确保腕带佩戴完好。

3. 在手术患者转运交接中双人核对患者姓名和住院号（按照手术患者信息核对表内容进行查对），同时核对患者身份识别腕带。在核对手术患者姓名时，请患者自己说出姓名；昏迷、神志不清、无自主能力、语言障碍等无法沟通的患者请家属说出患者姓名，确保核对正确。

4. 在手术患者进手术室前，由所在科室护士为患者佩戴医院统一印制腕带标识，注明患者床号、姓名、性别、年龄、入院日期、登记号、住院号、药物过敏史，不得空项。

5. 手术患者进入手术室后，手术室护士严格按照手术患者信息核对表进行查对；严格执行手术安全核查制度，于患者麻醉实施前、手术开始前和患者离开手术室前，由手术医生、麻醉医生及手术室护士共同对患者进行身份确认。患者术后回到病房由病房护士与护送患者人员进行严格床旁交接，双方核对确认。

6. 手术室、麻醉恢复室、病房、ICU 之间转运手术患者时，须查对患者姓名、住院号和腕带标识，由专人护送，同时填写手术患者交接单，床旁交接。

第三节　手术安全核查制度

1. 手术安全核查是由具有执业资质的手术医生、麻醉医生和手术室护士三方（以下简称三方），分别在麻醉实施前、手术开始前和患者离开手术室前，共同对患者身份和手术部位等内容进行核查的工作。

2. 手术患者均应佩戴有患者身份识别信息的标识，以便核查。

3. 手术安全核查分别由手术医生、麻醉医生、手术室护士主持，三方共同执行并逐项填写手术安全核查表。

4. 实施手术安全核查的内容及流程

（1）麻醉实施前：由麻醉医生主持，三方按手术安全核查表依次核对患者身份（姓名、性别、年龄、住院号）、手术方式、手术部位与标识、知情同意情况、麻醉方式、麻醉设备安全检查、皮肤是否完整、术野皮肤准备、静脉通道建立情况、过敏史、抗菌药物皮试结果、术前备血情况、假体、体内植入物、影像学资料等内容。

（2）手术开始前：由手术医生主持，三方共同核查患者身份（姓名、性别、年龄）、手术方式、手术部位与标识，并确认风险预警等内容。手术物品准备情况的核查由手术室护士执行并向手术医生和麻醉医生报告。

（3）患者离开手术室前：由手术室护士主持，三方共同核查患者身份（姓名、性别、年龄）、实际手术方式、术中用药、术中输血、清点手术用物，确认手术标本，检查皮肤完整性、动静脉通路、引流管，确认患者去向等。

（4）三方确认后分别在手术安全核查表上签名，手术开始前核查，手术医生可在手术结束后补签。

5. 手术安全核查必须按照上述步骤依次进行，每一步核查无误后方可进行下一步操作，不得提前填写表格。

6. 术中用药、输血的核查：由麻醉医生或手术医生根据情况需要下达医嘱并做好相应记录，由手术室护士与麻醉医生共同核查。

7. 住院患者手术安全核查表应归入病历中保管，非住院患者手术安全核查表由手术室负责保存一年。

8. 手术科室、麻醉科与手术室的负责人是本科室实施手术安全核查制度的第一责任人，手术室护士长具体负责实施。

第四节　手术患者交接制度

1. 为保证手术患者交接安全，减少差错和隐患，病房或急诊与手术室之间要认真按照手术患者信息核对表、手术患者交接记录表内容进行手术患者交接。

2. 患者离开病房或急诊之前，由病房或急诊护士评估患者一般情况（包括患者意识状态、皮肤完整性、药物过敏史、留置管路、禁食及术区皮肤准备情况），帮助患者摘除首饰、发卡和义齿，病员服穿着符合要求，准备需带入手术室的物品（包括病历、影像资料、药物等），与手术接送人员交接，特殊情况需重点说明。交接情况记录在手术患者交接记录单术前部分。

3. 患者手术完毕，离开手术室之前，手术室护士评估患者生命体征、意识状况、皮肤完整性、引流管、静脉输液管路等情况，备齐需带回病房的物品和药品，与麻醉恢复室或病房护士交接，特殊情况需重点说明。交接情况记录在手术患者交接记录单术后部分。

4. 病房或急诊护士与手术室人员在患者交接过程中如有疑问，需当时询问交班人员，当时解决。

5. 手术患者交接记录单项目填写完整，内容准确，保存在病历中。

6. 执行交接人员需在手术患者交接记录单上签全名。

第五节 手术部位识别标识制度

1. 标记手术部位，特别是涉及双侧、多重结构（如手指、脚趾、病灶部位等）、多平面部位（如脊柱）的手术时，应对手术侧或手术部位标记，其他有创操作参照执行。

2. 手术医生要在术前明确手术切口位置、手术方式及手术目的。

3. 择期及限期手术，应在手术当天患者进入手术室之前，征得患者和（或）授权代理人同意后进行标记。急症手术，应在责任医生确定手术方案后于术前由手术医生在征得患者和（或）授权代理人同意后进行标记。若患者和（或）授权代理人不同意标记，病程中应详细记录并让患者和（或）授权代理人签字。

4. 患者送达术前准备室或手术室前，需由手术医生对手术侧或手术部位进行标识，主刀医生进行确认，必须在征得患者和（或）授权代理人的同意后，患者家属或授权代理人在场的情况下共同确认及核对。如患者意识不清且无家属或授权代理人在场的情况下，需有至少 2 名手术医生共同确认及核对标识。

5. 按照手术安全核查制度有关规定，认真填写手术安全核查表。在麻醉开始前，麻醉医生应根据病历资料，结合手术部位标识进行患者及手术部位核对，准确无误后麻醉方可开始。在手术操作开始前，手术医生和巡回护士应再一次根据病历资料，结合手术部位标识进行患者及手术部位核对，准确无误后手术方可开始。

6. 手术标识方法

（1）在手术部位用手术标识专用笔标记，以手术切开线或"↑"或沿病变范围标记，并标明左右侧（眼科手术左右以 OS/OD 表示，余以 L/R 表示）。如左眼手术，则在左侧额部皮肤上划"十"字形标志，并标明"OS"；右前臂手术，则在右前臂划手术切开线，并标明"R"。

（2）手术部位已有纱布、石膏、牵引架等时，统一标记在包扎物上方 5 cm 左右（2～3 横指）处，以"↑"标示并标明左右侧。

（3）多部位手术时，应在手术侧或手术部位用手术标识专用笔按上述方法逐一标识。

7. 紧急抢救时，可在抢救过程中按照手术安全核查制度严格查对，防止发生差错，可不受限于以上标识程序。

8.各手术科室、麻醉科及手术室定期自查，总结汇报，医务处定期进行督导检查、总结反馈并提出改进措施，检查结果及执行记录将纳入个人及科室年终绩效考核。

第六节　手术安全用药制度

一、手术安全用药制度

1.执行医嘱前必须认真核对医嘱内容、患者信息，根据医嘱正确给药。给药前了解患者病情，给药目的、方法、药理作用、配伍禁忌、剂量、疗效、毒性反应等。易致过敏药物，给药前应询问患者有无过敏史，查看 HIS 电子病历中的药物过敏试验结果及执行时间。

2.护士正确执行医嘱，不得随意修改医嘱或无故不执行医嘱。当发现医嘱有疑问时，护士应立即停止使用，重新查对医嘱，及时向医生反馈，确实无误后方可执行。当医生拒绝核实有疑问的医嘱时，护士有责任向上级医生或科主任报告。

3.术中执行用药医嘱、使用术腔冲洗液体时必须双人认真核对，正确执行医嘱。核对方法：巡回护士与器械护士双人核对后，巡回护士使用本人 UKEY 执行医嘱；需下一班执行的临时医嘱，要认真交班。若无器械护士由巡回护士及手术医生共同核对。

4.用药时严格执行"三查八对一注意"。"三查"：用药前查、用药中查、用药后查；"八对"：床号、姓名、药名、浓度、剂量、方法、时间、有效期；"一注意"：用药后反应。

5.用药途径要准确，手术中局麻用药、体腔内用药，如盐酸肾上腺素、利多卡因、垂体后叶素等需稀释的药液，需现用现配，由器械护士台上抽取，要按照正确的配置方法、比例及给药途径操作。台下抽取备用药物需保留安瓿，以备再次核查，手术结束方可丢弃。

6.术中使用的药物需标识明确，使用空白标签标注药物名称、浓度、剂量及时间，台上用药使用无菌标签粘贴在药杯或空针上。

7.用药前检查药液，如有变质、浑浊、沉淀、瓶口松动、瓶身有裂隙、标签不清、药液失效，则不得使用。多种药物同时使用时，注意配伍禁忌。

8.用药过程中严密观察患者有无不良反应。如患者出现不良反应，应立即停药，通知医生，密切观察病情变化，分析原因，及时上报护士长及相关部门，必要时保留余液送检。

9. 紧急情况下需执行口头医嘱时，护士应向医生大声复述医嘱内容，取得医生确认后方可执行，术后提醒医生补录医嘱。给药医嘱执行后要保留安瓿，待医嘱补齐后再次核对，保证准确无误。

二、大液体药品管理制度

1. 手术室大液体药品包括静脉用乳酸林格氏液、注射用生理盐水、5% 葡萄糖溶液、外用生理盐水、灭菌注射用水等，由麻醉科开方、手术室统一使用管理。3000 mL 生理盐水冲洗液、3000 mL 甘露醇冲洗液由手术医生开方按照术前用药带入手术室。

2. 手术室大液体由专人负责管理，定品种、定数量、定位放置、定期检查、标识清楚。

3. 根据每日大液体使用量，确定科室库房大液体存放的基本数量，根据手术种类确定手术间、温箱大液体存放种类和数量。

4. 大液体脱箱后进行表面清洁，使用大液体整理箱盛装存放液体间内。整理箱按区域、按标签上架存放，距房顶 50 cm，离墙 > 10 cm，离地 > 5 cm，避光阴凉存放。

5. 每日手术后由专人进行手术间、温箱的大液体补充。按照先进先用、右入左出、后入前出的原则放置。放入温箱内液体需要注明日期，每周专人检查大液体的有效期并进行登记。

6. 低温温箱温度根据手术需求设置（42 ± 2）℃，每周定期进行温箱清洁，工程师每日检查温箱功能状态，做好日常维护工作。

7. 液体使用前严格进行包装"五查"：查包装完整无漏液、查瓶口有无松动；查标签明确；查药液有无混浊、变质、絮状物；查生产日期和有效期。静脉用药严格进行"三查八对"。

第七节　手术室危急值报告制度

一、手术室危急值内容

手术室危急值是指急诊手术、气管插管或某种检查结果异常，危及患者生命安全，要求手术室护士迅速安排手术、通知麻醉师气管插管或通知手术医生给予患者有效的干预措施。

二、手术室危急值处理流程

1.急诊手术电话接听处理流程

（1）接听后需询问患者科室、手术名称、紧急程度、患者病情、特殊情况、必要的术前检查及术前准备是否完善，核对HIS中手术通知信息、手术通知单确认正确，正常工作日通知手术室护士长及麻醉科值班人员，夜间或节假日由值班人员负责安排手术。

（2）根据手术紧急程度进行手术安排，通知手术医生患者接入时间、手术台次，并在HIS中及时进行手术排程。

（3）夜间接到重大抢救或特殊病历电话通知时，应立即通知护士长，必要时通知院总值班总体协调，以便及时抢救。

2.气管插管电话接听处理流程

临床科室常规拨打麻醉科值班电话通知紧急气管插管，手术室护士接听患者紧急行气管插管电话后，需要询问患者科室、床号、姓名、住院号、性别、年龄、特殊病情、通知者姓名，在手术室危急值报告记录本上登记，立即通知麻醉科值班人员，并记录已通知人员。

3.临床危急值电话接听处理流程

手术室工作人员在接到危急值报告时，应复述确认，并在手术室危急值报告记录本上准确记录日期、时间、患者科室、姓名、住院号、危急值内容、通知者姓名，立即通知该患者的手术医生、麻醉医生、巡回护士，并记录已通知人员。

三、手术室危急值登记制度

手术室危急值的接收均遵循"谁接收，谁记录"原则。在手术室危急值报告记录本上详细登记，根据危急值情况立即通知手术室护士长、值班护士或麻醉医生、手术医生。

四、危急值报告质控与考核

1.组织集体学习手术室危急值报告制度，保证人人掌握危急值报告项目、范围及报告、处理程序。

2.质量控制管理小组对手术室危急值报告制度的实施情况进行督查，确保制度落实到位。

3.将手术室危急值报告制度的落实执行情况，纳入手术室护士质量考核范围。

第八节　手术输血管理制度

1. 凡预计术中需输血者，主管医生于术前一日备血。所有常规手术患者手术日需将血型单随患者病历带入手术室。

2. 术中需输血时，由麻醉医生核对患者病历、血型单，登录手术麻醉系统打印取血单，交由巡回护士。巡回护士再次核对取血单信息无误后，放于取血桶内送护士站，安排便民人员取血。便民人员每次只许取一名患者所需血液制品。

3. 血液制品取回后，护士站护士按照手术通知单、输血单核对血袋信息、取血桶上手术间编号，送入手术间交巡回护士。

4. 巡回护士、麻醉医生双人进行"三查八对"，"三查"：检查血液有效期、血液质量、输血装置是否完好；"八对"：核对患者科室、床号、姓名、住院号、血型（及 RH 分型），血液种类、剂量、有效期及交叉配血试验结果等。

5. 巡回护士登录 HIS 输血管理界面，扫描配发血记录单右上角条形码，登记血液接收时间、输血时间、输血者、核对者、输血时间、有无不良反应等信息，进行血液输注。核对者、输血者在输血单上签名并注明输血时间，并将输血单妥善保存于病历中。

6. 术中输血种类及数量由巡回护士记录在手术护理清点记录单上；输血起始时间、完毕时间及输血量，由麻醉医生记录在麻醉记录单上。

7. 手术中输血严格按照医院临床输血管理制度执行，输血过程中，速度应先慢后快，遵医嘱根据手术患者病情、年龄及血液制品种类等因素调整滴速，并严密观察患者有无输血不良反应。

8. 若手术中未输完的血袋带回病房，手术室护士须在手术患者交接单登记，严格与病房护士交接。

9. 输血完毕，血袋装入袋中放入科室医用冰箱内保存，由护士站护士每日上午集中送输血科低温保存 24 h，以备必要时检验。

第九节　手术物品查对制度

1. 清点内容：依照物品清点细则，清点手术中无菌台上的所有物品数量并检查完整性，包括各种手术器械、纱布、纱垫、缝合针等用物。

2. 清点时机：手术开始前、关闭体腔前、关闭体腔后、缝合皮肤后。

3. 清点责任人：主刀医生、器械护士、巡回护士。

4. 清点方法：每次清点时由巡回护士与器械护士唱点两遍，并由巡回护士在手术护理清点记录单上做详细记录。

5. 清点要求

（1）清点时，巡回与器械护士应对台上每一件物品唱点两遍，准确记录，注意特殊器械上的螺钉等附属结构是否齐全，确保物品的完整性。

（2）手术物品准确清点、记录之后，手术医生方可进行手术操作。

（3）进入体腔内的纱布类物品，必须有显影标记。不得将纱布等物品剪开使用。

（4）手术中未经器械护士允许，任何人不得随意挪用清点过的物品，严禁将手术间内的任何清点过的物品拿离该手术间，或将列在清点项目的同类物品拿入该手术间。

（5）手术过程中增减的物品，应及时清点并记录；手术台上掉落的物品及时放于固定位置，以便清点。

（6）手术深部区域填入物品时，主刀医生应及时告知助手及器械护士，提醒记忆，防止遗留。

（7）关闭体腔前，手术医生应先取出体腔内的所有术中用物，再行清点。

（8）同一个患者两个切口入路时或两个体腔手术时，关闭任一切口、体腔时必须按常规清点所有物品。

（9）清点物品时，必须有本院护士清点，实习护生不能清点物品。

（10）手术护士清点物品时，如与主刀医生发生意见分歧，请示护士长做出决定。

第十节　手术室标本管理制度

手术人员严格执行手术病理标本管理制度及流程，认真进行手术标本留取、核对、交接、送检、登记等各项工作。

1. 手术标本的留取、送检工作必须为本例手术组人员。

2.手术医生提前打印病理申请单，内容准确。

3.巡回护士打印标本袋标签，内容包括：患者科室、姓名、住院号、标本名称、手术日期。

4.手术中切除的任何离体组织、肿瘤组织、淋巴结等标本均应送检，标本双人严格核对、妥善放置，标志明确，严禁丢失。如离体组织无须送检由主刀医生确认签字。

5.送检手术标本严禁携带任何手术纱布、器械等用物。

6.手术切除的组织、标本，经患者家属过目后送检。

7.手术中冰冻标本由巡回护士负责即刻送检，病理标本由手术医生负责在标本室用固定液固定后送检。

8.手术医生在病理标本离体 30 min 内进行固定处理，如手术医生因手术原因无法进行固定，由巡回护士负责标本固定。在病理单上注明标本离体时间、标本固定时间。固定液量不少于病理标本体积的 3 ~ 5 倍，并确保标本全部置于固定液之中，特殊情况如标本巨大时，建议及时送新鲜标本，以防止标本自溶、腐败、干涸等。

9.周一至周五工作时间，周六 12：00 前，完成手术标本处理后，即刻按照送检流程送病理科。工作日 17：00 至次日 8：00 前及节假日手术完成标本处理后，储存于手术室标本室标本橱内，值班及夜班护士上锁管理，次日 8：00 夜班护士双人核对后按照送检流程送病理科，护士站护士确认签名。

10.其他科室留取手术标本进行科研工作时，需要由课题负责人向科研处提出申请，经科研处及手术主刀医生同意后留取。

11.发现异常问题必须即刻解决，出现手术标本遗失情况，按手术标本丢失处理预案进行查找。

第十一节　手术室仪器、设备管理制度

1.遵守医院制定的医疗仪器、设备使用管理规定。严格遵守各项操作规程，专人管理、定期检修，保证手术正常进行。

2.建立贵重仪器、设备档案资料，账物相符。

3.仪器、设备定位放置，妥善保管，设专用推车，轻拿轻放，防止碰撞，保持清洁、干燥。

4. 新进、专科仪器、设备必须由公司专业人员培训后使用，建立使用程序及操作规范卡片，由专科护士进行使用管理。首次使用新设备的人员，在专科护士指导后使用。

5. 仪器、设备使用前进行检查，使用后在手术间仪器、设备使用登记表上登记使用情况，如出现异常问题，即刻停止使用，通知工程师及时检修，通知护士长调换仪器。

6. 公司召回维修仪器、设备需经手术室护士长同意，上报设备科，由工程师负责登记，及时联系维修情况。

7. 报废仪器、设备需要经过设备科工程师检查论证，由手术室护士长登录 HIS，填写设备报废信息，提出固定资产报废申请，设备科审核。

8. 手术室仪器、设备一般不得外借，特殊情况借用，需要经过医院设备科、医务处批准，贵重仪器设备不得外借。

第十二节　手术患者体位安全管理制度

1. 手术前手术室护士与手术医生沟通手术体位安置要求。要求充分暴露手术区以利于医生操作，尽可能保证患者手术过程中舒适，保证患者呼吸及循环通畅，防止因体位不当造成手术患者皮肤、神经、肢体损伤，便于手术中进行患者观察。

2. 手术室护士必须熟悉手术台的工作性能，手术台各部的升、降、倾斜的控制操作及各种固定装置的正确使用方法。

3. 根据手术患者体位要求、患者病情等情况，准备合适尺寸、硬度的体位垫、硅胶垫、体位固定装置、柔软衬棉。安置体位时做到体位安置准确、固定牢靠。骨凸处、受压部位使用软垫、硅胶垫、柔软衬棉等进行保护，必要时使用减压贴，保护患者皮肤、眼睛等避免受压损伤。

4. 护士要对清醒状态的患者耐心、细致地说明手术体位的要求，并解释其体位可能出现的不适感觉，以取得合作。

5. 摆放患者体位时需由手术医生、麻醉医生和巡回护士共同完成，相互配合，搬动患者要动作轻柔、平稳，顺应患者身体的生理曲线，保持患者呼吸道畅通，避免各种静脉输液、引流装置等牵拉脱落。保护患者易损伤部位，避免造成皮肤受压、神经损伤、关节脱位等。侧卧位、俯卧位手术要防止眼睛、会阴部受压。

6. 手术床单、固定带、体位垫保持干爽、整洁。暴露的肢体、皮肤使用包布包裹遮盖，防止患者皮肤接触到手术台金属部件。安置手术体位时，避免患者不必要的暴露。

7. 进行静脉输液、动脉有创测压等操作，选择合适的肢体，必要时延长通路。心电监护电极片粘贴于患者非受压部位。使用电刀、心脏射频消融装置时，负极板要贴于患者合适部位，与皮肤接触面积大。手术中使用 X 线透视的患者，在安置手术体位时，要充分考虑到患者透视部位在手术台的适宜部位，避免手术台金属部件对 X 线透视的影响。

8. 手术中及时观察手术体位的变化，需要术中调节患者体位时，注意保持体位牢靠，防止手术中患者移动发生坠床。

9. 手术结束后，撤除固定装置时，有专人负责固定保护患者。

第十三节 防范手术患者坠床制度

1. 接送手术患者时，必须将平车两侧的安全护栏拉起。意识不清、躁动患者及小儿手术患者需进行适当约束。

2. 手术患者移至手术床后，即采取保护措施，包括身体约束、告知患者不能随意变换体位等，防止坠床。手术结束后患者离开手术间前，不可松脱约束固定设施。

3. 手术患者进入手术间后，必须有人看护。小儿手术，在手术开始前、手术结束后及离开手术室前，必须有专人在床旁照看患儿，以防患儿坠床。

4. 实施硬膜外麻醉时，巡回护士应面对手术患者站立，双手扶持患者以起到保护作用。

5. 调节特殊手术体位前，需确认患者已固定牢固。如调节头低脚高位前，需确认患者体位固定是否牢固，并使用肩托适当的对抗保护。

6. 发生手术患者坠床，应立即按照手术患者发生坠床的应急预案处理，通知主管医生及手术室护士长。协助手术医生检查患者当前状况后再搬动患者，根据医嘱进行必要的检查（如 X 线检查等）。巡回护士 24 ~ 48 h 内登录不良事件管理系统进行不良事件上报，做好术后随访，关注患者转归情况。

第十四节　高危手术患者压力性损伤风险评估及防范制度

1. 严格执行手术患者交接制度，巡回护士术前仔细检查手术患者皮肤状况，如有皮肤受压、破损等情况，并将皮肤情况进行拍照，告知主管医生并与病房护士联系，确认患者皮肤状况，在手术患者交接记录单上如实记录。

2. 严格执行护理部制定的压力性损伤风险评估与报告制度，对手术患者进行压力性损伤风险评估，对于病房压力性损伤评分 ≤ 18 分、手术时间长、老年、瘦弱、肥胖及危重患者预先采取有效预防措施，将术中压力性损伤的发生率降到最低。

3. 防范措施

（1）严格执行手术患者体位安全管理制度，调节手术间温度，保持患者的正常体温。合理安置手术体位：符合人体力学标准，使用约束带时松紧适宜。

（2）受压部位合理放置衬垫物和支撑物，使用各种硅胶保护垫，尽量增加着力点接触面积，将压力降至最低。体外循环等手术时间长或需术中维持低体温的手术使用硅胶头圈。

（3）必要时在患者受压位置使用皮肤减压贴。

（4）术中加强观察患者皮肤颜色、皮温等情况，在不影响手术的前提下，适当改善受压部位局部血液循环。

4. 手术中发生难避免性压力性损伤后及时向护士长汇报，采取各项措施，将压力性损伤风险降至最低，24 ~ 48 h 内登录不良事件管理系统进行不良事件上报，科室进行安全讨论，进行压力性损伤的原因分析，提出整改措施，关注患者转归情况。

第十五节　深静脉血栓防范制度

1. 手术患者术前由手术医生进行深静脉血栓风险评估。

2. 根据 HIS 中医生评估结果，术中遵医嘱对手术患者常规进行深静脉血栓防护。

3. 使用间歇式充气压力装置进行肢体加压治疗，术中随时观察肢体加压情况，发现异常及时处理。

4. 合理安置体位避免影响静脉血液回流。如仰卧位时在不影响手术的前提下将患者的腿部适当抬高，利于双下肢静脉血回流；俯卧位时注意避免腹部受压等。

5. 术中遵医嘱合理补液，避免应补液不足造成血液黏稠度增加。

6. 预防患者术中低体温，避免静脉血液滞留、高凝状态。

7. 手术结束后，由巡回护士及手术医生，及时活动伸展肢体，预防深静脉血栓形成。

第四章　手术室消毒隔离制度

第一节　手术室消毒隔离制度

一、空气消毒

1. 手术室使用净化空调系统，每日手术开台之前，提前 30 min 开启净化空调系统。温度控制在 21 ~ 25 ℃，湿度控制在 30% ~ 60%。手术过程中要关闭大门，尽量减少手术间的开门次数。及时关闭手术室内各区域之间的大门，保证手术室内环境的洁净。

2. 定期做好洁净手术间净化空调系统保养维护工作，定时检修空气处理机组、管路工作情况，定期对空气处理机柜进行清洗和消毒，避免细菌繁殖。每周末清洁手术间墙壁上的回风百叶窗，取下初效过滤器，用清水冲洗干净后晾干，再装上回风口，将回风百叶调至开放状态。

3. 进行连台手术时，在前一台手术完成后立即进行室内的湿式清洁擦拭，根据手术间层流级别充分自净后进行下一台手术。

4. 麻醉过程中开启麻醉废气排放系统，及时有效地排出患者呼出的麻醉废气，保证手术室内的空气质量。

二、手术间物体表面、地面

1. 手术室的地面与物体表面，应保持清洁、干燥，每天进行清洁消毒，遇明显污染时随时去污、清洁与消毒。地面与物体表面消毒采用 1000 mg/L 有效氯消毒液擦拭，作用 30 min，每日早、晚、手术后擦拭。

2. 手术过程中保持手术间清洁、整齐，及时清除地面的血迹。手术结束后及时将污染物品通过恰当方式运离手术室，对手术间地面及物体表面进行清洁及消毒处理。

3.连台手术如有明显污染按照地面与物体表面清洁制度进行清洁、消毒处理。根据手术间层流级别充分自净后进行下一台手术。

三、手术平车

使用内外交换车接送患者，手术室内车每日用1000 mg/L含氯消毒液擦拭一次，外车每日擦拭2次。隔离患者使用专车，每次使用后用1000 mg/L含氯消毒液擦拭，及时更换车上一次性床罩。

四、手的消毒

普通操作前后，按照六部洗手法用皂液和流动水清洗。接触患者血液、体液或为隔离手术患者进行操作时应戴一次性手套或乳胶手套，操作后用皂液和流动水清洗双手。参加手术人员按照《外科手消毒规范》洗手。

五、手术器械

1.无菌器械：采用高压蒸汽灭菌，灭菌后按无菌物品流程送入手术室无菌间，干燥保存，有效期7天。不耐热物品采用环氧乙烷或等离子低温灭菌，无菌包内放灭菌指示卡，包外贴指示胶带，注明灭菌日期，有效期180天。

2.手术后器械：手术结束后，器械护士在器械交接卡上注明器械名称、时间、使用者，由外走廊送入供应室，按流程清洗，感染手术器械在器械交接卡上注明，先使用洗消灭菌器进行预洗，再进行常规清洗。器械清洗后放入专用盛器，尽快打包灭菌。

六、手术垃圾

按照手术室医疗废物处置管理制度进行手术垃圾分类收集：医用垃圾放入黄色垃圾袋中，敷料放入大白色塑料袋，未被污染的一次性物品外包装袋放入黑色大塑料袋，锐利污物放入锐器垃圾盒中单独收集，手术结束后按医疗废物流程处理。

七、手术室感染管理监测

手术室各项感染管理监测工作由专人负责，手术间空气监测、无菌物品监测、医务人员手细菌监测、物体表面细菌监测每月一次、消毒液细菌监测每季度一次。

八、环境卫生

每周六对手术室进行彻底卫生清扫。由护士长、手术室感染管理小组及保洁公司主管进行质量控制。

第二节　手术室感染管理规范

1. 医院手术部的管理人员、工作人员和实施手术的医师，应当具备手术部医院感染预防与控制及环境卫生学管理方面的知识，接受相关医院感染管理知识的培训，严格执行有关制度、规范。

2. 医院手术室的建筑布局应当符合功能流程合理和洁污区域分开的原则。功能分区应当包括：无菌物品储存区域；医护人员刷手、患者手术区域；污物处理区域。各个区域应有明显的标志，区域间避免交叉污染。

3. 为传染病患者或者其他需要隔离的患者实施手术时，应当按照《传染病防治法》有关规定，严格按照标准预防原则并根据致病微生物的传播途径采取相应的隔离措施，加强医务人员的防护和手术后物品、环境的消毒工作。

4. 医院手术部环境的卫生学管理应当达到以下基本要求。

（1）手术部的墙壁、地面光滑、无裂隙，排水系统良好。

（2）手术部用房的墙体表面、地面和各种设施、仪器设备的表面，应当在每日开始手术前和手术结束后进行湿式擦拭方法的清洁、消毒，墙体表面的擦拭高度为 2 ～ 2.5 m。未经清洁、消毒的手术间不得连续使用。

（3）不同区域及不同手术用房的清洁、消毒物品应当分开使用。用于清洁、消毒的拖布、抹布应当是不易掉纤维的织物材料。

（4）手术部应当选用环保型中、高效化学消毒剂，周期性更换消毒剂，避免长期使用一种消毒剂导致微生物的耐药性。

5. 医务人员在手术操作过程中应当遵循以下基本要求。

（1）在手术部的工作人员和实施手术的医务人员应当严格遵守无菌技术操作规程。

（2）进入手术室的人员应当严格按照规定更换手术室专用的工作衣、鞋帽、口罩。

（3）在无菌区内只允许使用无菌物品，若对物品的无菌性有怀疑，应当视其为污染。

（4）医务人员不能在手术者背后传递器械、用物，坠落在手术床边缘以下或者手术器械台平面以下的器械、物品应当视为污染。

（5）实施外科手消毒的人员，外科手消毒后只能触及无菌物品和无菌区域。

（6）穿好无菌手术衣的医务人员限制在无菌区域活动。

（7）手术室的门在手术过程中应当关闭，尽量减少人员的出入。

（8）患有上呼吸道感染或者其他传染病的工作人员应当限制进入手术部工作。

（9）手术结束后，医务人员脱下的手术衣、手套、口罩等物品应当放入指定位置后，方可离开手术室。

6. 手术使用的无菌医疗器械、器具应当达到以下基本要求。

（1）手术使用的医疗器械、器具及各种敷料必须达到灭菌要求。

（2）一次性使用的医疗器械、器具不得重复使用。

（3）接触患者的麻醉物品应当一人一用一消毒。

（4）医务人员使用无菌物品和器械时，应当检查外包装的完整性和灭菌有效日期，包装不合格或者超过灭菌有效期限的物品不得使用。

7. 手术后的废弃物管理应当严格按照《医疗废物管理条例》及有关规定进行分类、处理。

8. 进入手术部的新设备或者因手术需要外带的仪器、设备，应当对其进行检查、清洁处理后方可进入和使用。进入手术部清洁区域的物品、药品应当拆除其外包装后进行存放，设施、设备应当进行表面的清洁处理。无菌物品应当存放于无菌物品区域中。

9. 传染病患者的手术应当在隔离手术间进行手术。手术结束后，应当对手术间环境及物品、仪器等进行终末消毒。

第三节　手术室感染控制制度

1. 手术室工作人员必须严格遵守无菌技术操作规范，除参加手术人员外，其他人员不准入内。

2. 手术室应严格划分清洁区、清洁区和污染区，各区门及时关闭，保持手术间的正压状态。

3. 进入手术室必须更换拖鞋、手术衣、裤、帽子，贴身内衣不得外露，外出必须更换外出衣和鞋。

4. 患上呼吸道感染或面部、颈部、手部有感染者原则上不可进入手术室，如果必须进手术室应戴双层口罩，感染处严密封闭。禁止对着手术野咳嗽、打喷嚏。

5. 严重或特殊感染手术应在感染手术间进行，术后及时进行清洁消毒。如遇特殊菌种例如破伤风、气性坏疽等感染手术时，应尽量缩小污染范围，严格执行特殊感染手术管理制度。感染手术间安排在第 5 手术间。

6. 严格控制参观手术人数，进手术室见习、参观必须经科主任、护士长同意，外院人员进手术室必须向医务科、护理部申请，经科主任、手术室护士长同意后，佩戴参观证方可进入手术间。参观期间遵守手术参观人员管理制度。

7. 保持手术间内安静、整洁，不可大声喧哗，不得携带私人通信工具入内，如遇特殊情况需带入，应设在静音。

8. 手术室一切清洁工作均应湿式打扫，地面与物体表面消毒采用 1000 mg/L 有效氯消毒液擦拭，作用 30 min，每日早、晚及手术结束后清洁消毒。

9. 每月进行各类常规项目如空气、无菌物品、医务人员手、物体表面监测，并保证监测质量，层流净化设施的日常监测记录，每月一次。消毒液的细菌监测每季度一次。

10. 手术器械、手术敷料由消毒供应中心统一打包灭菌。紧急情况与供应室交接后，使用小型压力蒸汽灭菌锅进行快速灭菌后使用。

11. 高压灭菌包包内中间位置放化学指示卡，包外贴灭菌指示胶带，包外有六项信息指示卡，注明灭菌物品名称、有效期、失效期、灭菌信息等，六项信息指示卡和胶带颜色必须变黑，达到标准。

12. 手术室所有无菌物品必须每日检查一次，按日期先后排序依次使用，普通棉布类包装的无菌器械和敷料的有效期为 7 天。

13. 连台手术，应在前一台手术结束，室内清洁、消毒液擦拭完成，Ⅰ级手术间自净 10 min，Ⅱ～Ⅲ级手术间自净 20 min 后方可进行其他手术。

14. 手术室一切器械、物品未经护士长同意一律不准外借，以确保手术所需，防止交叉感染。如遇特殊情况按手术器械外借制度执行。

15. 手术结束后，手术器械、敷料、医疗废物按相关流程处理。

16. 严重或特殊感染手术一旦确定手术，立即报告医务处、护理部、院感处。参加此类手术人员必须严格遵守特殊感染手术管理制度，确保患者和手术人员安全。

第四节　洁净手术部基本要求

洁净手术部的建筑布局、基本装备、净化空调系统和用房分级等应符合《医院洁净手术部建筑技术规范》（GB 50333—2013）的标准，辅助用房应按规定分洁净和非洁净辅用房，并设置在洁净和非洁净手术部的不同区域内。

一、洁净手术部的管理基本要求

（1）进入洁净手术部清洁区、无菌区内的人员应当更换手术部专用的产尘少的工作服。

（2）洁净手术部各区域的缓冲区，应当设有明显标识，各区域的门应当保持关闭状态，不可同时打开出、入门。

（3）医务人员应当在气流的上风侧进行无菌技术操作，有对空气产生污染的操作选择在回风口侧进行。

（4）洁净手术室温度应在 21 ~ 25 ℃；相对湿度为 30% ~ 60%；噪声为 40 ~ 50分贝；手术室照明的平均照度为 500 lx 左右；洁净手术室在手术中应保持正压状态，清洁区对非清洁区的静压差为 10 Pa。

（5）洁净手术部的净化空调系统应当在手术前 30 min 开启，手术结束后 30 min 关闭。

（6）洁净手术部的净化空调系统应当连续运行，直至清洁、消毒工作完成。Ⅰ级用房自净时间为 10 min，Ⅱ级 ~ Ⅲ级用房的自净时间为 20 min。

（7）洁净手术部每周定期对设备层的新风机组设备进行彻底清洁，每两周对净化机组设备进行彻底清洁，并进行记录。

（8）消毒气体、麻醉废气的控制排放，应当利用单独系统或与送风系统连锁的装置。

二、洁净手术部空气净化设备的日常管理基本要求

（1）对清洁区域内的非阻漏式孔板、格栅、丝网等送风口，应当定期进行清洁。

（2）对清洁区域内回风口格栅应当使用竖向栅条，每天擦拭清洁一次，对滤料层应按照表 4-4-1 的规定更换。

表 4-4-1　过滤器更换周期

类别	检查内容	更换周期
新风机组粗效滤网	网眼是否一半以上已堵	2 天清洁一次，多风沙地区周期更短
初低效过滤器	阻力已超过额定初阻力 60 Pa，或等于 2× 设计或运行初阻力	1 ~ 2 个月
中效过滤器	阻力已超过额定初阻力 80 Pa，或等于 2× 设计或运行初阻力	3 个月
亚高效过滤器	阻力已超过额定初阻力 100 Pa，或等于 2× 设计或运行初阻力（低阻亚高效时为 3 倍）	1 年
高效过滤器	阻力已超过额定初阻力 160 Pa，或等于 2× 设计或运行初阻力	超过设计初阻力 160 Pa 或使用 3 年以上

（3）负压手术室每次手术结束后应当进行负压持续运转 15 min 后再进行清洁擦拭，达到自净要求方可进行下一个手术。过滤致病气溶胶的排风过滤器应当每半年更换一次。

（4）热交换器应当定期进行高压水冲洗，并使用含消毒剂的水进行喷射消毒。

（5）空调器内部加湿器和表冷器下的水盘和水塔，应当定期清除污垢，并进行清洗、消毒。

（6）挡水板应当定期进行清洗。

（7）凝结水的排水点应当定期进行检查，并进行清洁、消毒。

三、洁净手术部空气净化系统基本要求

（1）Ⅰ ~ Ⅲ级洁净手术室和Ⅰ ~ Ⅱ级其他洁净用房应当实行空气洁净系统送、回风的动态控制；Ⅳ级洁净手术室和Ⅲ、Ⅳ级其他洁净用房可以通过末端为高效或者亚高效过滤器的局部空气净化设备实行动态控制，并设置工程专职人员负责手术进行中的计算机动态监控；非清洁区可以利用局部净化设备进行循环自净。

（2）严禁使用有化学刺激、致癌因素的局部空气净化设备。

（3）空气净化系统的送风末端装置应当保证密闭，不泄漏。

（4）负压手术室和产生致病性气溶胶的房间应当设置独立的空气净化系统，并且排风口安装高效过滤器。

（5）排放有致病气溶胶的风口应采用密闭装置。

四、洁净手术部的环境卫生学控制指标要求及检测方法

1. 洁净手术部的环境污染控制指标见表4-4-2，静态含尘浓度和沉降菌浓度以综合性能评定的测定数据或年检数据为准。消毒后的染菌密度以每次消毒后的检测数据为准。

表4-4-2　环境污染控制指标

级别	空气						地面		墙面与物体表面		五指手套印	
	微粒（粒/L）				沉降菌浓度（个/φ90皿·0.5h）		染菌密度（个/cm²）		染菌密度（个/cm²）		染菌密度（个/手套）	
	≥0.5μm		≥0.5μm									
	静态	动态	静态	动态	静态	动态	消毒后	工作中	消毒后	工作中	新手套	工作中
Ⅰ	≤3.5	动静比=5	0	动静比=5	≤0.2	动静比=7.5	≤3	动静比=10	≤3	动静比=5	0	≤1
Ⅱ	≤350		≤3		≤1.5		≤5		≤5		0	≤3
Ⅲ	≤3500		≤30		≤4		≤5		≤5		0	≤5
Ⅳ	≤10500		≤90		≤5		≤5		≤5		0	≤5
非清洁区	/	/	/	/	≤10/5 min		≤10		≤10		/	/

2. 细菌浓度监测方法

（1）空气沉降菌浓度

1）手术室空气沉降菌浓度应在手术开始、中间和结束前抽检3～4次。

在每个回风口中部摆放3个φ90培养皿，沉降0.5 h后，在37 ℃下培养24 h，菌落计数的每皿平均值应符合表4-4-2的动态要求，单皿最大值不应超过平均值3倍。

2）其他洁净用房在当天10：00和16：00各测一次，在每个回风口中部摆放3个φ90培养皿，沉降0.5 h后在37 ℃下培养24 h，菌落计数的每皿平均值应符合表4-4-2的动态要求，单皿最大值不应超过平均值3倍。

（2）表面染菌密度

1）采样时间：消毒后10 min之内（各类洁净用房，作为静态实测数据）、手术室手术结束后和各类洁净用房的10：00。

2）采样地点：有代表性地点，每间个房间每种表面不少于两点。

3）采用方法：平皿压印法

培养基倒注在 5 cm 的平皿内，并使琼脂高出平皿边 1 ~ 2 mm，将冷后的平皿中琼脂表面压贴生物体表面，然后放入 37 ℃温箱培养 24 h 后，数菌计算表面污染度。

计算公式：

$$菌含量（cfu/m^2）= \frac{平皿上总菌落数}{平皿面积（19.63\ cm^2）}$$

（3）五指手套印细菌数

1）每次抽检人数不少于 3 人。

2）《消毒技术规范》规定的方法。

3）结果应符合表 4-4-2 的要求。

（4）气压差监测方法

1）方法：仪器测定法。

2）仪器：液柱式微压计，最小刻度 2 Pa。

3）人员：一人持测定胶管并复核，一人操作仪器。

4）步骤：①关门：应把清洁区域内所有的门关闭，最好有人守护；②测定：应从平面上最里面级别最高的房间依次向外测定，凡是可相通的相邻两室都要测定，一直测到可与室外相通的房间。应有一人在待测房间手持伸入该房间的胶管，使管口处于 0.8 m 高度，管口端面垂直于地面，避开气流方向和涡流区；③检查：如果静压太小，不易判断正负，可用线头之类放在门缝外观察；④调节：如发现测出的压差未达到要求，可调节风口或阀门开度重测。

五、洁净手术部的质量评价及监测工作

1）洁净手术部投入运行前，应当经有资质的工程质检部门进行综合性能全面评定。

2）洁净手术部日常实行动态监测，必测项目为细菌浓度和空气的气压差。

3）每天可通过净化自控系统进行机组监控并记录，发现问题及时解决。

4）每月对非清洁区域局部净化送、回风口设备进行清洁状况的检查，发现问题及时解决。

5）每月对各级别洁净手术部手术室至少进行 1 间静态空气净化效果的监测并记录。

6）每半年对洁净手术部进行一次尘埃粒子的监测，监控高效过滤器的使用状况并记录。

7）每半年对洁净手术部的正负压力进行监测并记录。

第五节　手术室卫生清扫制度

1. 手术室分区明确，有明显标志，卫生用具严格分区，卫生清扫责任明确。

2. 手术间、无菌准备间、无菌敷料间等地面与物体表面，应保持清洁、干燥，每天进行消毒，用 1000 mg/L 有效氯消毒液每日早、晚、手术后擦拭，走廊每 2 h 擦拭一次。遇明显污染随时去污、清洁与消毒。当地面受到患者血液、体液等明显污染时，先用吸湿材料去除可见的污染物，再清洁和消毒。

3. 办公室、示教室、更衣室每日清洁 2 次，保持桌面、地面清洁无尘。

4. 抹布、拖布分区使用。使用后的抹布、拖布送物业统一清洗消毒，晾干备用。使用前再用 1000 mg/L 有效氯消毒液中浸泡 30 min。

5. 每周六大扫除一次，彻底清洁手术室各表面。

第六节　连台手术消毒制度

1. 进行手术安排原则上先做无菌手术后做污染手术。

2. 手术后及时将使用后的手术物品、器械、垃圾运送至手术间外走廊，对手术间进行清洁及消毒处理。

3. 清洁手术间地面、仪器、脚凳及其他物品表面，更换清洁的手术床单、体位垫套和负压引流袋。

4. 器械护士使用消毒湿巾擦拭手术器械车表面。巡回护士擦拭输液车表面。

5. 特殊感染手术按特殊感染手术处理规范进行处置。

6. Ⅰ级手术间自净 10 min，Ⅱ～Ⅲ级手术间自净 20 min。

第七节　手术室医疗废物处置管理制度

1. 严格按照《医疗废物分类目录》及医院医疗废物处理条例，对手术中医疗废物实施进行分类收集、储存、运送管理。

2. 手术室使用的医疗废物包装物或者容器，符合《医疗废物专用包装物、容器的标准和警示标识的规定》。

3. 手术中严格区分清洁垃圾和医疗废物。

4. 使用前认真检查盛装医疗废物的垃圾袋、容器，确保无破损、渗漏。

5. 医疗废物收集要求

（1）手术中各类一次性物品的清洁包装材料为清洁垃圾放入黑色垃圾袋中。

（2）手术中所有医疗废物如手术纱布、消毒棉球、废弃引流管等为感染性垃圾，均放入双层黄色垃圾袋中。使用后的吸引器瓶，封闭瓶口放入黄色垃圾袋中，按照感染垃圾处理，垃圾由保洁人员称重，巡回护士贴封口贴，注明科室、日期、垃圾类型、重量。

（3）手术后的布类敷料直接放入白色垃圾袋中，袋口扎紧送洗涤中心处理。

（4）锐器放入锐器垃圾盒中，达到容器的 3/4 时，关闭盒盖，开启后使用时间为 48 h。

6. 隔离的传染病患者或者疑似传染病患者手术产生的医疗废物，使用双层黄色垃圾袋包装并及时密封，外部做醒目的"特殊感染"标记。

7. 病理性废物、废弃的人体组织等盛装于双层黄色垃圾袋中，垃圾袋封口，保证无渗漏、无外漏、无污染。垃圾袋贴标签注明"病理性废物"及患者科室、住院号、手术日期等，专人交与收集人员，并在医疗废物登记本上签名。

8. 放入包装物或者容器内的感染性废物、病理性废物、损伤性废物不得取出。

9. 盛装的医疗废物达到包装物或者容器的 3/4 时严密封口。

10. 包装物或者容器的外表面被感染性废物污染时，应当增加包装层数。

11. 盛装医疗废物的每个包装物、容器外表面有警示标识，内容应当包括：医疗废物产生科室、产生日期、类别及需要的特别说明等。

12. 所有医疗废物均在由手术室外走廊运送至垃圾存放地。运送时要保证外包装无锐利边角，完整无破损，防止垃圾撒漏。

13. 每天医疗废物运送工作结束后，使用 1000 mg/L 的含氯消毒液清洁、消毒敷料筐等储存运送工具，储存地面用 1000 mg/L 消毒液擦拭消毒。

14. 每日由值班护士与医疗废物收集员进行废物清点登记交接，登记本保存 3 年。

15. 禁止医疗卫生机构及其工作人员转让、买卖医疗废物。

第八节 手术物品消毒灭菌制度

1. 灭菌技术应保证所提供的手术物品绝对无菌。

2. 根据手术物品的性质及手术物品不受损害的原则，选择合适的灭菌方法，保证达到手术物品的灭菌效果。

3. 耐高温、高压、耐湿度的手术物品、器械、敷料采用高压蒸汽灭菌。

4. 不耐热、不耐湿及贵重的手术物品采用过氧化氢等离子低温灭菌。

5. 手术物品灭菌前应彻底清洗干净，保持干燥。

6. 包装前检查手术物品、器械数量正确、结构完整、性能良好。锐利器械、精细器械、物品、镜头等使用硅胶保护套。

7. 选用适宜的包装材料

（1）高压灭菌可使用硬质器械盒、双层棉质包布、皱纹纸、无纺布等，器械包装 2 层，敷料包装 1 层。单件器械可使用专用高压纸塑包装。

（2）低温灭菌物品使用无纺布包装 2 层，单件物品可使用纸塑包装袋。

8. 在包装的中心位置放灭菌指示卡，包装严密、大小适中，松紧适宜，利于蒸汽穿透，包外使用灭菌指示胶带封包。下排气压力蒸汽灭菌器的体积不宜超过 30 cm × 30 cm × 25 cm；脉动预真空压力蒸汽灭菌器的体积不宜超过 30 cm × 30 cm × 50 cm（参考 WS 310—2016 医院消毒供应中心：第 2 部分 清洗消毒及灭菌技术操作规范 5.7.7）。

9. 包装后在指示胶带或塑封袋上注明灭菌物品的名称、型号、包装者等内容。

10. 手术器械由器械室、供应室、手术室专人进行交接。

11. 手术物品灭菌后放入指定无菌室固定位置，干燥保存。棉质（纺织品材料）包装有效期 7 天，医用无纺布、纸塑包装有效期 180 天。过期、包装破损或打开包装应重新灭菌。

12. 无菌包使用前，应严格核对灭菌有效期，以及指示胶带与指示卡变色是否均匀一致，是否达到灭菌要求。

13. 硬质器械盒使用前须检查完整性，闭锁装置及一次性锁扣是否完好，红色开启按钮在使用前是否已激发，保持密闭状态，防止污染。

14. 外来医疗器械：医疗机构应要求器械公司提供清洗、包装、灭菌方法和灭菌循环参数，并遵循其灭菌方法和灭菌循环参数的要求进行灭菌。

15. 植入物灭菌：根据器械公司提供植入物的材质、清洗、包装、灭菌方法和灭菌循环参数，并遵循其灭菌方法和灭菌循环参数的要求进行灭菌，植入物灭菌应在生物监测结果合格后放行；紧急情况下植入物的灭菌，应遵循《消毒技术规范》的要求执行。快速灭菌锅不能用于植入物灭菌。

16. 动力系统按照使用说明的要求对各种部件进行清洗、包装与灭菌。

17. 每月进行各类灭菌物品细菌监测。

第九节　手术室无菌操作原则

一、术前无菌原则

1. 无菌操作环境清洁、宽敞明亮。操作人员着装规范，剪指甲。

2. 普通无菌操作按照六部洗手法进行手部清洁，参加手术的人员要严格按外科手消毒进行双手、前臂和上臂下 1/3 皮肤的消毒准备，穿无菌手术衣、戴无菌手套。

3. 按照合理的流程做好术前各项准备工作，尽量减少人员流动，操作动作轻，勿在手术间内抖动各种敷料。

4. 检查无菌包是否符合各项灭菌指标和要求。包装不合格、未经灭菌或灭菌日期不清的物品，掉落地上的无菌包严禁使用。打开的无菌器械、敷料包 24 h 内未用，应视为过期，需重新灭菌后再使用。

二、术中无菌原则

1. 铺设无菌车尽可能接近手术开始时间，无菌台一旦建立，必须有人看管，防止污染。在患者皮肤消毒前调节输液架到适宜位置，避免手术中拉动输液架，防止天轨滑道上的尘埃飘落在手术区上方。

2. 器械护士自身要采用无接触式戴手套法，避免手套外层内翻污染，器械护士要协助手术者戴手套。穿着手术衣服以后的无菌范围为肩部以下、腰部以上、腋中线以前，手术衣背部为相对无菌区。腰部以下和肩以上为非无菌区。

3. 无菌车距离墙或有菌物品 30 cm 以上，应铺 4 ~ 6 层无菌单。敷料单使用较厚的棉布为宜，不易被水浸透。台面边缘下垂 30 cm 以上，无菌台平面以上为无菌区，平面以下无菌单区域为相对无菌区。在铺好的无菌台面上摆放的无菌物品，物品不得伸出无菌台边缘以外，若器械掉至该平面以下应视为污染。

4. 手术中手术人员站于相对一致的高度，避免手术者之间身高相差太大，操作时手臂和肩部相互交叉污染。手术人员更换位置时，应后退一步，采取两人背靠背交换。手术者或助手不可随意伸臂横过手术区取器械，严禁从手术人员背后传递器械和手术用品，必要时可从术者臂下传递，但不得低于手术台平面。

5. 手术中手术衣、手套、口罩被污染、浸湿或破裂，应及时更换，布类无菌单被污染应及时加盖，凡怀疑物品、器械被污染时，需重新灭菌后再用。

6. 手术开始后，手术台的无菌物品只可用于此患者。已取出的无菌物品，包括手套、手术衣、中单、治疗巾、器械、纱布、注射器、针头、尿管等，虽未被污染，也不能放回无菌容器内，需重新灭菌后再使用。

7. 缝合针应妥善放置，以避免针尖扎透无菌敷料和刺伤工作人员。

8. 长期存留人体的物品如吸收性明胶海绵、骨蜡、止血纱布等，使用前再打开包装，避免长时间暴露在空气中被细菌污染。术中暂时不用的器械用物用无菌巾覆盖。植入人体的固定物、假体、人工血管等未立即使用时，要用无菌巾包裹。手术者接触植入物、进行植入操作时要更换手套，安放过程中防止植入物与手术区的皮肤接触。

9. 接触肿瘤的器械物品，应放置隔离区域，避免与其他器械混放，不可接触健康组织，防止肿瘤细胞种植。

10. 术中接触污染部位如肠腔等的器械、纱布，须放入弯盘内或单独存放，不得再用。

11. 灯光的调节使用无菌灯柄，由手术医师或器械护士调节，以避免巡回护士调节灯光时跨越无菌区，使用无菌灯柄时，要防止无菌手套和灯柄被污染。

12. 手术中所有接触过血液、体液的器械或手套，应视为污染，不可再接触手术室其他区域或物品。手术间地面、操作台面一旦被血液污染，立即用消毒液擦拭干净。

13. 手术中使用显微镜、C 型臂透视等仪器需跨越无菌区域时，要加装无菌套或手术区加铺无菌单，每次透视重新更换无菌单。

14. 按洁净手术部建筑要求，医护人员的设定人数负荷参照：Ⅰ 级 12 ~ 14 人，Ⅱ 级 10 ~ 12 人，Ⅲ、Ⅳ 级 6 ~ 10 人，限制手术间参观人数，减少污染的机会；参观者要在固定手术间内参观，不能随意走动，服从手术室护士安排且与手术者保持 30 cm 以上的距离。

15. 所有手术人员要坚持执行无菌操作原则，加强监督，任何人发现或被指出违反无菌技术时，必须立即纠正，不得争辩。

第十节　一次性医疗卫生材料管理制度

1. 建立手术室一次性卫生材料管理制度，购入物资全部经过医院卫生材料采购办公室严格审定。

2. 总务护士为手术室一次性卫生材料专职管理护士。

3. 一次性卫生材料由总务护士于每月底根据当月手术消耗量、次月预期消耗量及库存量，制订领用计划，手术室护士长核对后，提交医院卫生材料采购办公室，在保证材料正常使用的情况下，尽量减少库存。

4. 部分高值卫生材料由驻手术室院内物流人员通过 SPD 系统进行出入库管理，采取计算机扫码计费及出入库。

5. 一次性卫生材料由总务护士和总务辅助护士凭材料部门验收合格单双人接收。检查外包装是否完整、清洁干燥确认卫生材料有效期，有效期在 6 个月以内的耗材禁止接收。认真清点入库物品并详细进行入库登记。

6. 入库前去掉外包装箱，装入专用整理箱，按照要求存放在无菌物品库。定期检查库存手术材料的包装、有效期，保证手术材料的使用质量。

7. 严格遵照一次性材料领用制度，一次性材料按照有效期先后发放使用。近有效期 6 个月以内材料要重点注明，与厂家沟通进行更换。

8. 普通材料由总务护士领取、发放。高值手术材料、人体植入材料由巡回护士填写一次性高值耗材领用单，总务护士根据高值耗材领用单发放。

9. 高值耗材使用后总务护士、总务辅助护士核对贵重物品出库登记单和记账单，须账目相符。

10. 人体植入材料使用后登记患者姓名、住院号、使用日期、手术医生、手术材料名称、品牌、规格型号、数量等基本资料。

11. 使用后的一次性材料装入黄色垃圾袋中，按照医疗垃圾处理。

12. 手术中一次性材料的使用中出现的异常问题，立即停止使用，由手术室护士上报医疗器械不良事件，写明具体情况，向卫生材料采购办公室反馈。

第十一节　骨科手术外来器械及植入材料管理

一、确认外来器械灭菌

1.术前一日，供应室根据手术通知单、植入材料验收单接收外来器械，建立外来器械交接单。

2.器械室护士每日 21：00 前确认次日手术外来器械灭菌情况，在手术通知单备注栏内填写有或无，并签名。

3.夜班护士接首台手术患者前、巡回护士及护士站护士接患者前再次确认外来器械灭菌情况。

4.器械护士术前准备外来器械，核对外来器械交接单上的患者信息、灭菌情况。

5.手术开始前，器械护士和巡回护士按照外来器械交接单共同清点外来器械及植入材料数目，准确无误后方可进行手术。

二、确认植入耗材验收

1.巡回护士接患者前，取出该患者的植入材料验收单及条码，核对患者姓名、住院号、验收人签名等信息。

2.常规手术植入材料由医院一次性耗材办人员验收、签名。夜间及节假日急诊手术，必须使用经医院招标、审核通过的耗材，由手术医生和手术护士根据验收单验收。主刀医生在验收单上写明急症手术，主刀医生、巡回护士、器械护士签名确认。

3.未经过验收、无验收单的植入材料严禁使用。

三、手术使用核对追溯码

1.术中植入内固定物前，器械护士与主刀医生核对植入材料的型号和追溯码，巡回护士在验收单上所使用的植入材料栏目中注明数量、签名。

2.巡回护士根据植入物追溯码与合格证条码核对。合格证一式两份，一份粘贴于手术护理清点记录单反面，另一份粘贴于验收单反面。

3.手术结束后，主刀医生在验收单封面及所使用耗材的验收单上签字确认，巡回护士和器械护士签字确认，将验收单和记账单一同交给总务护士。

四、植入材料记账

1. 手术常规材料、异体骨、椎体成形耗材、四肢骨折手术、关节置换手术的植入材料由巡回护士当台扫码记账。

2. 脊柱手术成套植入材料：椎弓根钉、棒、螺帽、横连、cage 由医保办记账。

第十二节　人体植入材料的管理制度

1. 严格按照规章制度进行植入物进货、验收、管理、使用、收费。

2. 标准型号的植入物如心脏瓣膜、人工血管等按照贵重材料领用、管理、发放。

3. 特殊使用的修复、固定、替代材料如人工骨、钛板、钛钉等，骨科手术按照骨科手术外来器械及植入材料管理制度执行。

4. 总务护士通过 OA 系统按手术耗材申请领取、核对和签收植入物耗材等。

5. 未灭菌的植入物由器械室护士打包，外包装注明物品名称、手术日期、台次、使用人员。高压灭菌或环氧乙烷灭菌后存放于无菌准备室专用储存架。

6. 巡回护士术前须充分熟悉手术方案及所使用的植入物，认真核对备用的植入物名称和型号，根据手术需要及时提供给器械护士。

7. 使用后由巡回护士扫码记账，在手术护理清点记录单上注明患者使用的植入物名称，并将植入物的商品标签贴在手术护理清点记录单上。

8. 巡回护士将记账单、植入物验收单共同交给总务护士，总务护士再次核对无误后填写患者植入物使用登记本，包括使用日期、患者姓名、住院号、手术医生、植入物名称、品牌、规格型号、数量等信息。

9. 总务护士根据患者植入物使用登记本核对手工出库植入物的出库情况。

第十三节　手术室无菌物品存放制度

1. 手术室无菌物品在清洁区域内存放，由专人管理，各类器械、敷料、卫生材料定室、定点放置。限制无关人员出入。

2. 一次性使用无菌物品须严格按照国家规定采购、运输及存放；接收货物时必须 2 人核对，检查灭菌标记、数量，有防水防尘外包装且包装完好，签名、去除外包装后，存放于无菌物品间内。入库的无菌物品要先除去外包装，检查内包装是否合格，确认灭菌指示标识、无菌材料有效期后进入储存室。

3. 高压蒸汽灭菌的无菌敷料、器械存放于无菌敷料室，一次性卫生材料存放于无菌物品室，库存物品存放于外库房。房间要求通风、干燥、清洁，放置货架或橱柜距离地面高 20 ～ 25 cm 以上，距离墙壁 5 cm 以上，距离天花板 50 cm 以上。

4. 无菌物品存放要按有效期的先后顺序分类放置，排列整齐有序，标签名称、灭菌标记、灭菌时间和有效日期清晰，包装完整，数量准确。普通棉布材料类包装有效期 7 天，一次性纸塑袋和医用无纺布包装有效期 180 天。

5. 根据手术需要量预定无菌敷料、无菌材料，保证手术及时供应，减少库存，避免出现过期现象。

6. 无菌包出现湿包、破损包、落地包、无菌物品污染、过期现象应及时取出，根据需要更换包装重新灭菌。

7. 手术中已开封未使用完的无菌物品不可再放回无菌间。手术未使用，经检查包装完整、在有效期内可送回无菌室。

8. 每日检查物品有效期，每月对所有无菌物品随机抽样监测，监测结果登记存档。

9. 各种无菌包的有效期如下。

普通棉布类敷料包：7 天。

高压蒸汽灭菌纸包装：180 天。

低温纸塑包装：180 天。

开启后的持物钳罐：4 h。

开启后的无菌包：4 h。

一次性物品依照各包装上注明的有效期执行。

第十四节　手术室消毒药品管理制度

1. 严格遵照消毒药品管理制度，手术室使用消毒药品经医院审批，按照国家规定采购、运输及存放。

2. 总务护士负责计划、领用、保管、发放。

3. 酒精按照危险化学品严格管理，使用 60 mL 小包装规格，专人、专用金属橱柜加锁保管，按照手术需要进行领用，领用时需要登记，每台手术 1 ~ 2 瓶，未开封者退回库房。

4. 使用前严格检查消毒液质量、包装完整性、有效期。

5. 需要配置使用的消毒液按照现用现配的原则，严格按照比例要求进行配置。

6. 开封后的消毒液使用有效期如下。

安尔碘消毒液：1 周。

碘伏消毒液：1 周。

酒精：1 周。

外科洗手液、消毒液：1 个月。

配置后的含氯消毒剂：24 h。

第十五节　腔镜器械管理制度

1. 手术室器械室负责手术室腔镜器械，各专科护士负责各临床外科购入的腔镜器械。

2. 专科护士登记外科购入的腔镜器械，需要维修、更换器械及时通知外科主任。

3. 手术室、供应室护士要经过专业培训，熟悉腔镜器械的结构、性能，对器械做到轻拿轻放，避免碰撞损坏器械。

4. 腔镜器械使用后，器械护士检查器械性能完好，供应室接收后按腔镜器械清洗流程进行清洗。

5. 手术室器械室护士进行器械的数量清点，认真检查器械结构和功能，保证腔镜器械处于良好的备用状态。镜头、精细器械的头端套保护套。放入专用腔镜器械盒内使用低温灭菌专用包装纸打包，包外贴灭菌胶带。

6. 登记处理的腔镜器械名称、时间、清洁人员。填写无菌物品交接单，供应室低温灭菌。

7. 由手术室消毒员每日定时到供应室领取低温灭菌的腔镜器械，送无菌物品准备间备用。急用器械及时到供应室领取送手术间。

8. 每月进行腔镜器械灭菌检测一次。

第十六节　骨科外来手术器械及植入材料管理制度

1. 由医院管理部门负责审查器械公司相关材料，批准后通知手术室使用。

2. 手术室严格按照规章制度进行外来器械的进货、验收、管理、使用、收费。

3. 手术医生根据患者需要使用的特殊材料，于手术前日通知卫生材料采购办公室，内容包括：手术日期、患者姓名、住院号、手术医生、植入物名称和型号及供应商。材料办验收后填写验收合格单，外来器械于术前一日送供应室，一次性手术材料于手术当日送手术室。

4. 供应室按照手术通知单接收公司人员送入的手术器械、材料，核对合格后签收。登记接收器械的公司名称、器械名称、使用时间、使用者等情况。

5. 外来器械按照常规器械进行清洗、打包，填写外来器械专用登记单，贴于器械外包装上，内容包括器械名称、手术日期、台次、使用人员公司人员、联系电话。按器械性质进行高压灭菌或低温灭菌。高压灭菌包包内放置第五类灭菌监测卡（爬行卡），监测灭菌效果。植入物器械生物监测合格后送手术室，外来器械灭菌后存放于无菌敷料室专用货架上。

6. 手术当日器械护士按照手术通知单、外来器械登记单取用器械。巡回护士按照手术通知单确认外来器械灭菌合格后方可将患者接入。

7. 外来器械更换为其他手术患者使用时，由手术医生通知器械公司人员进行更改，供应室在外来器械更改登记本上登记更改信息，注明患者信息、更改原因、通知者等信息，器械室护士签字确认，由器械室护士与巡回护士确认后进行使用器械信息更改。

8. 器械护士、巡回护士手术前充分熟悉手术方案及外来器械种类、型号、数量等，熟练配合手术。使用高压灭菌的植入材料与验收单核对，巡回护士在验收单上登记患者姓名、住院号、使用的植入材料数量及型号等，手术主刀医生签字确认。手术护理单上注明植入物名称，并将植入物的条形码贴在手术护理清点记录单和验收单反面。验收单与记账单一起交总务护士。

9. 总务护士核对验收单、植入物追溯贴，正确无误后记账，登记在植入物使用登记本上。

10. 外来器械使用后按污染器械的流程处理，由供应室接收人员从污染通道运送至供应室进行器械清洗，公司人员从供应室领取清洗后的外来器械。禁止从手术室领取使用后未清洗的器械。

11. 外来器械打开后未使用，由手术室消毒员负责送入供应室重新灭菌。

12. 外来器械使用中，发现异常问题及时与手术室护士长、供应室、材料办、公司人员联系。

第十七节　手术室感染知识培训学习制度

1. 每月组织全体护士学习医院感染管理知识、感染管理科下发的感染管理文件等。

2. 每月由感染管理小组组织医院感染知识讲座一次。

3. 手术室工作人员培训率达到 100%。特殊班次未参加培训人员，自行学习讲课内容并记录在学习记录本上。

4. 手术室感染管理小组每月一次总结，针对手术室易于发生的感染隐患进行分析，利用晨会及时传达给工作人员加以防范。

5. 定期对保洁员进行培训，学习手术环境的清洁、消毒、隔离及职业防护知识。

6. 每季度进行医院感染知识考试一次。

第十八节　手术室感染管理质控标准

1. 建立手术室质量控制感染管理小组，每月进行感染管理质量考核、分析、评价及记录。

2. 手术室布局合理，符合功能流程和清洁污染通道分开，标识清楚，隔离手术间设在入口处。

3. 手术室工作人员着装规范，戴手术帽、口罩符合要求，外出穿外出衣、楼内套鞋套、楼外换外出鞋。

4. 严格执行无菌操作规程和消毒隔离制度，无菌手术切口感染率 ≤ 0.5%。

5. 工作人员进行无菌操作前洗手、参加手术进行外科洗手，洗手流程规范。

6. 无菌物品储存规范，无菌物品、有菌物品分区放置，标志醒目，无过期物品。

7. 手术常规器械灭菌合格率 100%。手术器械、敷料包体积标准、包装合格，无潮湿，灭菌包中心有灭菌指示卡，包外有灭菌指示胶带及灭菌日期。

8. 无菌包打开后按原折痕包装有效期为 24 h，无菌桌铺好后有效期为 4 h，无菌持物钳打开后有效期 4 h。

9. 一次性手术材料不复用。

10. 手术患者床单元、手术平车清洁、整齐。

11. 无菌操作前环境整洁，无菌物品放置符合要求，手术人员执行无菌操作原则。

12. 手术后手术间环境、物品、手术器械、敷料按照标准工作流程进行处理。

13. 手术垃圾按照医疗废物管理规范进行分类、收集、处理。

14. 感染患者采取相应隔离和防护措施，特殊感染手术按照特殊感染手术管理规范进行处理。

15. 各种消毒液配制、使用方法正确，并定期进行消毒液监测。

16. 各种腔镜器械按腔镜器械处理常规进行处理。

17. 保洁员工作规范，卫生洁具分区使用、标识清楚，清洗、消毒、存放符合要求，记录准确。

18. 每月进行空气监测，灭菌物品、物体表面、手卫生、外科洗手效果监测。

19. 工作人员职业防护符合规范。

第十九节　手术室感染管理小组职责

1. 负责本科室医院感染管理的各项工作，根据本科室医院感染的特点，制订本科室管理制度，并组织实施，做好记录备查。

2. 对医院感染病例及感染环节进行监测，采取有效措施，降低本科室医院感染发病率；发现有医院感染流行趋势时，立即填报医院感染病例报告卡，报告医院感染管理科，并积极协调调查。

3. 填报医院感染病历调查表，上报感染管理科，以降低感染病例漏报率。

4. 监督检查本科室人员执行无菌操作技术，消毒隔离制度等医疗、护理环节上的感染管理工作，每月一次，做好记录。

5. 负责本科室全体人员进行预防、控制医院感染知识的培训，每月一次，每季度组织考试一次。要求：培训率达 100%，保留原始记录，备查。

6. 手术室各项监测工作由专人负责，手术间空气监测、无菌物品监测、医务人员手细菌监测、物体表面细菌监测每月一次、消毒液细菌监测每季度一次。

7. 监督卫生员及时清除地面的血迹，保持手术间清洁、整齐。手术结束后及时对手术间进行清洁及消毒处理，对手术室内的设备、物品进行擦拭消毒。

第二十节　肝炎、梅毒等传染性手术配合常规

1. 医护人员进行操作时动作轻柔、准确，戴一次性手套或乳胶手套，操作结束后及时脱去手套，抗菌皂液及流动水洗手。

2. 术前尽量备齐手术中用物，减少外出取物。

3. 医护人员加强职业防护，必要时戴防护眼罩、双层手套、鞋套等。

4. 切口使用带积液袋的保护膜，避免血液、冲洗液污染手术间环境。

5. 手术过程中医护人员严禁持锐利器械朝向他人，所用锐利器械必须放入器械盘内传递。

6. 使用后的针头、锐器不可回套针帽、套管，不可弯曲缝合针、克氏针等，以防止发生针刺伤或血液溅到各处。

7. 整理吸引管、引流管、钢丝等弹性物品时，应该妥善固定物品两端，避免物品回弹，导致污染。

8. 手术结束后，由手术医生脱去污染手术衣和手套，更换无菌手套，将患者抬至接送车上送出手术间。

9. 术后手术者脱去手术衣、手套、鞋套方可离开手术间，及时洗手。

10. 手术人员发生针刺伤，按照《手术室血源性病原体职业暴露后应急预案》处理。

第二十一节　多重耐药菌等感染手术配合常规

原则：隔离手术，将感染控制在最小的范围。

一、手术种类

金黄色葡萄球菌、绿脓杆菌、多重耐药菌等严重感染患者手术。

二、术前准备

1. 手术安排在此手术间最后一台手术，手术间门外挂隔离标志。

2. 术前尽量备齐手术中用物，手术台用防水床罩密封，将手术间不用的物品移到

室外，只保留必需物品。

3.医护人员加强职业防护，必要时戴防护眼罩、双层手套、鞋套等。

三、术中配合

1.尽量减少参加手术人员，严禁非手术人员进入手术间。

2.巡回护士、麻醉师进行操作时，戴一次性手套或乳胶手套，操作结束后及时脱去手套，使用手消液洗手。

3.切口使用带积液袋的保护膜，避免血液、冲洗液污染手术间环境。

4.所用锐利器械必须放入器械盘内传递，使用后的针头不可回套针帽，不可弯曲缝合针，以防止针刺伤或血液溅到各处。

5.手术结束后，由手术医生脱去污染手术衣和手套，更换无菌手套，将患者抬至接送车上送出手术间，工作人员将患者送回病房。

6.术后手术者脱去手术衣、手套、鞋套方可离开手术间，及时洗手。

四、终末处理

1.敷料：手术使用的布类敷料放入防渗漏密封垃圾袋中，不要搅动污染敷料，以免污染空气和环境。封口注明"感染"标志。

2.器械：器械清点单上注明"感染"，清点数目无误后使用清洁包布打包，供应室再按感染手术器械常规清洗、打包、高压灭菌。

3.医疗废弃物：包括患者的废弃物、血液、体液、排泄物、分泌物、吸引废液，一次性物品如纱布、棉球、绷带、一次性注射器、输液器和各种导管、引流管等，均装入双层黄色垃圾袋内，封口注明"感染"标志，按照感染性垃圾运送人员交接。

4.锐器：包括手术刀片、缝合针、针头等，使用后放入防水、耐刺的锐器盒内，封闭后按照感染性垃圾处理。

5.病理标本：放入密闭标本袋，并做好标记。送检过程中应多加小心，若标本袋外已被污染或疑有污染，必须外加清洁标本袋。

6.手术相关废弃物：包括手术截除肢体、脏器、胎盘、脐带、废弃病理标本等，应放入双层黄色垃圾袋中，密闭后按照病理性垃圾与运送人员交接。

7.手术间物体表面：物体表面、墙面、地面用 1000 mg/L 的含氯消毒液擦拭地面。手术间空置 12 h，次日再次进行手术间物体表面消毒处理。

8.患者接送车：用 1000 mg/L 的含氯消毒液擦拭。

第二十二节　特殊感染手术管理制度

1. 特殊感染手术包括气性坏疽、朊病毒和突发不明原因传染病患者手术。接到此类手术通知或高度怀疑进行中的手术有特殊感染情况时，应及时报告医务处、护理部、院感科。对于不宜在大手术室进行的手术由医务处负责安排手术地点。

2. 手术室应成立特殊感染手术配合小组，提前做好准备措施（包括人员防护、医疗废物、敷料、被服、器械的处理）。联系供应室、保洁公司，做好接收器械、污染垃圾准备。

3. 特殊感染手术在隔离手术间进行。提前准备手术间仪器、设备，备齐手术用物。将隔离手术间不用的物品移到室外，只保留必须使用物品。关闭空调等通风装置。

4. 告知手术室其他工作人员，严格控制进出手术间的工作人员，谢绝参观人员，防止感染扩散；对手术患者经过的路线、使用的物品、手术环境进行严密隔离。安排2名巡回护士，室外巡回护士负责向室内供应手术物品，室内巡回护士负责手术配合消毒，彼此不能调换。

5. 手术人员做好防护，进行有可能接触患者血液、体液、分泌物、排泄物等操作时必须戴手套，操作完毕脱去手套后立即洗手，必要时进行手消毒；有可能发生血液、体液、分泌物等物质喷溅到医务人员的面部时，应当戴护眼镜或者面罩；手术者穿具有防渗透性能的隔离衣或围裙；医务人员手部皮肤发生破损时，原则上不适合参与手术，必须处理时戴双层手套。

6. 为防止环境和一般物体表面污染，铺无菌车前可采用一次性塑料薄膜覆盖治疗车。

7. 手术间各个出入门口，铺设 1000 mg/L 的含氯消毒液浸泡的地垫。

8. 伤口的消毒采用 3% 过氧化氢溶液冲洗，冲洗液引流回收至塑料袋内。伤口周围皮肤可选择碘伏原液擦拭消毒。

9. 手术中尽可能选用一次性使用器械、器具、物品和一次性敷料。

10. 手术中避免患者血液、体液污染地面或物体表面，有明显污染时，及时使用 1000 mg/L 含氯消毒剂擦拭。

11. 术后处理

（1）手术后手术者即刻脱去手术衣、手套、鞋套，通过消毒液地垫擦拭鞋底，方可离开手术间。

（2）接送患者平车，用过的一次性床罩和被套放入手术间污染敷料内。手术平车使用用 1000 mg/L 的含氯消毒液擦拭。

（3）手术器械使用清洁包布打包，在包布外及器械登记卡上做"特殊感染"标记，电话通知供应室，供应室单独接收，按消毒技术规范的特殊感染手术器械规定，消毒、清洗，灭菌处理。

（4）布类敷料使用后，放入双层防渗漏密封垃圾袋中，袋口扎紧。接触患者创口的纱布、敷料、吸引瓶、一次性手术用物等，放入双层黄色医疗垃圾大塑料袋中，袋口扎紧。以上手术垃圾袋外均要注明"特殊感染"标志，与保洁公司人员单独交接，按照医疗废物焚烧处理。

（5）切除的组织如坏死肢体等使用双层黄色医疗垃圾大塑料袋，袋口扎紧，按照医疗废物处理。袋外标签注明：特殊感染、患者科室、住院号、手术日期、手术名称。与保洁公司人员单独交接，按照医疗废物焚烧处理。

（6）物体表面、手术间地面使用 1000 mg/L 含氯消毒剂擦拭。可采用 3% 过氧化氢按照 20 mL/m³ 气溶胶喷雾消毒，房间密闭 24 h（朊病毒患者手术采用 10 000 mg/L 的含氯消毒剂消毒，至少作用 15 min）。

12. 经空气培养监测结果合格后，开放手术间。

第二十三节　消毒灭菌效果监测制度

1. 高压灭菌锅灭菌效果监测要求

（1）每日首次灭菌时放 B–D 试验纸，监测灭菌效果。

（2）每包内放灭菌指示卡，包外贴化学指示胶带。

（3）植入物器械使用第五类灭菌指示卡（爬行卡）。

（4）每月进行灭菌物品的细菌培养。

2. 消毒液细菌监测要求：每季度进行灭菌剂细菌监测。

3. 等离子低温灭菌效果监测要求

（1）每包内放灭菌指示卡，包外贴灭菌指示胶带。

（2）每月进行腹腔镜等低温灭菌物品细菌监测。

4. 手术人员洗手效果监测要求：每月进行卫生手效果监测；每月进行医务人员手

细菌监测。

5. 每月进行手术间空气监测。

6. 每月进行物体表面细菌监测。

第二十四节　手术室护士职业安全防护制度

1. 加强护士专业知识的学习，提高职业安全意识，不断更新防护理念，营造一个良好的防护氛围。

2. 针对手术室工作，制定风险操作的具体方案及流程。例如注射器的使用、C 型臂的使用等，促进防护措施的执行。

3. 定期领用、检修各类防护用品，保障供应。

4. 正确应用标准预防措施，将标准预防措施落实情况纳入工作质量检查内容中。

5. 妊娠期及哺乳期护士，在执业过程中，应尽量避免接触有害物质，如 X 射线、化疗药物等，一旦发生不良接触，立即报告采取补救措施并做登记。

6. 制定锐利器械损伤后报告及处置流程，分析原因，不断完善防护措施。

7. 制定医务人员职业暴露的防护制度，规范应急处理程序。

第二十五节　医务人员手卫生与监管制度

1. 医务人员应认真学习执行《医务人员手卫生管理制度实施细则》。

2. 定期开展手卫生的全科培训，掌握手卫生知识和正确的手卫生方法，保障洗手与手消毒的效果。

3. 加强对医务人员手卫生的指导与监督，提高医务人员手卫生的依从性。

4. 配备有效、便捷的手卫生设施。手术室安装非触式水龙头，方便手术人员使用。卫生手消毒液采用一次性包装，符合国家有关规定。

5. 配备一次性抽取纸巾，纸巾方便取用，避免二次污染。

6. 洗手是控制医院感染最简单、最有效、最方便、最经济的方法，医务人员必须按六步洗手法洗手，认真揉搓双手至少 15 s，在流动水下彻底冲净双手。

7. 医务人员在接触患者的血液、体液、分泌物及被传染性致病微生物污染的物品后，直接为传染病患者进行检查、治疗、护理或处理传染病患者污物后应先洗手，然后卫生消毒。

8. 医务人员应洗手或使用速干手消毒剂的情况

（1）直接接触每个患者前后，从同一患者的污染部位移动到清洁部位时。

（2）接触患者黏膜、破损皮肤或伤口前后，接触患者的血液、体液、分泌物、排泄物、伤口敷料等之后。

（3）穿脱隔离衣前后，摘手套后。

（4）进行无菌操作、接触清洁、无菌物品之前。

（5）接触患者周围环境及物品后。

（6）处理药物或配餐前。

9. 外科手消毒应该先洗手，后消毒；不同患者手术之间、手套破损或手被污染时，应重新进行外科手消毒。

10. 每周检查手卫生的实施情况，六步洗手法是否规范。

11. 每月手细菌培养一次，卫生手消毒监测的细菌菌落总数应 ≤ 10 cfu/cm^2，外科手消毒监测的细菌菌落总数应 ≤ 5 cfu/cm^2。

第二十六节　手卫生规范

一、手卫生规范的相关要求

1. 定期开展手卫生的全科培训，掌握手卫生知识和正确的手卫生方法，保障洗手与手消毒的效果。

2. 加强对医务人员手卫生的指导与监督，提高医务人员手卫生的依从性。

3. 手卫生措施

（1）设置流动水洗手设施。

（2）手术室应配备非触式水龙头。

（3）配备清洁剂。肥皂应保持清洁与干燥。盛放皂液的容器宜为一次性使用，重复使用的容器应每周清洁与消毒。皂液有浑浊、变色时应及时更换，并清洁消毒容器。

（4）配备干手物品或者设施，避免二次污染。

（5）配备合格的速干手消毒剂。

（6）手卫生设施的设置应方便医务人员使用。

（7）卫生手消毒剂应符合国家有关规定，宜使用一次性包装，医务人员对选用的手消毒剂应有良好的接受性，手消毒剂无异味、无刺激性。

（8）洗手与手卫生原则

1）当手部有血液或其他体液等肉眼可见的污染时，应用肥皂（皂液）和流动水洗手。

2）手部没有肉眼可见污染时，宜用速干手消毒剂消毒双手代替洗手。

（9）在下列情况下，医务人员应根据洗手与手卫生的原则选用洗手或速干手消毒剂：①直接接触每个患者前后，从同一患者的污染部位移动到清洁部位时；②接触患者黏膜、破损皮肤或伤口前后，接触患者的血液、体液、分泌物、排泄物、伤口敷料等之后；③穿脱隔离衣前后，摘手套后；④进行无菌操作、接触清洁、无菌物品之前；⑤接触患者周围环境及物品后；⑥处理药物或配餐前。

（10）需先洗手再进行卫生手消毒的情况

1）接触患者的血液、体液、分泌物及被传染性致病微生物污染的物品后。

2）直接为传染病患者进行检查、治疗、护理或处理传染患者污物之后。

（11）卫生手消毒方法

1）取适量的速干手消毒剂于掌心。

2）严格按照六步洗手法的步骤、要求揉搓。

3）揉搓时保证手消毒剂完全覆盖手部皮肤，直至手部干燥。

4. 外科手消毒的要求及方法

（1）外科手消毒原则

1）先洗手，后消毒。

2）不同患者之间、手套破损或手被污染时，应重新进行外科手消毒。

（2）洗手方法与要求

1）洗手之前应先摘除手部饰物，并修剪指甲，长度不超过指尖。

2）取适量的清洁剂清洁双手、前臂和上臂下 1/3，并认真揉搓。清洁双手时，应注意清洁手指甲下的污垢和手部皮肤的皱褶处。

3）流动水冲洗双手、前臂和上臂下 1/3。

4）使用干手物品擦干双手、前臂和上臂下 1/3。

（3）外科手消毒方法

1）冲洗手消毒方法：取适量的手消毒剂涂抹至双手的每个部位、前臂和上臂下 1/3，并认真揉搓 3 ～ 5 min，用流动水冲净双手、前臂和上臂下 1/3，无菌巾彻底擦干。流动水应达到《生活饮用水卫生标准》(GB 5749—2006)的规定。特殊情况水质达不到要求时，手术医师在戴手套前，应用醇类手消毒剂再消毒双手后戴手套。手消毒剂的取液量、揉搓时间及使用方法遵循产品的使用说明。

2）免洗手消毒方法：取适量的免洗手消毒剂涂抹至双手的每个部位、前臂和上臂下 1/3，并认真揉搓直至消毒剂干燥。手消毒剂的取液量、揉搓时间及使用方法遵循产品的使用说明。

（4）外科手消毒注意事项

1）不应戴假指甲，保持指甲和指甲周围的组织清洁。

2）在整个手消毒过程中应保持双手位于胸前并高于肘部，使水由手部流向肘部。

3）洗手与消毒可使用海绵、其他揉搓用品或双手相互揉搓。

4）术后摘除外科手套后，应用洗手液清洁双手。

5）用后的清洁指甲用具、揉搓用品如海绵、手刷等，应放到指定的容器中；揉搓用品、清洁指甲用品应一人一用一消毒或者一次性使用。

5. 医疗机构应定期对手术室等部门的工作人员进行外科手消毒的效果监测。当怀疑医院感染暴发与医务人员手卫生相关时，应及时进行监测，并进行相应性致病微生物的监测。

二、外科洗手的操作规范

（一）六步洗手法具体揉搓步骤

第一步：掌心相对，手指并拢，相互揉搓。

第二步：手心对手背沿指缝相互揉搓，交换进行。

第三步：掌心相对，双手交叉指缝相互揉搓。

第四步：弯曲手指使关节在另一手掌心旋转揉搓，交换进行。

第五步：右手握住左手大拇指旋转揉搓，交换进行。

第六步：将五个手指尖并拢放在另一掌心旋转揉搓，交换进行。

认真揉搓双手至少 15 s，在流动水下彻底冲净双手。

（二）外科洗手消毒法

1. 清洗

（1）用水润湿双手及前臂，取洗手液适量，均匀涂擦双手及前臂至上臂下 1/3。

（2）按"六步法"涂擦双手，揉搓双手及前臂至上臂下 1/3 处，流水冲洗干净，用干手用品擦干。

2. 消毒

在确认手及手臂清洁的情况下，按下列步骤进行快速消毒洗手。

（1）步骤一

1）取适量（2 mL）消毒液于掌心。

2）揉搓另一手指尖、手背、手腕。

3）用剩余的消毒液环转揉搓至另一手的前臂、上臂下 1/3。

（2）步骤二

再取适量消毒液于另一手掌心，重复步骤一。

（3）步骤三

1）最后再取适量消毒液。

2）掌心相对，手指并拢，相互揉搓。

3）手心对手背沿指缝相互揉搓，交换进行。

4）掌心相对，双手交叉指缝，相互揉搓。

5）弯曲各手指关节，在另一掌心中旋转揉搓，交换进行。

6）一手握另一手大拇指旋转揉搓，交换进行。

7）一手指尖在另一手掌心旋转揉搓，交换进行。揉搓双手及腕部，直至消毒液干燥，穿无菌手术衣，戴无菌外科手套。

注意：如指甲下有明显污物，可使用毛刷清洁。

第二十七节　预防外科手术感染操作规范

1. 保证手术室门关闭，尽量保持手术室正压通气，环境表面清洁，最大限度减少人员数量和流动。

2. 保证使用的手术器械、器具及物品等达到灭菌水平。

3. 手术中医务人员要严格遵循无菌原则和手卫生规范。

4. 若手术时间超过 3 h，或者手术时间超过所用抗菌药物半衰期的，或者失血量＞1500 mL 的，手术中应当对患者追加合理剂量的抗菌药物。

5. 手术人员尽量轻柔地接触组织，保持有效地止血，最大限度地减少组织损伤，彻底去除手术部位的坏死组织，避免形成无效腔。

6. 术中保持患者体温正常，防止低体温。需要局部降温的特殊手术执行具体专业要求。

7. 冲洗手术部位时，应当使用温度为 37 ℃的无菌生理盐水等液体。

8. 对于需要引流的手术切口，术中应当首选密闭负压引流，并尽量选择远离手术切口、位置合适的部位进行置管引流，确保引流充分。

第二十八节　术中导尿管相关尿路感染预防要点

一、置管前

1. 严格掌握留置导尿管的适应证，避免不必要的留置导尿。

2. 仔细检查无菌导尿包，如导尿包过期、外包装破损、潮湿，不应当使用。

3. 根据患者年龄、性别、尿道等情况选择合适大小、材质等的导尿管，最大限度降低尿道损伤和尿路感染。

4. 对留置导尿管的患者，应当采用密闭式引流装置。

5. 告知患者留置导尿管的目的、配合要点和置管后的注意事项。

二、置管时

1. 医务人员要严格按照《医务人员手卫生规范》，认真洗手后，戴无菌手套实施导尿术。

2. 严格遵循无菌操作技术原则留置导尿管，动作要轻柔，避免损伤尿道黏膜。

3. 正确铺无菌巾，避免污染尿道口，保持最大的无菌屏障。

4. 充分消毒尿道口，防止污染。要使用合适的消毒剂棉球消毒尿道口及其周围皮肤黏膜，棉球不能重复使用。

5. 导尿管插入深度适宜，插入后，向水囊注入 10 ~ 15 mL 无菌生理盐水，轻拉尿管以确认尿管固定稳妥，不会脱出。

6. 置管过程中，指导患者放松，协调配合。避免污染，尿管被污染时应更换尿管。

三、置管后

1. 妥善固定尿管，避免打折弯曲，集尿袋高度低于膀胱，避免接触地面，防止逆行感染。

2. 保持尿液引流装置密闭、通畅和完整，活动或搬运时夹闭引流管，防止尿液逆流。

3. 清空集尿袋中尿液时，要遵循无菌操作原则，避免集尿袋的出口触碰到收集容器。

4. 尽可能缩短留置导尿管时间，不需要时尽早拔除导尿管。

5. 医护人员在维护导尿管时，要严格执行手卫生。

第二十九节　血源性传染病职业暴露的防护措施

1. 防护重点是避免与患者或携带者的血液和体液直接接触。

2. 加强对医务人员防范意识的宣传教育，树立良好的消毒灭菌观念。

3. 医务人员应遵守标准预防的原则，视所有患者的血液、体液及被血液体液污染的物品为具有传染性的物质，在操作过程中，必须严格执行正确的操作程序，并采取适当的防护措施。

4. 医务人员在接触患者前后必须洗手，接触任何含病原体的物质时，应当采取适当的防护措施。

（1）进行有可能接触患者血液、体液的操作时，必须戴手套，操作完毕，脱去手套立即洗手，必要时进行手消毒。

（2）在操作过程中患者的血液、体液可能溅起时，须戴手套、防渗透的口罩、护目镜；在操作时若其血液、体液可能发生大面积飞溅时，还必须穿防渗透隔离衣或围裙，以提供有效保护。

（3）手术人员暴露部位如有伤口、皮炎等应避免参与血源性传染病如艾滋病、乙肝等患者的手术配合，也不要接触污染的仪器设备。

（4）手术人员在进行操作过程中，应保证充足的光线，注意规范的操作程序，防止发生意外事件。

5. 污染的针头和其他一次性锐器用后立即放入耐刺、防渗漏的锐器盒内。

6. 摒弃用双手回套针帽的操作方法，如需回套建议单手回套法。禁止用手直接接触使用后的针头、刀片等锐器。禁止拿着锐器在工作场所走动，避免意外刺伤他人或自伤。

第三十节　手术室血源性病原体职业暴露应急预案

外科医生、器械护士和手术室其他工作人员在手术过程易发生锐利器械刺伤等职业暴露。为避免血源性病原体职业暴露后感染的发生，最大程度保障医务人员的职业安全，制定了本应急预案。

一、发生暴露后紧急处理程序

1.保持冷静，从近心端向远心端挤压伤口，尽可能挤出损伤处的血液，切忌只挤压伤口局部。

2.用肥皂液和流动水清洗污染的皮肤，暴露的黏膜、眼、鼻、口腔用生理盐水冲洗。

3.受伤部位的伤口冲洗后，用消毒液（75%酒精或者0.5%碘伏）消毒，并包扎伤口；被暴露的黏膜反复用生理盐水冲洗干净。

4.体表接触污染的血液及体液，应迅速脱去被污染的衣物，更换清洁衣物。

二、报告

手术室工作人员工作期间发生乙肝、丙肝、HIV、梅毒等职业暴露后，应立即向感染管理科汇报（手术室护士须同时向护士长汇报），同时登录HIS的院感监测目录进行职业暴露上报登记，保存后打印，经手术室护士长核实签字后，交感染管理科。

在节假日及夜间发生职业暴露后，应联系总值班室。如果发生了HIV职业暴露，总值班室应迅速联系传染病院院感科或区疾控中心或市疾病控制中心值班室。暴露者持身份证及职业暴露登记表到传染病院门诊或疾控中心处理。

三、药物干预措施及随访

暴露后感染的危险性与暴露级别和暴露源的病毒载量水平有关，因此发生暴露后须立即对该两项进行评估，以决定下一步预防方案，并进行血源性传播疾病的检查和随访。

1.乙型肝炎：职业暴露者如乙型肝炎抗体< 10 mIU/mL、乙型肝炎抗体阴性或不清楚，则应在24 ~ 48 h内注射乙型肝炎免疫球蛋白200 ~ 400 IU。并接种乙型肝炎疫苗3针，每针20 μg，接种时间为0（出生）、1个月、6个月。如果已知乙型肝炎抗原阳性或乙型肝炎抗体> 10 mIU/mL，可不进行特殊处理，并在3个月、6个月内复查。

随访：乙型肝炎职业暴露后，于即刻、6个月后检测ALT、乙肝五项。

2.丙型肝炎：目前尚无适用于丙型肝炎暴露后的治疗。

（1）在暴露当时检测HCV抗体及ALT水平。

（2）在暴露后6个月时检测HCV抗体及ALT水平，或在4 ~ 6周时做HCV RNA PCR检测。

（3）如果复查 HCV RNA 为阳性，建议到肝炎门诊接受随访治疗。

3. 艾滋病：发生艾滋病职业暴露后尽可能在最短的时间内（2 h 内）进行预防性用药，最好不超过 24 h；但即使超过 24 h（1～2 周），也建议实施预防性用药。

预防性用药方案根据暴露级别和暴露源级别分为基本用药方案和强化用药方案，两种方案的疗程均为 28 天。

基本用药程序：适用于轻度低微暴露，为两种反转录酶制剂，使用常规治疗剂量，连续使用 28 天。如双汰芝（AZT 与 3TC 联合制剂）20×30 mg/ 次，每日 2 次，用药时间为连续服用 28 天。或参考抗病毒治疗指导方案。

强化用药程序：适用于严重暴露，是在基本用药程序的基础上，同时增加一种蛋白酶抑制剂，如佳息患或依托那韦，均使用常规治疗剂量，连续使用 28 天。

暴露后一年内要定期监测 HIV 抗体，即分别在 4 周、8 周、12 周、6 个月、12 个月监测。

发生艾滋病职业暴露后，应及时与疾病预防控制中心取得联系，并做好登记、保密等工作。感染管理科、预防保健科应负责对发生暴露人员的抗体检测并对药物的不良反应进行监测和处理。

4. 梅毒：注射青霉素 240 万单位 / 次，分两侧臀部肌内注射，每周一次，连续 2～3 周，1 个月内复查。

附：针刺伤上报、处理及报销流程

发生针刺伤害后在 HIS 填写《针刺伤和锐器伤上报表》和《职业暴露登记表》→打印后找护士长签字、护理院感处签字→感染性疾病科就诊→开检查化验单（无乙肝表面抗体者）→注射乙肝免疫球蛋白→所有的资料发票交给护理院感处报销→院领导签字→财务科报销（报销范围限于医院现有在职职工）（表 4-30-1～表 4-30-5）。

表 4-30-1　针刺伤和锐器伤上报表

当事人：_____	本人联系电话（手机）：		
发生日期：___ 年 ___ 月 ___ 日	发生时间：___ 时 ___ 分		
1. 事故发生部门：_____；	2. 本人工作部门：_____；		
3. 工作类型（职称）：_____；	4. 事故发生地点：_____；		
5. 可否识别患者源：是□　否□　未知□	患者姓名　　　住院号		
6. 患者源是否属高危人群：血制品接受者□	血友病□	静脉吸毒者□	
肝转氨酶升高□	性病□	血液透析□	其他□

表 4-30-1（续）

6.1 暴露源的病原体：乙肝□   丙肝□   HIV□   梅毒□   其他□（请详述）

6.2 如果暴露源 HIV 检测呈阳性，在暴露前是否接受过以下治疗：

AZT□   3TC□   ddC□   IDC□   未知□   其他□

6.3 在暴露之前医务工作者是否接种过乙肝疫苗：

接种过一次□   二次□   三次□   未接种□   不确定□

7. 是否为器械的初始用户：是□   否□   未知□   不适用□

8. 器械是否受污染：受污染□   无污染□   未知□

9. 器械的初始用途：

不知 / 不适用□   肌内 / 皮下注射□   肝素封管或生理盐水冲洗□

静脉注射□   连接静脉输液器□   开始静脉输液和肝素封管□

抽取静脉血血样□   抽取动脉血血样□   获取体液或组织样品□

指尖 / 脚跟采血□   缝合□   切割□   电凝□   钻孔□

输入样品或药物□   放置动脉 / 中心导管□   其他 _____

10. 损伤发生于：

器械使用前□   器械使用中□   多步骤使用过程中各步骤之间□

拆卸器械或设备□   准备再次使用可再用器材□   用过的针头重新套帽□

从橡皮或其他阻体中拔出针头□   使用后，处理前□

被随意遗弃或放在废弃箱旁的锐器刺伤□   将器械放入锐器收集器中时□

被锐器收集器中伸出的已处理的锐器损伤□   锐器收集器被锐器穿破□

处理后，被从垃圾袋或不适宜的收集器中伸出的锐器损伤□   管制患者□

被遗留在地板、桌子、床等不适宜放置锐器处的锐器损伤□

其他 _____

11. 引起损伤的器械名称：_____   12. 损伤部位：_____

13. 损伤程度：□表面 – 少量出血或无出血   □中度皮肤刺穿，有出血

□严重的 – 深度刺入 / 切割，大量出血   □其他

14. 被穿透：□单副手套   □双副手套   □无手套   □其他

15. 医护工作者的习惯用手：□惯用右手   □惯用左手   □其他

16. 描述发生损伤的情况：

科主任或护士长确认签字：   时间：

表 4-30-2 血液和体液暴露上报表

当事人：_____ 　　　　　　本人联系电话（手机）：

发生日期：___ 年 ___ 月 ___ 日　　　　发生时间：___ 时 ___ 分

1. 事故发生部门：_____；　　　2. 本人工作部门：_____；

3. 工作类型（职称）：_____；　　　4. 暴露地点：_____；

5. 可否识别患者源：是□　否□　未知□　患者姓名　　　住院号

　5.1 暴露源的病原体：乙肝□　丙肝□　HIV□　梅毒□　其他□（请详述）

　5.2 如果暴露源 HIV 检测呈阳性，在暴露前是否接受过以下治疗：

　　　AZT□　　3TC□　　ddC□　　IDC□　　未知□　　其他□

　5.3 在暴露之前医务工作者是否接种过乙肝疫苗：

　　　接种过一次□　二次□　三次□　未接种□　不确定□

6. 涉及哪种体液：

　血液□　　痰液□　　脑脊液□　　胸膜液□　　尿液□

　羊水□　　唾液□　　腹膜液□　　呕吐物□　　其他□

7. 暴露部位为（检查所有适用的项目）：

　无损的皮肤□　　眼□　　口腔□　　受损的皮肤□　　鼻□　　其他□

8. 血液或体液是否（检查所有适用的项目）：

　接触未保护的皮肤□　　　　　渗透屏障或防护衣□

　接触防护衣内侧的皮肤□　　　渗透衣物□

9. 事故发生时是否穿戴保护用具（多选）

　单幅手套□　带侧面防护罩的眼镜□　塑料围裙□　两幅手套□　眼镜□

　实验室工作服、衣服□　　防护镜□　　外科手术用口罩□　　其他实验室工作服□

　护面罩□　　外科手术服□　　其他□

10. 暴露的原因（请详述）：

11. 如果为设备故障：

　设备名称：　　　　　　　　　　　　型号：

12. 体液 / 血液接触时间：

　　＜ 5 s□　　　5 ~ 15 s□　　　15 s ~ 1 h□　　　＞ 1 h□　　　其他□

13. 体液 / 血液与皮肤接触的数量：

　　少量（＜ 5 mL）□　　中量（＜ 50 mL）□　　大量（＞ 50 mL）□

表 4-30-2（续）

14. 暴露位置：
15. 描述暴露过程（不少于 20 字）：
科主任或护士长确认签字：　　　　　　　　　　　　　　　　日期：

表 4-30-3　职业暴露登记表

科室		姓名		性别		年龄		电话	
工作类型		医生□　　护士□　　医技□　　后勤□　　其他：							
暴露时间									
暴露地点									
暴露部位及暴露源									
护士长意见		签字：		科主任或部门负责人意见			签字：		
院感科意见		签字：盖章							
接诊医师主要处理意见		签字：盖章							
预防保健科	乙肝免疫球蛋白			接种时间			接种人员签字		
	乙肝疫苗	第一针							
		第二针							
		第三针							
	其他								

注：1. 发生职业暴露后，填写《针刺伤和锐器伤上报表》或《血液和体液暴露上报表》并《职业暴露登记表》交科主任（部门负责人）或护士长签字。

2. 将《针刺伤和锐器伤上报表》或《血液和体液暴露上报表》及《职业暴露登记表》报院感科，院感科审核后将《职业暴露登记表》签字、盖章交予本人，本人持此表到各相关业务科室、机构检查、处理。

3. 节假日及夜间报总值班室。节假日及夜间发生HIV职业暴露时，总值班室应联系传染病院院感科或疾控中心或市疾病控制中心值班室。暴露者持身份证及《职业暴露登记表》到传染病院门诊或疾控中心处理。

4. 持病历、缴费单、《职业暴露登记表》由预防保健科及分管院长签字后报销。

表 4-30-4　针刺伤害报销申请表

（注射乙肝免疫球蛋白）

姓名		科室		职称	
针刺伤害时间					
伤害情况说明					
科室负责人意见					
	科主任（护士长）签字：				

注：医务人员发生针刺伤害后需填写此表，然后到预防保健科登记备案。

表 4-30-5　青岛大学医学院附属医院护士锐器伤登记表

一、一般资料

姓名：　　　　　　性别：□男　　□女　　　　　年龄：　　岁

学历：□中专　　　□大专　　　□本科及以上　　工龄：　　年

二、受伤情况

　　1. 受伤时间：　　年　　月　　日　　时　　分

　　2. 受伤地点：　　　　科室

表 4-30-5（续）

3. 受伤原因：□空针针头　　□头皮针　　□穿刺针针芯　　□骨穿针　　□腰穿针

　　　　　　　□缝合针　　□医用刀　　□剪刀　　　　□玻璃　　　□其他锐器

4. 受伤程度：□无出血　　　□滴出血　　　　□流出血

5. 受伤成因：□本人　　□医护配合时　　□患者躁动时　　□被他人不慎刺伤　　□其他

6. 是否被血液污染的锐器刺伤？□是　　□否

　　6.1 如果是，受伤前你是否知道此患者有无经血液传播的疾病（如乙肝病毒携带者）

　　　　□知道　　□不知道

　　6.2 患者患病情况　□乙肝　　□丙肝　　□艾滋病　　□其他

7. 你在受伤操作时戴手套了吗？　□是　　□否

三、受伤过程

　　1. 操作前受伤原因：

　　　　□分离针头与注射器时　　□连接针头与注射器时　　□拔出针头帽时

　　　　□套上针头帽时　　　　□抽吸药液时　　　　□清点准备器械时　　□其他

　　2. 操作中受伤原因：

　　　　□注射时　　　　□经滴壶加药时　　□拔出穿刺针针芯时　　□静脉封管时

　　　　□血管内拔出针头时　　□换瓶时　　□患者躁动　　□手术台传递缝合针时

　　　　□将血标本注入试管时

　　3. 操作后整理用物时受伤原因：

　　　　□分离针头与注射器时　　□套上针头帽时　　□转运注射、输液器等锐器时

　　　　□整理用物时　　□清洗器械时

　　4. 废弃物处理时：□针头毁形时　　　　□丢弃废物时

　　5. 其他操作时：□整理床铺、小桌等　　□其他

四、受伤后处理

　　1. 伤口处理：□未处理　　□挤出伤口血液　　□挤出血并消毒伤口

　　　　□挤出血、肥皂及水冲洗并消毒伤口中　　　　□清创缝合处理

　　2. 被血液污染的针头刺伤后进行血液检测：□有　　　　□无

　　3. 被血液污染的针头刺伤后进行预防接种：□有　　　　□无

护理部：　　　　　　　　　　　　　　　　　　日期：

第三十一节 新型冠状病毒肺炎职业暴露处置预案及流程

一、职业暴露现场紧急处理

（一）针刺伤等锐器职业暴露后应急处置流程

1. 在现场（如污染区），迅速脱外层手套。

2. 立即在伤口旁由近心端向远心端轻轻挤压，尽可能挤出损伤处的血液，再用肥皂液和流动水进行冲洗（没有流动水时直接酒精冲洗），然后用 75% 酒精或 0.5% 碘伏（有效碘）消毒，包扎伤口。

3. 75% 酒精浸泡 3 ~ 5 min 或涂擦。

4. 再重新戴外层手套。

5. 按程序脱防护用品。

6. 在清洁区再次挤血，并 75% 酒精浸泡 3 ~ 5 min 或涂擦消毒。

（二）皮肤被污染物污染应急处置流程

应立即清除污染物，再用一次性吸水材料蘸取 0.5% 碘伏或 3% 过氧化氢消毒剂擦拭消毒 3 min 以上，使用清水冲洗干净。

（三）眼睛等黏膜被污染物污染时应急处置流程

应用大量生理盐水冲洗或 0.5% 碘伏冲洗消毒。

（四）呼吸道暴露应急处置流程

呼吸道暴露后，用大量的生理盐水或过氧化氢漱口，并根据暴露情况评估是否需要医学观察。

二、暴露源的追踪

根据患者的输血四项（乙肝、丙肝、HIV、梅毒等血源性传播疾病）检验结果进行相应处置。

三、无其他血源性传染病时的处置及追踪

1. 如需医学观察：单间隔离，医学观察 7 ~ 14 天，每天自测体温，出现发热或者咳嗽等症状，及时上报。

2. 必要时做肺部 CT 检查，监测血常规（注意白细胞与淋巴细胞水平）、C 反应蛋

白，必要时监测暴露者新型冠状病毒的核酸变化等。

3. 用药：根据专家意见决定是否用药。

四、上报至院区院感管理部、医务处或护理部等相关职能部门

注意：请隔离病房在污染区和清洁区备好物品，并定点放置，人人知晓。

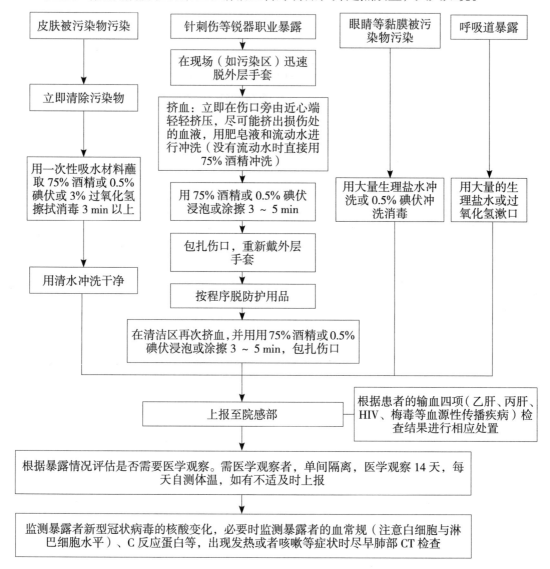

图 4-31-1　新型冠状病毒肺炎职业暴露处置预案及流程

第三十二节 HIV 职业暴露的防护措施

1. 医务人员预防艾滋病病毒感染的防护措施应当遵照标准预防原则，通过采取标准的综合性防护措施可以大大减少受感染的机会。

2. 自我防护措施

（1）洗手：洗手是预防 HIV 传播最经济、方便、有效的方法。医务人员在接触患者前后、接触患者的排泄物、伤口分泌物和污染物品后都要洗手。

（2）手的消毒：医务人员的手在接触到大量高度致病性的微生物后，必须进行严格的手消毒，以保证有关人员不受感染，防止致病菌在患者和工作人员之间扩散。

（3）戴手套：预计有可能接触到患者的血液、体液、分泌物、排泄物或其他被污染的物品时，应戴手套。手套发生破裂、被针刺破或其他原因破损时应及时更换手套，否则医务人员将变成传播 HIV 的媒介。操作完毕，应尽快脱去手血液或体液污染的手套。脱去手套后，即使手套表面并没破损，也应马上清洗双手。

（4）戴口罩或防护眼罩：处理血液、分泌物等有可能溅出液体时，应戴口罩或防护眼罩。防护眼罩应一次性使用。

（5）穿隔离衣：在执行特殊手术或预料到衣服有可能被血液、体液、分泌物或排泄物污染时，应穿隔离衣。

3. HIV 患者的物品处理措施

（1）病理标本的处理：标本容器应用双层包装并标记警示"HIV"字样，并放入坚固防漏的密闭容器内以防溅出。

（2）废物的处理：污染的废弃物品，如患者用过的一次性医疗用品及其他各种固体废弃物，应放入双层防渗漏医疗垃圾袋内，密封并贴上"危险"等特殊标记，送到指定地点，按医疗废物流程处理。

（3）血液、体液的处理：如有体液、血液溅出，应戴手套，用一次性纸巾清除，1000 mg/L 有效氯消毒液擦拭。

（4）针头和其他尖锐物品的处理：用过的针头、手术刀片等锐器直接放入锐器盒，关闭盒盖，放双层防渗漏黄色垃圾袋中，扎紧袋口，袋外贴警示标识，按医疗废物流程处理。

第三十三节　手术室个人防护用品清单

个人防护装置是工作人员与危险因素之间的最后一道屏障，根据防护用品的不同级别，可分为一般防护和特殊防护。

一般防护用品包括医用外科口罩、医用帽子、医用防护面罩、防护眼镜、医用防护服、医用手套、防护鞋等。

特殊防护用品包括防放射线、防激光等专用配置，例如铅屏风、铅衣、铅围裙、铅围领等。

第三十四节　手术室剖宫产胎盘管理制度

1. 产妇分娩后胎盘归产妇所有。如果胎盘可能造成传染病传播，要由医疗机构按照《传染病防治法》和《医疗废物管理条例》的有关规定进行处置。

2. 如果孕产妇选择自行处置本人胎盘，医务人员（产科医生）应告知胎盘属病理性废物，任何单位和个人不得买卖胎盘，否则负法律责任，手术医生、产妇家属需在手术室胎盘交家属处理登记本上签字。

3. 如果产妇自愿放弃胎盘，由医疗机构按规定处理。科室应根据院感科要求按病理性废物专人定点管理。废弃胎盘放入黄色垃圾袋内，传染病患者的胎盘必须放入双层黄色垃圾袋内，并做好标识，当台巡回护士在医院医疗废物交接登记本上登记，与医疗废物回收人员当面交接，双人签字。

第三十五节　婴儿、胎儿遗体处理管理制度

为规范产科婴儿、胎儿遗体处理方式，根据《中华人民共和国传染病防治法》《医疗机构管理条例》《殡葬管理条例》等法律法规，结合我院实际，制定本制度。

1. 死胎、死婴遗体应当由其监护人妥善处理。

死胎、死婴监护人委托医疗卫生机构处理遗体的，医疗卫生机构应出具死亡医学证明书或医学诊断证明，经死胎、死婴监护人与医疗卫生机构签署病死婴幼儿遗体处理委托协议书后，由医疗卫生机构按规定程序处理。

2. 死胎、死婴遗体处理由医疗卫生机构负责登记，登记主要包括下列内容。

（1）死胎、死婴性别、出生日期及死亡日期。

（2）死胎、死婴死亡原因、来源。

（3）死胎、死婴监护人姓名、工作单位或住址、联系电话。

（4）死胎、死婴监护人与医疗机构签订的病死婴幼儿遗体处理委托协议。

（5）死胎、死婴遗体交接时间。

（6）死胎、死婴遗体最终去向。

（7）处理经办人签名。

死胎、死婴遗体处理登记资料至少保存 3 年。

3. 联系太平间，死胎、死婴遗体由家属陪同交工作人员按《殡葬管理条例》处理。

第三十六节　婴儿、胎儿遗体处理工作流程

1. 将胎儿遗体、婴儿遗体纳入遗体管理，依照《殡葬管理条例》，由家属进行妥善处置。严禁将胎儿遗体、婴儿遗体按照医疗废物实施处置。因患传染病死亡的，按照《中华人民共和国传染病防治法》的有关规定处理。

2. 在医院因引产、死胎等原因产生的胎儿遗体，由手术医师向产妇及家属展示后，及时将胎儿遗体转运至太平间，告知产妇及家属按照《殡葬管理条例》处理胎儿遗体，也可以授权委托医院处理。

3. 婴儿死亡后由所在科室出具死亡通知书，及时将婴儿遗体移送太平间，告知死者家属须按照《殡葬管理条例》处置婴儿遗体，也可授权委托医院处理。

4. 胎儿遗体及婴儿遗体移送太平间时，应做好详细的尸体的登记、交接、存放手续。

5. 感染性死胎、死婴（如血源性传染病感染），具有直接或间接感染性，可传播疾病、危害人群身体健康。将感染性死胎（死婴）表面喷洒 2000 mg/L 含氯消毒液后装入双层黄色医疗垃圾并封袋口，垃圾袋外粘贴感染性医疗垃圾标签，标签上

注明产生日期、科室、名称并立即通知太平间管理人员收取。双方交接人员在登记本签字，由太平间管理人员密闭运输至太平间暂存，并进一步由殡葬车运送至殡葬场焚化。

6. 家属授权委托医院处理的，须签署知情同意书及相应的授权委托书，医院按《殡葬管理条例》及时通知火葬场火化，相关费用由死者家属承担。

第五章　手术室护理工作常规

第一节　手术室术前护理

一、外科洗手法

（一）外科手消毒原则

先洗手，后消毒；不同患者之间、手套破损或手被污染时，应重新进行外科手消毒。

（二）洗手要求

1. 洗手之前应先摘除手部饰物，并修剪指甲，长度不超过指尖。如指甲下有明显污物，先使用毛刷清洁。

2. 着装规范，戴好手术帽、口罩，将衣袖卷至肩部。

3. 在整个手消毒过程中应保持双手位于胸前并高于肘部，使水由手部流向肘部，避免洗手衣裤淋湿。

（三）外科洗手法

1. 清洗

（1）用流水润湿双手及前臂，取适量（2 mL）洗手液于手心，按"六步洗手法"均匀揉搓双手及上臂下 1/3 处（时间 30 s 以上）。

（2）流动水彻底冲净洗手液，用干手用品擦干。

2. 消毒

在确认手及手臂清洁的情况下，按下列步骤进行消毒洗手。

（1）步骤一

1）取适量（2 mL）消毒液于掌心。

2）揉搓另一手指尖（≥ 5 s）、手背、手腕。

3）用剩余的消毒液环转揉搓至另一手的前臂、上臂下 1/3 处，将手消毒剂完全覆盖皮肤区域，持续揉搓 10 ～ 15 s，直至消毒剂干燥。

（2）步骤二

再取适量消毒液（2 mL）于另一手掌心，重复步骤一洗手并消毒剩余手臂至上臂下 1/3 处。

（3）步骤三

1）取适量消毒液。

2）掌心相对，手指并拢，相互揉搓。

3）手心对手背沿指缝相互揉搓，交换进行。

4）掌心相对，双手交叉沿指缝相互揉搓。

5）弯曲各手指，使关节在另一掌心中旋转揉搓，交换进行。

6）一手握另一手大拇指旋转揉搓，交换进行。

7）将五个手指尖并拢放在另一手掌心旋转揉搓，交换进行。

8）揉搓双手及腕部，直至消毒液干燥，再穿无菌手术衣、戴无菌手套。

二、穿无菌手术衣

1. 按折叠顺序打开无菌手术衣外层包布，用无菌持物钳检查包内灭菌指示卡是否合格。

2. 外科手消毒后拿起无菌包内第一件无菌手术衣，选择宽敞处站立，面向无菌区。

3. 双手提住衣领两角，衣袖向前位将手术衣展开，举至与肩同齐水平，使手术衣的内侧面面对自己，顺势将双手和前臂伸入衣袖内，并向前平行伸展。

4. 巡回护士在穿衣者背后手持衣领内面，向后提拉，系好领口的一对系带及左叶背部与右侧腋下的一对系带，巡回护士只能触及手术衣领部和内面腰带。

5. 无接触式戴无菌手套后打开手术衣外面腰带，巡回护士用无菌持物钳或由同台已戴手套的人员接过腰带，穿手术衣者自身旋转后，将腰带系于腰前部（腰带系紧且末端均向下）。

6. 穿好手术衣后双手放在胸前视线范围内，肩部以下、腰部以上及双侧腋前线之间为无菌区。

三、戴无菌手套

（一）无接触式戴无菌手套法

1. 穿无菌手术衣后，双手不露出袖口。

2. 隔衣袖取手套置于同侧的掌侧面，指端朝向前臂，拇指相对，反折边与袖口平齐，隔衣袖抓住手套边缘并将之翻转包裹手及袖口。

3. 同法戴对侧。

（二）协助医生戴手套法

1. 器械护士无接触式戴无菌手套后，打开医生合适号码的手套，取一只手套，轻轻伸拉，使手套手指自然伸开。将手套的拇指侧朝向医生，其余四指朝下。双手四指从手套反折处撑开手套，四指用力向外拉开，尽量扩大手套开口，注意配合时避免触及医生的手。

2. 医生拇指朝向自己，将手对准手套，五指朝下插入，器械护士同时向上提拉手套，翻转手套翻折边压住医生手术衣袖口。

3. 同法戴另一只手套。

4. 手术开始后，器械护士协助医生戴手套时，手勿触及手套内侧面。

（三）手术中更换手套

1. 右手捏住左手手套腕部外侧面，翻转脱至手指。

2. 左手衬以已翻转手套捏住右手手套腕部外面，将其翻转脱下。

3. 将双手手套脱下，弃于污物桶内。

四、脱手术衣、手套法

1. 先脱手术衣后脱手套。

2. 手术医生解开手术衣腰带，巡回护士解开手术衣领带、内侧腰带，手术医生抓住肩部手术衣，自上向下拉，使衣袖由内向外翻转脱下，脱出双手。保护手臂及洗手衣裤不被手术衣外面污染。手套边反折于双手上。

3. 右手抓住左手手套反折部，将手套翻转褪至拇指虎口处，左手抓住右手手套反折部，将右手手套翻转脱至手指处，露出拇指，右手拇指伸入左手手套内，将手套脱下。注意避免手接触手套外面。

4. 脱手术衣、手套后洗手。

第二节　手术患者皮肤消毒

一、目的

杀灭手术切口处及周围皮肤上的暂居菌，并抑制常居菌的移动，最大限度减少手术部位相关感染，防止细菌进入手术切口内。

二、消毒液选择

消毒前彻底清除手术切口和周围皮肤的污染，根据手术需要、患者年龄及皮肤条件选择卫生行政部门批准的合适的消毒剂。

1. 碘伏消毒：0.5% 碘伏纱球直接涂擦手术区至少 2 遍。应用范围：普通外科手术、婴幼儿手术、会阴部手术、五官科手术等。

2. 碘酊消毒：3% 碘酊纱球涂擦手术区，待干后再用 75% 酒精纱球涂擦 2～3 遍，脱净碘酊。应用范围：神经外科、脊柱外科、关节外科手术，其他使用碘伏消毒。

三、消毒范围

以手术切口为中心向外 15 cm 以上，如需延长切口、做新切口或放置引流管，应先适当扩大消毒范围。

四、消毒顺序

1. 器械护士根据消毒范围准备消毒纱球，巡回护士倒入适量消毒液，浸透消毒纱球。

2. 消毒者进行外科洗手后，持卵圆钳夹消毒纱球稍用力涂擦皮肤。每一次的消毒均不超过前一遍的范围；至少使用 2 把消毒钳。

3. 清洁切口由内向外消毒：以手术切口为中心向周围涂擦，由内向外，自上而下。

4. 感染伤口或肛门、会阴部由外向内消毒：从手术区外周清洁处向污染处涂擦。

五、注意事项

1. 消毒前检查消毒区皮肤清洁情况。充分暴露消毒区，注意患者脐部、腋下、关节褶皱处的消毒。头面部消毒时，要进行眼睛、口鼻、耳道保护，眼睑自然闭合，使用输液贴完全封闭眼睛，避免消毒液流入。

2. 如患者有消毒液过敏史，注意避免使用。

3. 消毒液不可过多，以免流向患者其他部位。消毒时若有消毒液积聚的可能时，巡回护士提前在消毒区域下方放置吸水材料以防止消毒液浸湿床单，并在消毒后撤除。

4. 碘酊消毒后使用酒精纱球将边缘碘酊擦净，以防皮肤烧伤。

5. 消毒过程中消毒者双手勿与患者皮肤或其他物品接触，消毒用卵圆钳不可放回手术器械里。

6. 消毒纱球放置于黄色医疗垃圾袋中。

第三节　巡回护士护理常规

一、术前访视

手术前一日根据手术通知单确认次日手术，危重患者手术、特殊手术、重大手术、新开展手术等巡回护士要到病房进行术前访视，查看病历，访视患者，了解患者病情。

1. 了解患者主诉、病史、诊断、辅助检查（如 CT、B 超等，了解肿瘤位置、大小）。

2. 了解麻醉方法、手术方法、手术部位、特殊手术材料。

3. 了解既往史：有无其他疾病如糖尿病、心脏病等，有无手术史及安装起搏器等。

4. 了解药物过敏史：如青霉素、头孢类药物、磺胺类药物、碘过敏等。

5. 了解化验结果：如肝炎全套、抗 HIV、快速血浆反应素试验（RPR）、血型等。

6. 进行术前教育：到床边探视患者，解除其顾虑，讲解术前注意事项，如术日早晨不要化妆，手表、首饰等与手术无关的物品不要带入手术室。

二、准备手术用物

1. 术前一日准备特殊手术器械、敷料，特殊耗材提前联系备好。

2. 晨间交班完毕，根据手术需要准备输液器、三通、留置针、尿管、引流袋、胶布、皮肤保护膜、敷料贴、止血带等，并检查一次性物品的包装质量及有效期。

3. 手术所需仪器的准备：电刀、吸引器等接好连线并检查是否正常状态。

4. 按手术体位要求准备好体位垫及床零件，手术床铺单、硅胶垫保持平整。

三、术前配合

1. 根据病历及手术患者核查表、手术患者交接单、手术通知单核对患者信息及腕带，包括手术台次、患者姓名、性别、年龄、住院号、手术名称、手术部位、皮肤准备、术前用药等，核对患者所带物品，无误后将患者接进手术间，双人协助患者从平车移到手术床上。

2. 协助患者脱去上衣平卧于手术台上，妥善固定患者，注意给患者保暖，必要时调整手术间温度。

3. 建立静脉通路，根据手术中输液需求、手术部位、血管情况正确选择静脉穿刺部位。

4. 连接吸引器装置，确认吸引器通畅有效。

5. 做好麻醉前准备工作，协助麻醉医生进行麻醉，严密观察患者生命体征变化。

6. 为需留置导尿管的患者导尿，连接引流袋并在麻醉前告知。

7. 根据 HIS 中的手术医嘱，核对抗生素皮试结果，0.5 ~ 1 h 内使用完成术前抗生素静脉滴注，并在 HIS 医嘱上执行。

8. 同麻醉医生和手术医生共同安置手术体位，做到舒适、安全、牢固，放置麻醉护架、手术托盘，调节无影灯。

9. 协助器械护士穿手术衣，与器械护士共同清点手术用物，包括纱布、纱垫、器械、缝合针等，同时详细记录。备好消毒液，显露手术部位，协助手术医生进行皮肤消毒。

10. 协助手术医生穿手术衣，根据手术医生需要选择脚踏凳。

11. 正确连接手术台上的电刀线、吸引器管及各种管路，根据各类手术调节所需仪器。

四、术中配合

1. 手术开始后，整理手术间，保持手术间的安静、整洁，维持室内温度、湿度。手术开始后不能随意离开手术间。

2. 手术中严密观察病情，注意手术体位变化，防止上肢过度外展引起臂丛神经麻痹，长时间受压引起皮肤压力性损伤等。观察输液部位有无渗漏、皮肤有无电刀烧伤等。

3. 监督手术人员无菌操作，如有违反立即纠正，严格管理参观人数。

4. 及时主动供应手术台上所需物品，手术中添加用物要认真清点，及时准确登记。

5. 进行输血、输液、给药等工作，输血时与麻醉医生共同核对，核对后在输血单上签名，在输液架上挂上血型牌。

6. 术中需要使用一次性高值耗材时，器械护士、巡回护士共同核对品牌、型号、耗材名称，无误后与主刀医生再次核对，方可拿到手术台上使用。巡回护士完成 HIS 中高值耗材的扫码记账。

7. 手术结束关闭体腔前后与器械护士共同清点器械、纱布等手术用品，缝合皮肤前再次清点，认真填写手术护理清点记录单。

8. 术中冰冻标本装入袋中，在病理标本追溯系统上填写标本袋上各项信息并打印信息标签，粘贴于标本袋上，在病理标本登记本上登记，将标本交与便民人员送病理科，30 min 后 HIS 中出冰冻结果时，及时通知手术医生查看，根据手术变化准备相应手术器械、物品。

9. 无菌持物钳有效期为 4 h，超过 4 h 须更换，有效期内如有污染应立即更换。

10. 如手术时间超过 3 h 或超过所用药物半衰期的 2 倍以上，或成年人出血量超过

1500 mL，术中应追加一次。

五、术后工作

1.手术结束后，协助医生包扎伤口。将手术切除的标本装入袋中，在病理标本追溯系统上填写标本袋上信息并打印信息标签，粘贴于标本袋上，交给手术医生固定后送检。

2.检查受压皮肤有无压力性损伤，电刀负极板处有无电烧伤等，出现问题及时处理。

3.为患者穿好衣裤，整理各种引流管、导管并贴上管路标识，将患者平移至手术接送车上，盖好被子，携带病历、手术护理清点记录单、X线片及药品等用物，与手术医生、麻醉师共同将患者送回麻醉恢复室。回病房或ICU的患者需要在HIS中扫描腕带完成术后登记，运送途中注意观察病情及输液情况，注意保护患者，防止坠车。

4.回病房后与病房护士详细交接病情、输液、用药、引流管、皮肤及患者物品，病房护士在手术护理清点记录单及手术患者交接单上签字，将记录单夹入病历中。

5.整理手术间和壁柜内物品，整理电刀、吸引器、显微镜等仪器并归位。

6.监督、协助卫生员彻底清扫手术间，并监督垃圾分类。

第四节　器械护士护理常规

一、术前准备

1.了解手术患者情况，熟悉手术方法、步骤，大手术及新开展手术参加术前讨论，了解手术方案以便主动配合。

2.根据手术需要备齐手术用物并核对失效期，根据手术医生情况准备无菌手套，提前15～20 min进行外科手消毒。外科手消毒前再次检查手术用物是否准备齐全，打开第一层包布，到刷手间进行外科手消毒。

3.常规外科手消毒后打开第二层包布，穿手术衣、戴手套、系手术衣腰带。按要求铺无菌器械车，整理手术器械、纱布、缝合针线等，物品排列整齐，便于清点数目及术中传递操作。检查器械的性能是否完好。

4.与巡回护士共同清点纱布、器械等手术用物。

5.协助手术医生进行手术野的皮肤消毒，铺无菌巾、无菌单。协助手术医生戴手套。连接电刀、吸引器等仪器。

二、术中配合

1. 手术开始后，根据手术进程随时更换所用器械，保持无菌桌整齐、干燥，器械摆放有序。

2. 密切注视手术进程，精力集中，及时、主动地传递器械等用物并始终保持无菌。出现特殊病情变化，及时与巡回护士联系，准备手术所需的特殊器械、物品。

3. 使用纱布、器械、缝合针等做到心中有数，如有遗失、坠地等情况及时通知手术医生及巡回护士认真查找。

4. 手术中注意无菌、无瘤操作，器械用后及时擦净血迹。污染的物品、器械及时更换。

5. 术中添加器械、敷料要当即与巡回护士清点，并核对记录。

6. 术中需要使用一次性高值耗材时，器械护士应大声复述耗材品牌、型号、名称，与巡回护士共同核对，无误后与主刀医生再次核对，方可拿到手术台上使用。

7. 关闭体腔前后，与巡回护士共同清点手术用物，确保无误，严防异物遗留在体腔或组织内。

8. 妥善保管切下的标本及移植组织，如组织、皮肤、骨块等，移植组织用盐水纱布包好，纱布外用组织钳固定，防止遗失或坠地。术后将标本交给巡回护士，贴好病理标签。

三、术后处理

1. 手术后协助医生包扎切口，接引流袋。擦净患者身上血迹。

2. 清理手术单上杂物，如皮肤保护膜、纱布、线头等，卷起手术单，将血液污染废弃物放入黄色垃圾袋中。

3. 术后手术器械清点无误后按规范放置到器械盒里，用清洁包布包好，将器械交接卡贴在包布外，在器械交接本上签名。

第五节　手术物品准备

1. 严格执行手卫生，无菌操作前洗手或速干手消毒剂涂抹双手。

2. 评估手术需求，准备物品，检查所备物品的名称、有效期、灭菌日期及一次性物品包装有无破损、潮湿，不合格、破损、潮湿、坠地、无有效期的按污染包处理。

3. 在距车缘 30 cm 处打开底包外层包布，用无菌持物钳打开内层无菌单。先打近侧，检查包内灭菌化学指示合格后再走到对侧打开对侧，无菌器械台的铺巾保证 4～6 层，无菌单下垂部分应超过车缘 30 cm，四周边缘距离均匀，并保证无菌单下缘在回风口上。

4. 打开无菌大碗的外层包布，无菌持物钳打开第二层包布，注意用持物钳夹持包布边角，不要夹中间，避免跨越无菌区；第二层包布打开时不能超过第一层包布的边缘，不能垂于车缘下，打开后检查灭菌指示卡的颜色。

5. 将无菌大碗打开至无菌器械台上左上角，用无菌持物钳将 2 个弯盘并列摆放整齐。器械护士双手打开小件物品包装后直接抛放入弯盘中，手臂勿跨越无菌区，如手术刀片、缝合线、缝合针、电刀擦等，备皮纱球放入另一弯盘中，用持物钳整理小件物品，全部放入弯盘中。依次打开较大无菌物品外包装，用持物钳夹取无菌物品，分类平整地放入大碗内，如电刀、引流管、吸引器管、保护膜、手套等。

6. 注意不可手拿持物钳，同时打开无菌物品外包装。怀疑持物钳、无菌物品已被污染，不可再使用。

7. 整理大碗内的无菌用物时防止滑落。

8. 大碗准备后 4 h 内未使用，按照过期处理。

第六节　手术铺巾配合

一、手术区铺无菌单原则

1. 铺无菌巾应由器械护士和手术医生共同完成。

2. 铺巾前，器械护士应穿无菌手术衣、戴无菌手套。

3. 第一层手术铺单应由手术医生外科手消毒以后，穿手术衣、戴手套以前完成。

4. 大口单由器械护士和手术医生穿手术衣、戴手套后共同完成，铺单时要保护手部、手术衣不被污染。

5. 打开无菌单时，下缘不得落于腰平面以下，铺放前不得接触非无菌物品。

6. 铺巾时必须对准手术部位，无菌巾一旦放下便不得移动，必须移动时，只能由内向外，不可由外向内移动。

7. 手术大单应悬垂至手术床缘 30 cm 以上，切口周围手术单不少于 4 层，外围不少于 2 层。

8. 铺单时或铺单后无菌单污染，要及时在污染区域加铺双层无菌单。

二、铺无菌器械车

1. 严格执行手卫生，无菌操作前洗手或速干手消毒剂涂抹双手。

2. 手术所需器械包、敷料包依次摆放：手术衣，大口，器械，零件。器械护士检查所有器械敷料均在有效期内，符合灭菌要求，撕掉所有指示胶带，打开第一层包布，注意只能接触包布外面，由里向外展开，使包布边缘与治疗车缘平行，距离均匀，操作时手臂不可跨越无菌区。两包交界处，将后打开的包布向下反折 10 cm，边对边压在另一无菌包边缘 20 cm 处。

3. 器械护士外科手消毒后，用手充分打开第二层包布，先对侧，后近侧。

4. 穿无菌手术衣，无接触式戴手套后，系好腰带。

5. 器械护士双手提起底包内物品，放于平近侧车缘中央，齐器械车右缘铺平底部治疗巾，将底包内已叠好的单块治疗巾、纱布、双层桌布及 4 块铺单治疗巾依次由下至上放于器械车右上角。

6. 检查器械框内卵圆钳上的灭菌指示卡，取器械框放于大碗右侧，将器械依次取出并按顺序分类摆放整齐：整串血管钳放于无菌器械车中央；无菌剪刀、刀柄横放于器械框下缘（无菌剪刀螺帽向上）。

7. 将器械框放回原处，将弯盘横放于大碗右侧，凹面朝向自己，小药杯置于弯盘内。

8. 清点物品后，将用物归右侧放置，器械车右侧建立相对无菌区域，取一块治疗巾横折 1/2 折后铺于器械车左侧，治疗巾下勿放任何无菌物品，建立相对污染区域。

9. 取一块治疗巾横折三折，打开上面一层，将术中缝合线依次摆好后，盖上上层治疗巾，再自左向右两折，折好备用。

三、传递治疗巾

1. 器械护士打开事先折好 1/3 的 4 块治疗巾，第一、第二、第三块治疗巾折边朝向铺巾者，第四块治疗巾折边朝向器械护士自己，将四块治疗巾全部拿起。无菌治疗巾不可夹于腋下。

2. 按顺序传递给铺巾者。传递治疗巾时器械护士手持治疗巾两端即可，注意保护双手，不接触消毒医生双手。

3. 铺巾者接过治疗巾，分别铺于切口下方、上方、对侧、近侧。如果铺巾的医生已穿好无菌手术衣，铺巾的顺序为下方、上方、近侧、对侧。

4. 每块治疗巾的内缘距切口线 3 cm 以内，手术巾一旦放下，不可移动，必须移动时，只能由内向外移动，不能由外向内移动。

5. 手术巾的 4 个交角处分别用巾钳固定，或用皮肤保护膜粘贴覆盖。

四、铺大单

1. 器械护士检查大单灭菌指示卡后，拿起、打开大单，看好大单方向和大口位置。器械护士、手术医生分别站于手术床两侧，距手术床缘 30 cm，大单的短端朝向患者头部，将大口准确地放于切口位置，将一侧递给对侧医生，不可来回移动大单。

2. 大口单短端向头部展开盖住麻醉架，长端向下肢展开覆盖器械托盘。铺单时动作要轻缓，向上、下展开时手要包裹在大口单内。若大口单已经落于手术床缘下，手部不能再碰及手术床缘下部的大口单，以免污染手部。

3. 铺单完毕，使用固定夹将大单固定于麻醉架上，大单中缝居中，两侧应超过手术床缘 30 cm，足端下垂超过器械车平面 30 cm。

4. 将备好的缝合线的治疗巾对齐器械托盘右侧边缘放置并展开。

5. 器械台上铺无菌包布：包布齐器械台右上角，单头向外侧放置。向内侧展开，分别将近己侧及靠术区侧超出器械台边缘的包布向上反折，在器械台前端形成一个双层包布区域。

第七节 手术物品清点

一、术前物品

1. 器械护士建立无菌手术器械台。器械、巡回护士按从左至右顺序共同唱点手术器械、敷料，巡回护士逐一记录。清点声音分贝要适宜。

2. 手术用物均要清点，清点时检查器械及敷料完整性。

3. 手术纱布按照一排五块排列放置，目视下可看到显影线。

4. 碘伏、备皮球、棉球等小敷料一定要每个分清，排列放置，确保清点无误。

5. 清点带有螺帽的手术器械要适当活动螺帽关节，保证螺帽固定牢靠。

二、手术中物品

1. 及时清点并记录术中增减的物品。术中严禁任何人员携带手术物品离开手术室。

2. 巡回护士及时收起手术台上掉落物品，放置固定位置，告知器械护士。

3. 清点时机：手术开始前、关闭体腔前、关闭体腔后、缝合皮肤后，分别核对器械、敷料，清点前及时把不用的器械归整到位，便于清点。

4. 术后物品清点顺序：先清点纱布、纱布垫（台下→器械车及器械托盘上未用的→术中使用的），再清点棉球、缝合针及其他杂项物品，最后按手术护理清点记录单上的顺序清点。

5. 手术切口涉及两个或两个以上部位或腔隙，关闭每个部位或腔隙时均须清点。

6. 清点后台上用物数目做到心中有数。清点无误后告知主刀医生。

7. 术中如送冰冻病理标本检查时，严禁用纱布等手术台上用物包裹标本。

三、术后物品

1. 按器械交接卡数量核对器械，将器械整齐摆放在器械筐内，清点无误用包布打包后将器械交接卡粘贴于包布外，注意不要遮挡交接卡信息及器械追溯条码。将器械放于外走廊由供应室人员清点回收，器械交接卡须完整清晰填写，签全名，感染手术须标明。

2. 清点敷料、缝合针无误后按要求丢弃：将缝合针，刀片放入锐器桶，可吸收缝合线剪去剩余缝合线再放入。纱布、一次性缝合线等不回收，需回收的一次性物品需妥善放置。取下一次性灯把保护套。

3. 特殊器械或紧急灭菌器械需要与供应室联系并标明使用时间。

第八节 手术中无菌物品、器械管理

1. 将无菌器械桌放置适当位置，便于术中取放器械；尽量在自己视野范围以便于术中管理。器械桌上物品、器械放置整齐有序。

2. 特殊器械与普通器械分开放置，以免损坏。器械桌右侧为相对清洁区，暂时不用的器械用物，摆放在无菌器械桌右侧，必要时用无菌巾覆盖备用。左侧为相对污染区，已接触污染部位、肿瘤的器械用物应摆放在器械桌左侧（加铺治疗巾区域）。

3. 根据手术进程随时更换器械托盘上的器械，保持台面清洁、整齐。

4. 手术开始后，不同手术台的任何无菌物品不可交换使用。任何人不能将手术中器械、敷料带出本手术间。

5. 手术中需全神贯注，主动灵活地传递所需的器械、敷料及物品。密切关注手术的进程及预知可能需要物品，及时与巡回护士沟通。各类物品使用、传递和收回应做到心中有数，尤其是小器械、小敷料、缝合针、脑棉等用毕立即收回，防止坠地或被其他物品带入手术切口。及时收回器械将血迹擦干净，保持清洁整齐。

6. 传递器械时不可过高，不可在医生背后及跨越手术切口传递。

7. 手术中植入物如固定钢板、人工关节等，使用前用无菌巾盖好，减少暴露。传递时用纱布或者包装包裹，采取无接触技术传递。

8. 手术缝针妥善置于无菌器械桌安全位置，避免针尖扎透无菌敷料或刺伤医护人员。

9. 手术台上任何小件无菌物品不可使用纱布、纱布垫包裹。

10. 手术台上掉落器械敷料及时告知巡回护士，固定位置妥善放置。

11. 可吸收缝合线、滑线的缝合针用后放回线板上，特殊情况可用蚊氏钳固定，清点无误及手术结束后方可剪掉剩余缝合线放入锐器盒内。

12. 一旦发现或怀疑手术人员或手术用物污染，立即更换。

第九节　手术缝合针管理

1. 手术缝合线应放置在至少 4 层无菌单之上，如使用生理盐水浸泡过，需加铺治疗巾分类夹放，避免线号混乱。

2. 根据手术选择缝合针型号。缝合针固定在针板或 10 cm × 10 cm 敷料贴上，或用持针器夹持，不能单独放置在器械桌或托盘上，以免遗失。

3. 掌握各科缝合针、缝合线使用常规，根据手术需要提前准备，缝合针妥善放置于器械桌上，针尖向上，避免针尖扎透无菌敷料或刺伤医护人员，或将针尖朝下放置于叠放的治疗巾，便于取用。

4. 持针器夹持缝合针的位置要正确：使用持针器开口前端 1/3 范围内，夹持缝合针尾端的后 1/3 处，角度要合适，回线长度约为持针器长度的 1/3，或者根据缝合组织深浅决定，避免掉线。

5. 缝合线在传递前最好湿润，利于打结。传递时缝合线尾端放于护士手中或手背后，要避免缝合线绕于医生手中，影响缝合使用。

6. 手术使用时要做到针不离持、持不离针，医生回传时也应如此。

7. 可吸收缝合线、滑线等的缝合针用后放回缝合线板上，特殊情况下可用蚊氏钳固定，不要急于剪线。手术结束后剪掉余线放入锐器盒中。

8. 手术中随时关注手术缝合针使用情况，每次使用检查缝合针的完整性，如缝合针变形或断裂，应及时更换。发生缝合针丢失情况后，立即告知手术医生，按照《手术物品缺失应急预案》进行寻找。

9. 手术结束后，清点缝合针正确无误后，剪掉针尾剩余缝合线，按照锐利医疗废弃物处理，放置于锐器桶中。

第十节　手术患者接送护理

一、手术患者接入

1. 手术前一日 HIS 中完成手术安排后，打印手术患者接入通知单。由护士站护士再次核对手术排班表及手术患者接入通知单。

2. 接手术患者前确认患者信息

（1）夜班护士于夜间休息前或早晨 7：10 前，核对上午首台患者信息，在手术患者接入通知单上签姓名、时间。连台手术由巡回护士核对需要接入的患者信息，在手术患者接入通知单上签姓名及时间。

（2）护士站核对准确无误后，安排便民人员持手术患者接入通知单到病房接患者。医生、护士严禁进行口头通知。接送时便民人员要听从手术室护士安排，按照手术患者接入通知单接患者，不能接受医生、护士口头通知。如病房医生临时通知手术暂停时，接送人员要电话与手术室沟通确认。

（3）更改手术顺序由手术医生提出申请，手术室护士长、巡回护士、麻醉医生在手术安排表上签字确认，护士站负责更改手术通知单，巡回护士更改手术患者接入通知单。

分台手术时，由手术室护士长、接收台巡回护士、麻醉医生签字确认，由护士站护士更改手术通知单及手术患者接入通知单。

3. 接手术患者时间

（1）择期手术：上午首台手术患者在 8：00 之前被接入手术室；连台手术患者在前一台手术结束之前接入手术室。

（2）急症手术：手术室接到急诊手术通知后，做好术前人员、物品准备，接患者进入手术室。危重患者必须有手术医生陪同。医生不可擅自将患者推入手术室。

4. 接送人员到病房接手术患者注意事项

（1）接送人员持手术患者接入通知单使用手术室平车到病房接患者，由病房护士根据手术医嘱、手术患者接入通知单、手术患者交接单、患者身份腕带详细核对患者姓名、年龄、住院号、床号、诊断、手术部位、药敏试验、术前用药等，确认患者身份、手术部位标识，检查患者术前准备及更换清洁病员衣裤等情况，整理患者随带病历、尿管、胃管、药物、X 光片，在手术患者接入通知单、手术患者交接单上签姓名及时间。

（2）协助患者移至手术平车上，盖好毛毯或被子，竖起平车护栏，保证引流管通畅，由医护人员陪同，将患者安全、平稳地接入手术室。运送患者时保持患者脚部在前、头部在后，避免肢体伸出平车外。

（3）如患者有脊柱或四肢骨折等情况，接送人员不能自行搬动患者，需由手术医生、病房护士和接送人员共同协助将患者转移至手术平车上。

（4）无自主呼吸的危重患者由手术医生、麻醉医生、接送人员共同接入手术室。接入手术室的昏迷患者及小儿患者需有专人看护，以免发生意外。

5. 护士站护士核对手术患者信息

（1）护士站护士根据手术安排表、手术患者信息核对表、手术患者交接记录单、患者身份腕带核对患者信息，检查手术部位标识，核对患者各项术前准备信息及所带术中药品。

（2）对小儿，虚弱、重病、智力不足、意识不清的患者，可由家属或陪伴者叙述其姓名，护士确认其叙述情况与腕带标识资料是否符合，以便确认患者身份正确。

（3）为手术患者戴手术帽遮盖头发，松紧适宜。约束带安全固定患者，将患者送到手术等候区或手术间，及时为患者保暖。

（4）如患者身份信息不明确、术前准备不完善，不能接入手术间。及时与病房护士、手术医生沟通，并报告巡回护士或手术室护士长。

6. 巡回护士核对手术患者信息

巡回护士根据手术安排表、手术患者信息核对表、手术患者交接记录单、患者身份腕带核对患者，检查手术部位标识，核对患者各项术前准备信息及所带术中药品，将患者接入手术间。

二、手术患者送出

1. 手术结束后，器械护士协助手术医生擦净切口周围血迹，粘贴切口敷料，撤除手术敷料，巡回护士为患者穿好衣裤，盖好毛毯保暖，注意肩部及双脚保暖。整理引流管、尿管、输液管，尿管放于手术床上，暂时夹闭。检查管路标识，妥善固定各种管路，防止弯折、脱出。

2. 固定手术接送车，与麻醉医生、手术医生平稳地将患者移至手术平车上，注意保护患者颈椎、胳膊、双手等部位。盖好毛毯或被子，竖起平车护栏，将静脉液体挂于输液架上，调节滴速，保持通畅。尿袋及引流袋、瓶悬挂于平车挂钩上，将尿管夹子打开，保持引流通畅。

3. 护送手术患者回病房，进行腕带扫描，护士站通知患者家属，在手术室门口等候。

4. 巡回护士携带病历、手术护理清点记录单、手术患者交接记录单、影像资料及输血输液等用物，与手术医生、麻醉师共同将患者送入麻醉恢复室或病房。

5. 运送患者过程中注意观察患者呼吸情况，保持患者脚部在前、头部在后，避免肢体伸出平车外。神志不清或躁动患者要妥善固定，防止患者坠车。

6. 手术患者送入麻醉恢复室、ICU 或病房后，与接班护士双人核对病历、手腕带，确认患者身份，按照手术患者交接记录单内容，详细交接患者手术术式、输液、输血、用药、引流管、皮肤情况及患者物品，交接后由接班护士在手术护理清点记录单、手术患者交接记录单上签字，归入病历。

第十一节　手术患者心理护理

1. 术前一日，访视护士根据手术通知单患者手术情况，到病房访视患者，通过查阅病历，了解患者病情及手术情况，至患者床旁，微笑问候，自我介绍，沟通交流过程中，观察了解患者的心理状况及其对手术的需求，在条件允许的情况下尽可能满足。

2. 根据患者病情、性别、年龄、职业、文化层次不同采取不同的交谈方式，耐心细致进行术前指导：向患者介绍次日手术流程情况，讲解手术当天部分与患者有关的工作状况、参加手术的人员；进入手术室可能接受的操作、医疗仪器及心电监护仪发出的声音；麻醉前后可能经历的感受；手术后携带的各种管道的用途等，使患者了解手术情况。讲解过程中，语速适中，音调柔和，随时观察患者的情绪反应，细心倾听，耐心细致地为患者答疑解惑，减轻因未知带来的焦虑恐惧。

3.手术患者心理护理需要特别关注的几个时间段：患者入室时，解除患者陌生恐惧心理；麻醉时、手术开始时、患者感觉不适时、生命体征变化时，巡回护士一定要在患者身旁，对于老人、儿童、产妇开展"牵手服务"，如麻醉实施时握住患者的手，对患者说"我会陪在您身边"，让意识清醒的紧张患者随自己做深呼吸运动以缓解紧张情绪。

第十二节　手术患者皮肤护理

1.严格执行手术患者交接核查制度，术前仔细检查手术患者皮肤情况，如有破损、受压等情况，巡回护士与病房护士沟通后，在手术患者交接记录单上记录并告知主管医生。

2.严格执行护理部制定的压力性损伤风险评估与报告制度。

3.对手术患者进行压力性损伤风险评估并记录。发现有压力性损伤高危患者，及时向护士长和压力性损伤小组联络员报告。

（1）患者情况：年龄＞80岁、营养状况（瘦弱或肥胖）、并发症（糖尿病等），病房 Braden 评分≤16分为高危患者。

（2）手术时长符合下列条件者评估为高危患者

1）手术时间＞6 h。

2）手术时间≥3 h，Braden 评分＜18分。

（3）手术种类：控制性降压手术、低体温、特殊体位（头高脚低位、头低脚高位）。

4.严格执行手术患者体位安全管理制度

（1）合理安置手术体位：符合人体力学标准。

（2）合理放置衬垫和支撑物：注意使用各种保护垫和支撑物的放置位置，保证着力点尽量增加接触面积，将压力降至最低，充分保护皮肤，减少压力性损伤发生，必要时使用皮肤减压贴。使用约束带时松紧适宜。

5. 调节手术间温度，保持患者的正常体温。

6. 所有手术患者均采取标准预防措施：海绵垫、硅胶垫，高危患者评估后合理使用压力性损伤贴。

7. 术中加强观察患者皮肤颜色、皮温等情况，在不影响手术的前提下，适当活动受压肢体，改善局部血液循环。

8. 搬运患者时，动作要平稳、轻柔，避免生拉硬拽。

9. 手术室护士高度重视术中压力性损伤的发生，对存在有风险的患者进行预防性管理，尽早发现压力性损伤危险因素，积极采取有效预防措施，将术中压力性损伤的发生率降到最低。

第十三节　手术患者预防深静脉血栓护理

1. 术前全面评估患者年龄、病情、活动能力、既往史、手术时长、手术体位等情况，及时有效地做好深静脉血栓预防护理。

2. 巡回护士根据评估情况，正确安全使用间歇式压力充气装置。

3. 无特殊情况，选择上肢开放静脉通路。

4. 按规范及流程安置手术体位。

5. 手术时间超过 2 h 者，在手术允许情况下，定时按摩下肢。

6. 观察患者下肢血液循环状况：皮温、有无肿胀、皮肤颜色等，发现问题，及时处理。

第十四节　手术患者体温保护护理

一、低体温保护措施

1. 接送患者保暖：接送患者时根据季节选择适合中单、被褥等保暖用物，运送过程中注意遮盖，尤其注意肩部及双脚的遮盖，避免暴露。

2. 调整手术室温度：术前 30 min，提前调节室温。手术室温度调节一般控制在 21 ～

25 ℃，对于新生儿和早产儿，室温应保持在 27 ~ 29 ℃。

3. 及时合理使用保温设备：根据患者手术及体位要求，使用水循环保温毯、充气式保温毯或暖风机，预防术中体温降低，减少热量散失。

4. 液体加温：使用温箱及输液加温仪对液体进行预热后输注；胸腹腔冲洗液加温后使用，液体加温至 37 ℃为宜。

5. 对于需要建立气腹的手术患者，使用加温气腹机将二氧化碳加温至 37 ℃。

6. 密切观察体温监测，及早发现体温变化，及时处理。

二、体温升高保护措施

1. 术中进行体温监测，及时了解体温变化。

2. 合理控制手术间温湿度，室温 21 ~ 25 ℃，湿度 30% ~ 60%，防止室温升高导致体温升高。

3. 术中一旦出现体温异常升高，立即减少不必要的保温措施。若发生高热，及时选用物理降温或药物降温进行处理。

第十五节　输血输液护理

1. 根据手术需要及体位要求，选择内径较粗直静脉，留置针型号选择 16 ~ 20 G，小儿可选择 22 ~ 24 G，穿刺成功后，无张力持贴膜对位，边去除边框边按压贴膜，记录时间后粘贴于针尾末端，勿遮挡穿刺点，胶布将留置针延长管 U 型固定；三通及延长管接头处使用纱布衬垫，胶布固定；使用静脉延长管还需要在肘关节及上臂 1/2 处使用胶布粘贴，防止脱出。

2. 保证液体输注通畅，根据患者病情调节滴注速度，对于老年伴有心功能不全者、小儿、肾功能不全者要控制输液速度，婴幼儿患者输血宜采用注射泵输注。

3. 输血前严格检查血液质量、血液的有效期及血袋有无渗漏等情况，由巡回护士及麻醉医生双人核查：患者姓名、性别、住院号、门急诊 / 病室、床号、血型有效期与配血试验结果，以及保存血的外观（检查血袋有无破损渗漏，血液颜色、形态是否正常）等，确认与输血记录单（配血报告）相符，再次核对血液无误后方可输注，在输血记录单上双人签名。巡回护士在 HIS 上执行接收血液及输血开始时间。

4. 输血过程中，速度应先慢后快，根据病情和年龄及血液品种调整滴速，并严密观察患者有无输血不良反应，重点监测以下几个阶段：开始输血前；开始输血后 15 min 以内；输血过程中至少每小时一次；输血结束后 4 h。

5. 输血完毕，在 HIS 上执行输血结束时间，记录有无不良反应。血袋统一回收，送输血科低温保存 24 h，以备必要时检验。

6. 对于低体温、年老体弱、小儿及大量输血等患者，输血输液时需要加温输注。使用输血加温仪或加压仪器时，遵照使用仪器设备使用说明。

7. 大量输血及加压输血输液时需要专人负责，保证输注安全。

第十六节 手术麻醉配合护理

一、硬膜外阻滞麻醉的护理

1. 核对患者，协助患者移至手术台。

2. 建立静脉通路，保证静脉通路通畅。

3. 协助患者摆放麻醉体位，并在床旁照看，防止坠床。

4. 将碘伏、生理盐水倒入硬膜外穿刺包内。开启 2% 利多卡因注射液，将安瓿上的标签向上，配合麻醉医生抽吸麻药。

5. 穿刺时应观察患者的面色、表情、呼吸及脉搏变化，发现异常，及时告知麻醉医生。

6. 穿刺完毕，协助患者恢复仰卧位。

7. 用约束带固定患者四肢，防止坠床。

二、全身麻醉的护理

1. 协助麻醉医生准备用物，如吸引器、胶布等。

2. 核对患者，取下患者随身佩戴物品，协助患者移至手术台。

3. 根据手术大小、患者年龄和体重，选择不同型号静脉留置针，建立静脉通路，保证静脉通路通畅。

4. 麻醉诱导时护士站在患者身边，提供患者心理支持，协助麻醉医生进行全麻给药及气管插管。

5. 保证患者体位安全、固定，防止患者入睡后坠床。

6. 密切观察患者呼吸、脉搏、血压及血氧饱和度，出现意外情况时积极协助抢救，如准备抢救药物、提供抢救设备、寻求其他医务人员的帮助及开放多条静脉通路等。

7. 麻醉诱导结束后完成最后的准备，留置导尿、摆放手术体位。

三、动脉穿刺的护理

1. 核对患者，协助患者移至手术台。

2. 患者取舒适体位，选择动脉。

3. 安置托手板，患者手臂平伸外展 20°～30°。将硅胶软垫放置在穿刺侧手腕处，使手腕抬高，上铺一次性治疗巾，充分暴露桡动脉。

4. 常规用碘伏消毒穿刺局部皮肤 2 遍，消毒左手食指、中指，按照操作规范进行穿刺，穿刺成功后连接换能器接头，粘贴 3M 贴膜。注意严格执行无菌操作。

5. 保持穿刺针通畅，穿刺针连接肝素盐水并用加压输血袋加压，保持一定的冲洗压力，密切观察动脉血压及波形。

6. 将动脉穿刺针延长管妥善固定于腕部、肘部及上臂，三通处垫小纱布，避免压力性损伤皮肤。

四、深静脉穿刺的护理

1. 核对患者，协助患者移至手术台。

2. 保证患者体位安全、舒适，肩下垫软枕，手术台调至头低脚高位。麻醉医生选择合适的穿刺部位。

3. 深静脉穿刺包内准备 5 mL 注射器 2 个、3-0 角针线 1 包、二腔或三腔深静脉穿刺管 1 套，倒入碘伏消毒液、50 IU/ mL 肝素盐水 50 mL。

4. 麻醉医生进行外科手消毒，穿无菌手术衣，戴手套。消毒穿刺点及周围皮肤，铺无菌治疗巾并进行穿刺，穿刺成功后巡回护士协助贴 3M 贴膜，妥善固定深静脉导管，注明穿刺日期、时间，贴在穿刺部位导管末端。管路标识贴于深静脉导管末端。

5. 巡回护士准备深静脉输注液体，根据手术需要接上三通，排气完毕交给麻醉医生连接使用。

6. 操作过程中严格遵守无菌操作原则，穿刺现场应尽量减少人员走动。

7. 保持静脉导管通畅，密切观察静脉输液滴注情况。

第十七节　手术患者防坠床护理

1. 了解患者生活自理能力，进行危险因素评估。

2. 接送手术患者时，必须将平车两侧的安全护栏拉起。意识不清、躁动及小儿手术患者需进行适当约束。

3. 患者移至手术床前，先检查手术床及床体零部件的安全性，杜绝安全隐患，避免坠床的发生。

4. 手术患者移至手术床后，即采取保护措施，包括肢体约束、告知患者不能随意变换体位等，防止坠床。患者脱衣服时，需有巡回护士站在旁边保护。手术结束后患者离开手术间前，不可松脱约束固定设施。

5. 手术患者进入手术间后，必须有人看护。小儿手术，在手术开始前、手术结束后及离开手术室前，必须有专人在床旁照看患儿，以防患儿坠床。

6. 实施硬膜外麻醉时，巡回护士应面对手术患者站立，双手扶持患者以起到保护作用。

7. 调节特殊手术体位前，需确认患者已固定牢固。如调节头低脚高位前，需确认患者体位固定是否牢固，并使用肩托适当的对抗保护。

8. 发生手术患者坠床事件，应立即按照《手术患者发生坠床的应急预案》处理，通知主管医生及手术室护士长。协助手术医生检查患者当前状况后再搬动患者，根据医嘱进行必要的检查（如X线检查等）。巡回护士负责填写不良事件上报表，做好术后随访，关注患者转归情况。

第十八节　手术患者体位护理

1. 手术前手术护士与手术医生沟通手术体位安置要求。要求充分暴露手术区域以利于医生操作，尽可能保证患者手术过程中舒适，保证患者呼吸及循环通畅，防止因体位不当造成手术患者皮肤、神经、肢体损伤，便于手术中进行患者观察。

2. 手术护士必须熟悉手术台的工作性能，手术台各部的升、降、倾斜的控制操作及各种固定装置的正确使用方法。

3.根据手术患者体位要求、患者病情等情况，准备合适尺寸、硬度的体位垫、硅胶垫、体位固定装置。安置体位时做到体位安置准确、固定牢靠。骨凸处、受压部位使用软垫、硅胶垫进行保护，必要时使用减压贴，保护患者皮肤避免受压损伤。

4.对清醒状态的患者护士要耐心、细致地说明手术体位的要求，并解释其体位可能出现的不适感觉，以取得合作。

5.摆放患者体位时需要手术医生、麻醉医生和巡回护士共同完成，相互配合，搬动患者要动作轻柔、平稳，顺应患者身体的生理弯曲，保持患者呼吸道畅通，避免各种静脉输液、引流装置等牵拉脱落。保护患者易损伤部位，避免造成皮肤受压、神经损伤、肢体肿胀、关节脱位等。侧卧位、俯卧位手术要防止眼睛、会阴部受压。

6.手术床单、固定带、体位垫保持干爽、整洁。暴露的肢体、皮肤使用包布包裹遮盖，防止患者皮肤接触到手术台金属部件。安置手术体位时，避免患者不必要的暴露。

7.进行静脉输液、动脉有创测压等操作时选择合适的肢体，必要时延长通路。心电监护电极片粘贴于患者非受压部位。使用电刀、心脏射频消融装置时，负极板要贴于患者合适部位，最佳粘贴部位是血液最丰富处，其次是肌肉丰富的部位。手术中使用X线透视的患者，在安置手术体位时，要充分考虑到患者透视部位在手术台的适宜部位，避免手术台金属部件对X线透视的影响。

8.手术中及时观察手术体位的变化，需要术中调节患者体位时，注意保持体位牢靠，防止手术中患者移动发生坠床。

9.手术结束后，撤除固定装置时，有专人负责固定保护患者。

第十九节　手术安全核查护理

1.所有手术患者的身份确认，必须严格执行"三查八对"制度，至少同时使用两种患者身份识别方法，要同时查对患者姓名、性别、年龄和住院号等信息，不得仅以房间号、床号作为识别的依据。必须主动请患者说出自己的名字、年龄等（不能回答的患者请家属代替回答），并核对腕带及病历资料（病室床号、患者姓名、住院号、手术名称及规定手术时间）的正确性。

2. 手术患者必须佩戴身份识别腕带，如有损坏或遗失需补戴，确保腕带佩戴完好。

3. 为保证手术患者交接安全，减少差错和隐患，病房或急诊与手术室之间要认真按照手术患者信息核对表、手术患者交接记录表内容进行手术患者交接。交接情况记录在手术患者交接记录单病房/手术室部分。在患者交接过程中如有疑问，需当时询问交班人员，当时解决。

4. 患者送达手术室前，需由手术医生对手术侧或手术部位进行标识。在手术部位用手术切开线或"↑"或沿病变范围标记，并标明左右侧（眼科手术左右以OS/OD表示，余以L/R表示）。手术部位已有纱布、石膏、牵引架等时，统一标记在包扎物上方5 cm左右（约2～3横指）处，以"↑"标示并标明左右侧。如患者意识不清且无家属或授权代理人在场的情况下，需有至少2名手术医生共同确认及核对标识。

5. 护士站护士核对手术通知单上的患者信息及手术部位，必须与腕带、手术患者信息核对表、手术患者交接记录单信息一致，将患者接进手术等候区或诱导间等候。手术间护士再次核对上述内容，无误后将患者推进手术间。

6. 手术患者进入手术间后，手术室护士严格执行手术安全核查制度，于患者麻醉实施前、手术开始前和患者离开手术室之前，由手术医生、麻醉医生及手术室护士共同核对患者身份和手术部位等内容并逐项填写手术安全核查表，实施手术安全核查的内容及流程。

（1）麻醉实施前：由麻醉医生主持，三方按手术安全核查表依次核对患者身份（姓名、性别、年龄、住院号）、手术方式、手术部位与标识、知情同意情况、麻醉方式、麻醉设备安全检查、皮肤是否完整、术野皮肤准备、静脉通道建立情况、患者过敏史、抗菌药物皮试结果、术前备血情况、假体、体内植入物、影像学资料等内容。由三方共同核查确认并签名。

（2）手术开始前：由手术医生主持，三方共同核查患者身份（姓名、性别、年龄）、手术方式、手术部位与标识，并确认风险预警等内容。手术物品准备情况的核查由手术室护士执行并向手术医生和麻醉医生报告。核查完毕后麻醉医生、手术室护士确认签名，手术医生待手术结束后补签。

（3）患者离开手术室前：由手术室护士主持，三方共同核查患者身份（姓名、性别、年龄）、实际手术方式、术中用药输血、清点手术用物，确认手术标本，检查皮肤完整性、动静脉通路、引流管、确认患者去向等内容，三方确认后分别在手术安全核查表上签名。

7. 术中用药、输血的核查：由麻醉医生或手术医生根据情况需要下达医嘱并做好相应记录，由手术室护士与麻醉医生共同核查。

8. 手术结束，于麻醉恢复室、病房、ICU之间转运手术患者时，须查对姓名、住院号和腕带标识，进行腕带扫描，由专人护送，病房护士与护送患者人员进行严格床旁交接，双方核对确认。同时填写手术患者交接单，床旁交接。

第二十节　手术患者导尿术操作常规

1. 评估：评估环境适合操作；操作者符合清洁区着装要求，操作前洗手；用物准备齐全，检查一次性导尿包有效期及外包装合格；时间标签注明导尿时间。

2. 麻醉后给患者摆好体位，暴露会阴部，将盖被搭于对侧下肢，减少不必要的暴露，注意保暖。

3. 一次性导尿包置于手术床或者托盘上，打开第一、第二层包装纸。

4. 将导尿包置于患者两腿间，左手戴硅胶手套，准备消毒棉球。右手持镊子夹持消毒棉球消毒：阴阜→大阴唇→左手拇指、食指分开大阴唇，消毒小阴唇→尿道口→尿道口至肛门，消毒顺序是由外向内、自上而下，每个棉球限用一次，将用后物品弃入黄色垃圾袋内。

5. 速干手消毒。打开第三层包装，戴无菌手套，铺洞巾及治疗巾，将弯盘放于患者两腿间，备消毒棉球，连接尿袋，取液状石蜡棉球润滑导尿管前端。

6. 以左手拇指、食指分开大阴唇显露尿道口，右手持止血钳夹消毒棉球再次消毒尿道口→小阴唇→尿道口。消毒顺序是内→外→内、自上而下，每个棉球限用一次。

7. 用圆头镊子夹取尿管插入尿道 4~6 cm，见尿后再插入 7~10 cm。

8. 根据尿管气囊要求注入生理盐水 10 mL，轻轻向外牵引尿管，少许阻力后停止。整理尿管，撤去洞巾，擦净外阴，整理用物，脱手套。

9. 在导尿管注气管及尿袋上贴尿管标签，使用胶布将尿管妥善固定在大腿内侧。

10. 操作过程中注意保暖，有爱伤观念，及时遮盖患者，减少不必要暴露。术中及时观察尿量、颜色。

第二十一节　手术标本管理常规

1. 手术医生提前一天打印病理申请单，内容准确。

2. 巡回护士在病理标本追溯系统填写标本袋上各项信息并打印信息标签，内容包括患者科室、姓名、住院号、标本名称、手术日期，将信息标签粘贴于标本袋上。

3. 术中冰冻标本送检流程

（1）术中冰冻标本由巡回护士负责送检，在病理申请单上注明"冰冻切片"。器械护士、巡回护士应与主刀医生核对送检标本的名称、数量及标本袋标签信息，将标本放入标本袋内。要求标本袋不漏液、密闭封口并即刻送检。

（2）在护士站传呼患者家属到手术室门口看标本。

（3）在护士站冰冻标本送检登记本上登记手术日期、科室、患者姓名、住院号、标本件数、手术医生、送检者。

（4）由便民人员核对病理单、标本袋上的标签后，在冰冻标本送检登记本上签字送病理科，与病理科工作人员核对无误后交接，双方签字确认。

（5）术中冰冻标本病理诊断报告由病理科在 HIS 发布，手术医生核对后确定手术方案。

4. 术后病理标本送检流程

（1）术后病理标本由手术医生负责送检，送检医生在手术护理清点记录单"标本负责人"一栏签字。

（2）在护士站传呼患者家属到手术室门口看标本，在手术间与巡回护士核对标本袋，将标本放入标本袋内。

（3）手术医生到手术室病理标本室，如手术医生因手术原因无法送检则由巡回护士负责，使用 10% 中性甲醛缓冲液浸泡固定标本，固定液量不少于组织体积的 3～5 倍，并确保标本全部置于固定液之中，特殊情况如标本巨大时，建议及时送新鲜标本，以防止标本自溶、腐败、干涸等。在病理单上注明标本离体时间、标本固定时间。病理标本离体到固定不宜超过 30 min。

（4）将标本送护士站，在病理标本送检登记本上登记手术日期、科室、患者姓名、住院号、标本件数、手术医生、送检者。

（5）由便民人员核对病理单、标本袋上的标签，与护士站护士再次确认后，在病理标本送检登记本上签字送病理科，与病理科工作人员核对交接，双方确认签字。

5. 夜间、节假日病理标本送检流程

（1）夜间及节假日手术的病理标本，由手术医生在标本处置间将固定好的标本放入标本储存盒内。在病理单上注明标本离体时间、标本固定时间。在标本室夜间、节假日标本送检登记本上登记。

（2）夜班护士核对后，将标本橱上锁，关闭标本室。次日8∶00由夜班护士交便民人员，便民人员核对标本，在夜间、节假日病理标本送检登记本上签字送病理科，与病理科工作人员核对交接，双方签字确认。

（3）严格执行手术病理标本管理制度及流程，手术人员及便民人员认真进行标本留取、核对、交接、送检、登记各项工作。发现异常问题必须即刻解决，出现手术标本遗失情况，按手术标本丢失处理预案进行查找。

6. 注意事项

（1）手术标本的留取、送检工作必须为本例手术组人员及医院经专门培训的便民人员。

（2）手术中切除的离体组织、肿瘤组织、淋巴结等标本应妥善放置，标识明确，严禁丢失。

（3）送检手术标本严禁携带任何手术纱布、器械等用物。

（4）手术切除的组织、标本需经患者家属过目后送检。

（5）手术医生或巡回护士在病理标本室进行病理标本固定处理，固定液量不少于组织体积的3～5倍，并确保标本全部置于固定液之中，特殊情况如标本巨大时，建议及时送新鲜标本，以防止标本自溶、腐败、干涸等。标本袋密闭封口。在病理单上注明标本离体时间、标本固定时间。

（6）周一至周六工作时间，完成手术标本处理后，即刻按照送检流程送病理科。夜间及节假日手术完成标本处理后，储存于手术室标本室，值班及夜班护士负责管理，次日按照送检流程送病理科。

（7）其他科室留取手术标本进行科研工作，需要由课题负责人向科研处提出申请，经科研处及手术主刀医生同意后留取。

（8）手术室、门诊手术室、手术医生严格执行手术病理标本管理制度及流程，手术人员及便民人员认真进行标本留取、核对、交接、送检、登记各项工作。发现异常问题必须即刻解决，出现手术标本遗失情况，按《手术标本丢失处理应急预案》进行查找。

第二十二节　机器人手术护理常规

手术室护士只有接受过专业的系统培训，取得资格后，方可操作"达芬奇"外科手术系统。手术前一天要测试"达芬奇"外科手术系统的3个组成部分：外科医生操控台、床旁机械臂和影像系统平车的工作性能，确保其处于良好的备用状态。

（一）术前护理

1. 术前访视："达芬奇"外科手术系统是新的手术方式，患者对其缺乏了解，因此对手术的开展存在顾虑，而患者的情绪会影响治疗及预后，所以术前访视时应及时评估患者的生理及心理状态，耐心细致地向患者与家属介绍"达芬奇"外科手术系统的特点、安全性，及时解答患者的疑问，增加患者的安全感、信任感，使其以最佳的身心状态接受手术。

2. 巡回护士按当日所进行手术的特点合理摆放医生操控系统、床旁机械臂系统、成像系统和其他手术室设备的位置，使其有利于手术人员的交流，连接各系统的线路需摆放整齐以便留出通道。开机后进行系统自检，确认系统各组成部分的图像信号、音频信号、数据传递及机械手臂均处于待机状态，预调仪器的各参数。

3. 器械护士根据次日的手术需要和医生习惯，依次准备"达芬奇"外科手术系统的专用手术器械、普通腔镜器械和其他用物，提前30 min上手术台，除整理器械台、清点手术器械、纱布和缝合针外，还需与巡回护士协作，按顺序逐个将机械手臂覆盖无菌保护罩调节待用。器械护士在巡回护士的配合下调节白平衡及三维立体镜头的校准。以此保证摄像系统能够为手术提供清晰、稳定、高质量的图像。在完成以上的测试工作后，"达芬奇"外科手术系统可以随时开展手术。

4. 安置体位：手术时患者的体位取决于病变的部位和大小，拟定的手术方案及外科医生的经验等，包括平卧位、"大"字位、健侧卧位和健侧斜卧位。安置患者体位时，动作应轻柔，在受压的骨突和关节部位垫海绵垫以防止血管、神经及皮肤受压，避免上肢过度外展、外旋以及不恰当的弯曲手臂而造成臂丛神经损伤和尺神经麻痹，使用约束带固定下肢时应保留一定的松紧度。正确粘贴负极板，避免患者裸露的皮肤直接与手术床及体位架的金属部分接触，以免高频电刀的电流烧伤。手术过程中，注意观察患者肢体的受压情况，保证其处于功能位。

（二）术中护理

1.协助医生消毒、铺巾、连接设备，将摄像头和光源的导线、高频电刀、双极电凝、超声刀、吸引器和气腹管妥善固定于无菌手术台。手术开始后协助医生置入鞘卡进行患者体位的摆放，包括手术床的角度。摆好患者体位，移动床旁机械臂系统时各个臂高于患者，并将镜头臂和患者身上镜头 12 mm 鞘卡对在一条线上。

2.手术过程中，密切关注各系统的工作状态，及时处理各种突发事件，关注手术进程，按医嘱迅速做好器械的替换，保持器械尖端的清洁与吸引器的通畅。

3."达芬奇"外科手术系统手术时应用 CO_2 建立气腹，气腹压力高限设定为 12 mmHg，在整个手术过程中，应加强术中监护。

（三）术后护理

1.手术结束后，协助医生放置引流管，清点器械，核对正确后，移除镜头、手术器械与鞘卡，关闭切口，覆盖伤口敷料。

2.收拢机械手臂和摄像头光缆，做好仪器的使用登记，详细记录仪器运转情况、使用时间，使用的手术器械和次数及主刀医生、第一助手器械护士、巡回护士的姓名。

3."达芬奇"手术机器人专用器械通知供应室回收，当面交接。

（四）注意事项

"达芬奇"内镜手术系统与胸、腹腔镜手术不同，手术时外科医生不与患者直接接触，通过三维视觉系统和动作定标系统操作控制。因此，更多地依赖于设备和手术器械，设备、器械的优劣直接影响到手术的质量，而设备、器械的维护与管理也直接影响到手术的顺利、成功与否。由于"达芬奇"内镜手术系统仪器和器械价格昂贵，做工精细，极易损坏或丢失，怎样使仪器能长期在手术中发挥应有的作用，并把损耗程度降至最低水平，这要求手术室对仪器设备要有一套科学、系统、有效的管理制度，从而保证"达芬奇"内镜手术系统设备、器械在工作中正常运转，确保手术的顺利进行。

1.建立设备、器械使用档案，可有效地防止遗失，根据档案可对损坏的器械给予及时补充，可为增添仪器、器械提供依据。

2.设立"达芬奇"内镜手术系统专科小组，选派"达芬奇"内镜手术系统专科护士外出学习，了解熟悉"达芬奇"手术系统的性能并严格按照操作规程，减少因操作不熟练而造成的损害，并在工作中不断地培养独立处理术中意外情况的能力，不断地总结工作经验、教训，减少由于操作不当引起的故障及仪器损坏，增强小组人员对器械仪器进行科学管理的意识，才能更好地配合医生开展新技术。

3."达芬奇"内镜手术系统设备贵重、精密，极易损坏，要求专科护士术前认真检查、测试各仪器的性能，保证其正常运转，减少耗损，延长其使用寿命，在工作中处于良好的状态，提高手术质量，保证患者的安全，避免延误手术时间。

4.对"达芬奇"内镜手术系统设备、器械用后登记，及时检查、维修，责任到人，每名护士目标、职责和分工明确，有效提高其配合手术的主动性、准确性与默契性。

5.严格执行操作，常规科学、合理地清洗、灭菌、保养、维护和使用，避免医源性感染的发生。如果长期清洗不当，腔道内可形成生物膜，不仅会导致灭菌失败，还会堵塞管腔造成器械损坏；而严格执行清洗、灭菌操作规范，则可以最大限度地延长腔镜器械的无故障使用时间，减少不必要的维修支出，充分发挥器械的功能，取得良好的经济效益，还可有效地避免医源性交叉感染，极大地提高手术的安全性。

第二十三节　磁导航纤维支气管镜手术护理常规

一、术前护理

1.手术床安置：将电磁定位板放置在手术床固定位置。手术床有三处标记，分别位于左侧、右侧、底部中侧。安装前对准所有标记，尤其是定位板 head 方向与手术床头方向一致，肩膀不要超过箭头（观察磁导航主机显示屏以确定患者位置是否合适）。

2.磁导航机器：将两个机器放置在患者左侧，其中奥林巴斯主机在上。

3.连接配件。

4.患者准备：仰卧位，建立静脉通路，尽量选择健侧上肢进行穿刺，连接长延长管，双上肢放于身体两侧，麻醉护架放置牢固，麻醉医生粘贴护眼贴，以免消毒液入眼。

5.磁电极的放置：磁导航黄色电极外套一次性薄膜手套指套，并用胶布粘贴在患者胸骨角（平第二肋）、两侧腋中线第八肋间（代表患者的肺底，左右边界）。

6.磁导航脚踏放置于床头，术者脚下。

二、术中护理

1.麻醉：全麻单腔管。

2.消毒铺巾。

3.打开支气管镜头，连接镜头与奥林巴斯主机（如同胆道镜镜头），注意凹槽。

4. 打开一次性耗材的外鞘与导丝（术者利用外鞘与导丝进行探测），以确定是否适合进行磁导航。

5. 若确定适合进行磁导航再打开定位导向管，并且连接定位导向管与磁导航主机的黑长线，连接时双向箭头朝上。

6. 术中用定位导向管取标本，送冰冻，用亚甲蓝做标记。

三、术后护理

1. 纤维支气管镜关机前抽吸配制的酶溶液（3 mL 酶溶液加入 500 mL 注射灭菌水内，注明标签，放在治疗车下层备用），冲洗纤维支气管镜管腔，同时检查纤维支气管镜是否漏气，关机，联系供应室进行交接。

2. 关闭磁导航主机：先关电脑，电脑屏幕关闭后再关主机，将所有电源线缠好放置固定位置。

3. 撤下电磁板，放置于磁导航机器固定位置。

四、注意事项

1. 磁导航所有接头直插直拔，切勿旋转。

2. 三联体应分开，勿处于同一直线水平（观察磁导航主机显示屏以确定电极放置位置是否合适）。

3. 电极粘贴牢固，外套一次性薄膜手套使用，两条胶布妥善固定，其中一条固定电极主体，另一个固定手套防止指套下滑。

第二十四节　肝移植手术护理常规

一、术前护理

（一）物品准备

1. 术前一日物品准备完善，检查好所有仪器的性能。

2. 术前一日了解手术医生的要求、可能的术式和讨论手术情况及步骤，做好特殊情况的准备。

3. 术日早晨再次检查所备物品及仪器性能。

4. 器械护士要了解手术医生的习惯，备好手术器械及物品。

（二）患者准备

1. 静脉通路：常规准备两条静脉通路，外周静脉通路、中心静脉通路。

2. 鼻胃管：胃管一个，螺旋型鼻胃管一个。

3. 体位：检查变温毯，备好头圈、硅胶垫及体位垫。

4. 冰帽：检查冰帽完好备用。

（三）术前配合

1. 核对患者信息，并认真核查患者带入手术室物品（如药物、衣服、影像资料等），并妥善放置。

2. 患者移至手术床，检查评估皮肤情况，并贴压力性损伤防护贴，妥善固定并给患者使用保温装置保温，如变温毯和充气加温仪等。

3. 迅速建立静脉通路。

4. 巡回护士与手术医生、麻醉医生三方核查患者信息，准确无误后开始麻醉。

5. 巡回护士导尿，严格无菌操作，连接精密尿袋，尿袋放于头端的下方，便于麻醉医生术中观察尿量及性状。应用间歇式压力充气装置。

6. 摆好体位，妥善放置回路负极板，充分暴露手术野，放置麻醉护架（头架高于头面部 30 cm；输液架高于头架 10 cm）。

7. 准备消毒，消毒范围上至锁骨，下至双下肢上 2/3 处，左侧至腋前线，右侧至腋后线。铺无菌单。

8. 连接仪器设备，摆放合理、有序，保持房间环境整洁。

9. 三方核查后器械护士递手术刀，手术开始。

二、术中护理

1. 巡回护士两名：主要负责准备台下物品，及时供应台下物品，配合麻醉医生进行麻醉，随时整理手术间的物品并做好人员管理。

2. 器械护士一名：提前 30 min 进行外科手消毒，铺好器械桌，再次检查器械功能，清点器械并记录。器械桌要按手术的阶段性备好，避免术中慌乱。

3. 术中器械护士必须绝对集中精力，根据手术步骤及手术医生的思路积极主动配合。

三、术后护理

1. 详细记录出入量，患者出室前进行三方安全核查，认真填写各种护理记录单。

2. 妥善固定管路，粘贴管路标识。

3. 带好患者所有用物，将患者送回病房（白蛋白的空瓶和各种液体也一并带回）。

4. 进行手术间整理清扫，清点、整理手术间特殊物品，物归原位，签字登记。

四、注意事项

1. 肝移植手术时间较长，术中时间阶段性明显，术前准备必须按阶段准备到位。

2. 肝移植患者病情危重，术中时间紧迫性强，术前准备须周到、细致。

3. 肝移植手术过程复杂、步骤多，术中未知变化多，术前做好充足准备。

4. 术后进行反馈，讨论总结，有不足之处应及时改正。

第二十五节　心脏移植手术护理常规

一、术前护理

（一）物品准备

1. 术前一日物品准备完善，检查所需仪器的性能。

2. 术前一日了解手术医生的要求，根据术式和手术情况及步骤，做好特殊情况的准备。

3. 术日早晨再次检查所备物品及仪器性能。

4. 器械护士要了解手术医生的习惯，备好手术用的器械及物品。

（二）患者准备

1. 静脉通路：常规准备 2 套静脉通路，外周静脉通路、中心静脉通路。

2. 手术床铺变温水毯。

3. 体位：头圈置于头端、方形体位垫置于患者胸骨后平肩上 2 cm，臀部贴压力性损伤防护贴，放置硅胶垫；膝关节腘窝腘下垫长条垫，外踝垫硅胶垫。

4. 调节室温 21 ～ 25 ℃，准备冰帽及冰袋。

（三）术前配合

1. 核对病历、手术通知单和患者手腕带，根据手术患者交接单逐项核对患者信息并检查携带物品是否齐全，确认签字。

2. 推送患者入手术间后，双人协助过床，评估患者皮肤，使用压力性损伤防护贴进行受压部位防护。

3. 使用 18 G 静脉留置针进行外周静脉穿刺，迅速建立静脉通路，避开麻醉诱导期使用抗生素。

4. 巡回护士与手术医生、麻醉医生进行三方核查，准确无误后三方签字确认，麻醉医生实施麻醉。

5. 麻醉后巡回护士进行导尿，严格无菌操作，连接尿管测温连线。

6. 配合麻醉医生进行深静脉穿刺。

7. 保护患者双眼，避免术中角膜损伤，根据患者的情况放置冰帽。

8. 检查患者皮肤后，贴体外除颤电极，贴电刀负极板于合适的部位。

9. 与麻醉医生、手术医生共同安置患者体位，动作协调一致、轻柔，避免损伤。

10. 协助手术医生穿手术衣，消毒铺单，巡回护士与器械护士共同清点物品，连接电刀吸引器备用。

二、术中护理

1. 手术中密切观察患者生命体征变化，做好物品供应，与手术医生、麻醉医生的配合工作。做好尿量监测及输血核对管理。

2. 随时整理手术间的环境物品及做好人员管理。

3. 器械护士全神贯注，熟悉手术步骤及手术医生的思路进行配合。

4. 关胸前后巡回护士与器械护士共同清点物品，连接引流装置保持通畅。

三、术后护理

1. 协助手术医生使用敷料贴覆盖伤口，擦净患者切口周围血迹，将敷料车和器械车推入手术间，规范进行术后处置。

2. 观察引流，保持通畅，粘贴管路标识。

3. 手术后认真清点手术器械和物品总数，按照手术器械术后交接流程进行交接。

4. 护送患者回心脏外科监护室，详细、规范交接班。

四、注意事项

1. 心脏移植术前准备必须充足，物品放置定位，术中积极冷静应对各种突发状况，尽量缩短移植心脏的缺血时间，保证手术的成功。

2. 控制参加手术人数，术中严格无菌操作，保证手术环境的清洁整齐。

3. 参加手术人员熟悉各种急救设备的操作流程和护理常规，例如球囊反搏、起搏器、体外膜肺氧合（extracorporeal membrane oxygenation，EMCO）技术。使用过程中积极主动配合，保证手术的顺利进行。

4. 术后进行反馈，讨论总结，不断改进和提高手术护理质量。

第二十六节　肺移植手术护理常规

一、术前护理

（一）物品准备

1. 术前一日物品准备完善，检查好所有仪器的性能。

2. 术前一日了解手术医生的要求、可能的术式和讨论手术情况及步骤，做好特殊情况的准备。

3. 术日早晨再次检查所备物品及仪器性能。

4. 器械护士要了解手术医生的习惯，备好手术用的器械及物品。

（二）患者准备

1. 静脉通路：常规准备 2 条静脉通路，外周静脉通路、中心静脉通路。

2. 手术用物准备：肺移植器械及手术物品。

3. 体位：90° 侧卧位，准备硅胶投圈、体位垫及固定架。

（三）术前配合

1. 核对患者，并认真核查患者带入手术室物品（如药物、衣服、影像资料等），并妥善放置治疗车下备用。

2. 双人协助患者移至手术床，脱掉上衣，嘱患者躺在手术床中间。检查皮肤情况，并贴压力性损伤防护贴，并给患者使用保温装置保温，如变温毯和充气加温仪。

3. 迅速建立静脉通路。

4. 巡回护士与手术医生、麻醉医生进行三方核查患者，准确无误后三方签字确认，麻醉医生实施麻醉。

5. 全麻后导尿，严格无菌操作，连接精密尿袋，尿袋放于头端的下方，便于麻醉医生术中观察。导尿后翻身摆 90° 侧卧位，贴回路负极板，应用间歇式压力充气装置。

6.暴露手术野，放置头架（头架高于头面部 30 cm，输液架高于头架 10 cm），打开无影灯，大灯在头端，小灯在尾端。

7.胸科手术常规消毒铺单。

8.三方核对患者信息后器械护士递手术刀，手术开始。手术开始后不要随意开启外走廊门，并监督诱导间的门处于关闭状态，电源处于开启状态。

9.及时供应手术物品，将常用物品放于触手可及处，以便及时取用。各种电源妥善整理，器械车及敷料及时整理，保持房间环境整洁。

10.取送各种化验单及血液制品，认真进行查对制度，并将血液制品放置专用输血治疗车上及时输注各种液体。将各种血液制品和其他液体分类放好，以便术后计数。

二、术中护理

1.两名巡回护士主要配合台下物品准备与及时供应、麻醉医生的配合、随时整理手术间的物品及做好人员管理。

2.一名器械护士提前 30 min 进行外科手消毒，铺好器械桌，再次检查器械功能，清点器械并记录。器械桌要按手术的阶段性备好，避免术中慌乱。

3.术中器械护士必须集中精力根据手术步骤及手术医生的思路进行配合。

三、术后护理

1.详细记录出入量，患者出室前进行三方安全核查。认真填写各种护理记录单。

2.妥善固定管路，粘贴管路标识。

3.带好患者所有用物，将患者送回病房。

4.进行手术间整理清扫，清点、整理手术间特殊物品，物归原位，签字登记。

四、注意事项

1.肺移植患者病情危重，术中时间紧迫性强，术前准备须周到、细致。

2.术前用物做好充足准备。

3.侧卧位的体位保护。

4.胸腔闭式引流瓶的正确使用及护理。

5.术后进行反馈，讨论总结，有不足之处应及时改正。

第六章 手术室应急预案

第一节 手术患者突发各类紧急、意外应急预案

患者在手术室发生各类紧急、意外的情况，所在手术间责任护士要在自己职责范围内积极进行初步抢救处理，立即向护士长汇报，组织调动人员采取一切措施积极救助患者。所有抢救中护士执行医生口头医嘱时必须复述一遍，由医生重复确认后执行，避免差错或事故的发生。患者病情稳定后，相关责任护士须对本次事件进行必要的登记和记录。

一、手术患者发生输液或输血反应的应急预案

1.发现患者发生输液反应，立即告知麻醉医生及手术医生，立即撤除所输液体，重新更换输液和输液器。保留残余药液和输液器，以备检验。

2.发现患者发生输血反应，应立即停止输血，更换输注生理盐水。保留残余血袋和输血器，以备检验。

3.上报护士长，配合麻醉医生遵医嘱用药。

4.24 ~ 48 h内登录不良事件报告系统进行输液、输血不良事件上报并填写护理不良事件讨论记录本。

5.发生输液反应时，将残余药液送药剂科检验，发生输液反应的输液器和同批号未开封的输液器送一次性材料办公室检验。

6.怀疑溶血等严重输血反应时，将剩余血袋及抽取患者血样一起送输血科；发生输血反应的输血器和同批号未开封的输血器送一次性材料办公室检验（图6-1-1）。

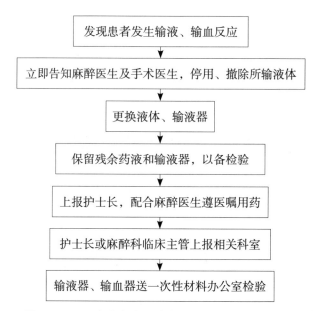

图 6-1-1　手术患者发生输液或输血反应的应急流程

二、手术患者发生药物不良反应的应急预案

1. 患者在药物治疗过程中，护理人员应加强巡视。

2. 发现患者出现药物不良反应时，应立即停止所有用药。

3. 报告手术医生，配合麻醉医生，遵医嘱给予相应的处理和抢救。

4. 情况严重者就地抢救，必要时进行心肺复苏。

5. 巡回护士负责及时汇报护士长，24 ～ 48 h 内登录不良事件报告系统进行药物不良事件上报及填写护理不良事件讨论记录本（图 6-1-2）。

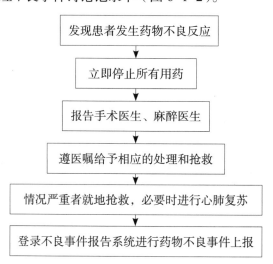

图 6-1-2　手术患者发生药物不良反应的应急流程

三、患者手术中发生大出血等紧急情况的应急预案

1. 进行新开展手术、复杂、疑难手术术前访视，必要时参加术前讨论，备齐各类手术器械、用物和抢救物品。

2. 当手术中发生大出血时，巡回护士应即刻向周围手术间护士求助，立即通知护士长、上级麻醉医生，组织实施抢救。参加抢救人员可按照①供应手术台上用物、准备抢救器械、仪器，记录手术供应物品；②给药、输液、取血、加压输血、脑保护；③对外联系会诊、提供其他抢救用品等相应分工。

3. 巡回护士立即准备各种抢救物品、仪器、手术纱布、器械等，供应台上的物品要及时记录。

4. 使用 14～18 G 穿刺针选择粗、直的血管快速建立多条静脉通路，及时输血输液。

5. 根据抢救输血需要，及时与血库联系并告知病患者病情，以便血库准备充足的血量。

6. 在患者头部放置冰帽、颈部放置冰袋给予脑保护，每半小时检查冰袋温度，保持持续低温。

7. 及时使用加温输血仪、充气加温仪、变温毯等保温措施，为患者进行体温保护。

8. 协助麻醉医生实施抢救，遵照医嘱用药，护士执行医生口头医嘱时必须复述一遍，由医生重复确认后执行，避免差错或事故的发生。协助麻醉医生建立中心静脉通路和动脉通路。非肿瘤患者发生大出血时，护士协助麻醉医生准备血液回输系统。准备除颤仪，检查功能完好，储备电量充足，患者发生室颤、心搏骤停等情况，及时除颤。

9. 当出现其他紧急情况时，巡回护士首先通知手术者，必要时暂停手术，配合抢救工作。

10. 若为手术部位广泛渗血，根据医生要求及时准备热盐水、纱布垫压迫止血。

11. 术后需要填塞纱布、纱条等压迫止血时，巡回护士在手术护理记录单上详细记录使用物品名称、数量，由手术主刀医生签字确认。

12. 巡回护士及时完善相关护理记录，记录抢救中特殊情况，科室在一周内针对抢救过程进行安全讨论（图 6-1-3）。

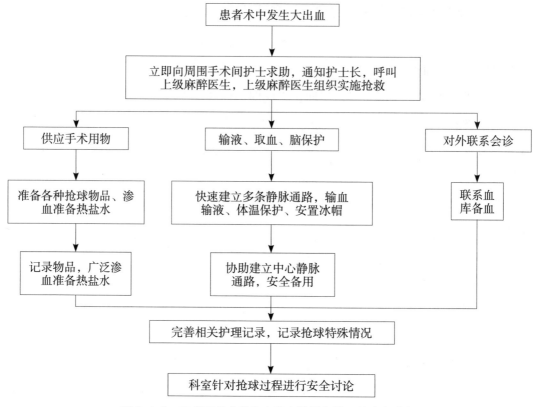

图 6-1-3　患者手术中发生大出血等紧急情况的应急流程

四、手术患者皮肤压力性损伤的应急预案

1. 严格执行手术患者交接制度，术前访视和进入手术间前仔细检查患者皮肤情况，如有破损、受压等情况，巡回护士应在手术患者交接记录单和手术护理清点记录单上如实规范记录，并与主刀医生沟通。

2. 严格执行手术患者体位安全管理制度，危重患者、特殊手术、特殊体位时，在摆放体位及手术中应注意使用海绵垫、硅胶垫加强保护，必要时使用压疮防护贴保护患者受压部位。

3. 术中尽可能保证患者手术过程中舒适，保证患者呼吸及循环通畅，手术中及时观察受压部位，防止因体位不当造成手术患者皮肤、神经、肢体损伤，手术时间长的手术在不影响手术医生操作情况下，可适当活动受压肢体。

4. 手术中发生患者皮肤压力性损伤，立即汇报主刀医生及护士长，立即解除皮肤受压部位的压力，必要时请造口治疗师（enterostomal therapist，ET）或皮肤科医生会诊，采取有效措施。

5.巡回护士术后在手术护理清点记录单上记录皮肤受压情况及处理措施,与主管医生、病房护士详细交接。巡回护士负责及时汇报护士长,24 ～ 48 h 内登录不良事件报告系统进行压疮不良事件上报及填写护理不良事件讨论记录本。

6.术后随访,关注患者压伤转归情况(图 6-1-4)。

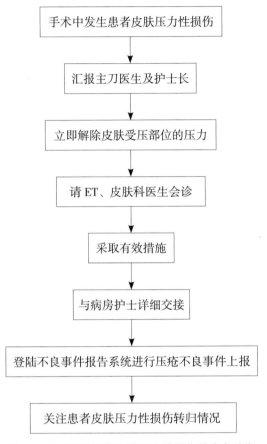

图 6-1-4 手术患者皮肤压力性损伤的应急流程

五、手术患者发生坠床的应急预案

1.患者在转运过程中或进入手术间后,及时采取安全保护措施,麻醉后的患者必须采取适当约束措施,防止患者发生坠床。

2.发生坠床后,应立即通知主管医生及护士长,对患者的情况做出初步判断。

3.协助手术医生检查确认后再搬动患者,遵医嘱进行必要的检查如 X 线检查和相应治疗,遵医嘱进行正确的处理。

4.巡回护士 24 ～ 48 h 内登录不良事件报告系统进行跌倒坠床不良事件上报及填写护理不良事件讨论记录本。

5. 术后随访，关注转归情况（图 6-1-5）。

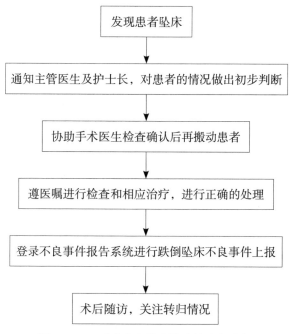

图 6-1-5　手术患者发生坠床的应急流程

六、手术患者发生电灼伤的应急预案

1. 严格遵循各类高频电刀的操作规范。

2. 器械护士严格管理无菌台上的电刀手柄，电刀手柄放置于绝缘盒内，并置于安全位置；按正确的方法粘贴负极板，确保粘贴牢靠。

3. 患者发生电烧伤时，应立即通知护士长、告知主刀医生，遵医嘱给药，必要时请皮肤科医生会诊。

4. 立即通知工程师，检查高频电刀主机使用情况，如为仪器问题，立即向设备处汇报。

5. 检查一次性电刀手柄，如发现异常，由总务护士立即向一次性材料办公室汇报。

6. 巡回护士在手术护理清点记录单上描述事情经过，并请主刀医生签名。

7.24 ~ 48 h 内登录不良事件上报系统进行医用耗材器械不良事件上报，填写护理不良事件讨论记录本。

8.术后随访，关注患者皮肤转归情况（图 6-1-6）。

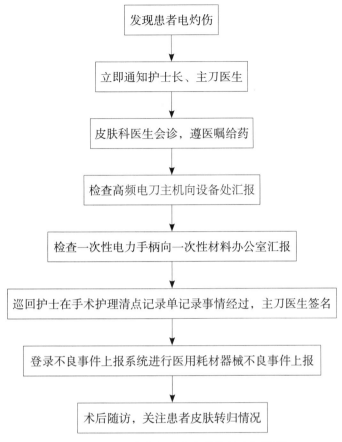

图 6-1-6　手术患者发生电灼伤的应急流程

七、手术患者发生恶性高热的应急预案

1.协助麻醉医生密切监测恶性高热高发人群的体温变化情况。

2.患者出现恶性高热的表现时，应通知手术医生立即停止手术。

3.巡回护士应立即向周围护士求助，并及时通知护士长，上级麻醉医生组织实施抢救。

4.准备大量冰盐水、低温输注液体、冰块、冰帽、冰袋等降温物品，协助麻醉医生实施积极的降温措施。

5.护士在执行医生口头医嘱时，必须复述一遍，由医生重复确认后执行，避免差错或事故的发生（图 6-1-7）。

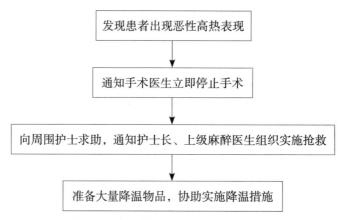

図 6-1-7 患者发生恶性高热的应急流程

八、手术中用药错误的应急预案

1. 严格执行护理差错（事故）预防及报告制度，发现用药错误后立即通知手术医生和麻醉医生，同时密切观察患者用药后的反应，及时采取措施，将错误造成的危害降到最低。

2. 逐级上报：发生错误后立即上报护士长，严重的给药错误在 24 h 内上报护理部。

3. 登录不良事件上报系统进行药物不良事件上报。

4. 科室在一周内组织护理人员分析讨论用药差错产生原因、科室组织进行安全讨论，提出整改措施。

5. 根据差错的严重程度由护理部根据医院条例进行处理（图 6-1-8）。

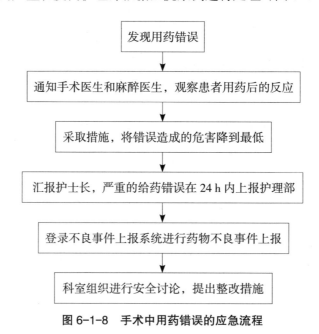

图 6-1-8 手术中用药错误的应急流程

九、紧急封存病历

1. 发生医疗纠纷时，患者家属提出封存病历申请后，护理人员应立即逐级上报护士长、科主任、医政部。

2. 在各种证件齐全的情况下，医政部人员及患者家属各方在场的情况下，复印病历并封存复印件。

3. 封存病历前护士应完善的工作如下。

（1）完善护理记录单，要求护理记录单完整、字迹清晰、无涂改、护理记录单相关内容应与医疗记录一致，如患者死亡时间等。

（2）完善其他相关记录单包括手术患者安全核对表，手术患者交接记录单、手术临时医嘱、手术抢救医嘱等。

4. 若发生在节假日或夜间，除逐级上报外，可直接汇报院总值班协助解决。

5. 特殊情况手术护理人员可将原始病历交由手术医生暂时保管，不可直接交患者家属（图6-1-9）。

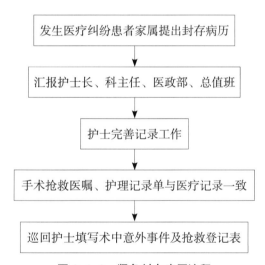

图 6-1-9　紧急封存病历流程

第二节　大出血等危及生命急诊手术的应急预案

1.接到大出血等危及生命的急诊手术通知后，积极进行患者的抢救和救治工作，夜班人员不足时应及时通知听班人员，如时间紧急，就近寻求帮助。

2.必要时，开通急救手术绿色通道，直接将患者推入手术间。

3.值班护士备齐各类仪器、手术器械和抢救物品，积极配合手术医生和麻醉医生的抢救工作。

4.发生特殊伤员抢救时，应及时向护士长、总值班汇报，以便有关部门及时掌握情况，协助调配各科室力量，配合手术室积极进行抢救工作。

5.护士在执行医生口头医嘱时，必须大声复述一遍，由医生重复确认后执行，避免差错或事故的发生。

6.紧急情况下，在医生未到之前，根据患者情况，护士应在自己能力范围内果断进行给氧、吸痰、紧急止血、建立静脉通路、快速补液等应急处理（图 6-2-1）。

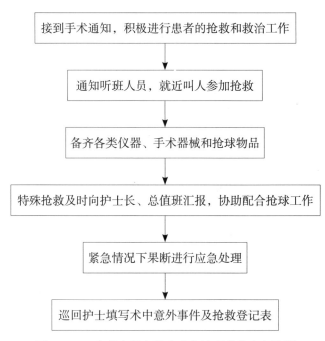

图 6-2-1　大出血等危及生命急诊手术的应急流程

第三节　护理人力资源紧急调配应急预案

一、突发大量伤员急救手术的应急预案

1.接到通知后，评估受伤人数、伤情、预计到达手术室的时间，启动手术室人员联络应急通信网，手术护士保持通信畅通，确保及时应答、人员到位。根据手术需要按手术室应急梯队联络表、专业组分工通知后备人员就位。

（1）人员分工（图6-3-1）

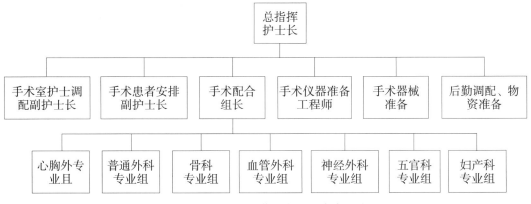

图6-3-1　突发大量伤员急救手术人员分工

（2）院内联系：院总值班、医务处、护理部、血库等。

2.批量伤员救治原则及处理办法

（1）手术室接到通知后立即备齐各种急救物品、手术器械、药品、仪器设备等，固定位置放置，专人负责检查，保持备用状态。

（2）接受患者后在护士站进行详细登记，副护士长按照患者病情分配手术间。

（3）来源不同的患者入室流程

1）急诊室推车送达患者：巡回护士与急诊室人员交接，核对患者腕带标识。简要交接患者病情，签患者交接单。根据病情及需要实施手术情况，分配进入指定手术间。

2）患者直接送达手术室流程：患者到达手术室护士站，护士建立患者身份标识（佩戴腕带），双人封存保管患者物品，在封存包装上登记患者信息。根据病情及需要实施手术情况，分配进入指定手术间。

（4）抢救配合措施

1）至少4人将患者平移至手术床，快速建立静脉通路。

2）快速清洁患者皮肤、消毒铺单，严格清点所有物品并记录护理记录单。

3）配合麻醉、快速开台、实施手术，协助麻醉师使用血液回输机。

4）联系检验科和血库及时进行检验、备血、取血。

（5）手术情况记录、汇报

详细记录手术伤员接收情况、实施手术情况，联系手术会诊，及时向医务处、总值班汇报手术情况（图6-3-2）。

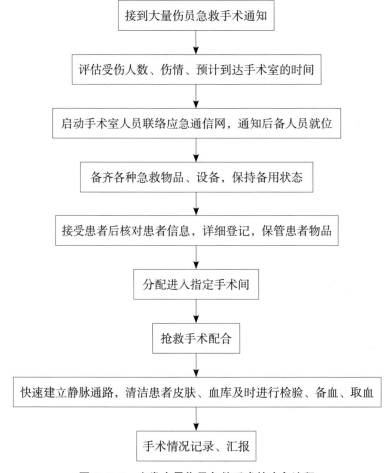

图6-3-2 突发大量伤员急救手术的应急流程

二、医院紧急抢救手术的应急预案

1.患者出现危及生命、急危病情必须紧急手术抢救时，手术科室主治以上医师根据患者体征及检查结果启动紧急手术应急预案。

2.手术科室主治以上医师电话请示医务处，夜间请示院总值班。

3.手术科室医师填写紧急手术申请单并签字。

4.医务处或院总值班电话通知手术室、麻醉科、输血科启动紧急手术程序。

5.手术室、麻醉科立即开启急诊手术间，备好医护人员，30 min 内接收患者进入手术室。手术室有权暂停任何一台择期手术，安置抢救患者进行抢救手术。

6.实施紧急抢救手术（图 6-3-3）。

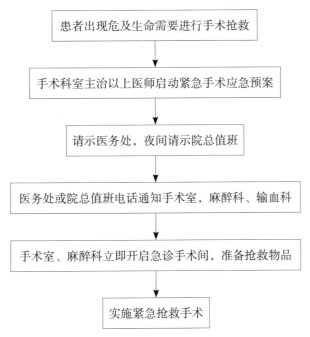

图 6-3-3　医院紧急抢救手术的应急流程

第四节　手术中特殊情况的应急预案

一、手术物品清点有误及物品缺失的应急预案

1.严格遵守手术室手术用物查对制度，认真清点、记录台上物品，当确认发生清点有误时立即汇报护士长。

2.手术开始前用物查对，发现器械数量有误，器械护士与巡回护士需要反复查找，立即与器械室护士核实确认器械数目，在护理记录单上记录实际清点数目。发现手术纱布、盐水垫数量有误，应立即将有误物品全部更换，并告知敷料室人员。

3. 关闭切口前用物查对，发现手术用物术前、术后数目不一致时，手术医生、手术护士应立即遵照手术用物缺失查找流程进行查找，查找不到后应立即汇报。

（1）手术护士发现手术用物缺失后，立即通知手术医生停止关闭切口。

（2）手术医生在手术切口内查找，巡回护士、器械护士在工作范围查找，确认发生手术用物缺失后不得关闭体腔。

（3）通知手术室护士长协助查找，与相关手术人员沟通查找。

（4）与麻醉医生沟通，调节麻醉时间。

（5）经手术人员反复查找未找到时，遗失物如为可显影物品，进行 X 线检查作为最终证实手段，排除遗留体腔的可能性。巡回护士与放射科联系，由外科医生下摄片医嘱，X 线检查时主刀医生应在场确认拍片位置、范围是否准确、完整。X 线检查后应拿回 X 线片，手术室经主刀医生、巡回护士、器械护士共同确认未在手术切口内。

（6）遗失物如为不显影物品，必须请主刀医生探查切口，确认未在手术切口内。必要时请上级医生和科主任协助探查寻找。

4. 经手术医生探查切口及 X 线片证实遗失物未在手术切口内可关闭切口。

5. 巡回护士如实填写手术护理清点记录单，反面写明事件经过，"经手术医生探查切口及 X 线片证实未在手术切口内"，由手术主刀医生签名确认。

6. 如手术医生不积极探查寻找，手术护士必须上报手术室护士长，护士长沟通科室主任并上报医务处协助处理。

7. 巡回护士在 X 线片袋上写明科室、患者姓名、手术时间、手术名称、手术医生、手术缺失物品、手术查找过程、器械护士、巡回护士信息。X 线片由手术室负责保存，相关信息统一登记备案。

8.24 ~ 48 h 内登录不良事件报告系统进行手术不良事件上报并填写护理不良事件讨论记录本（图 6-4-1）。

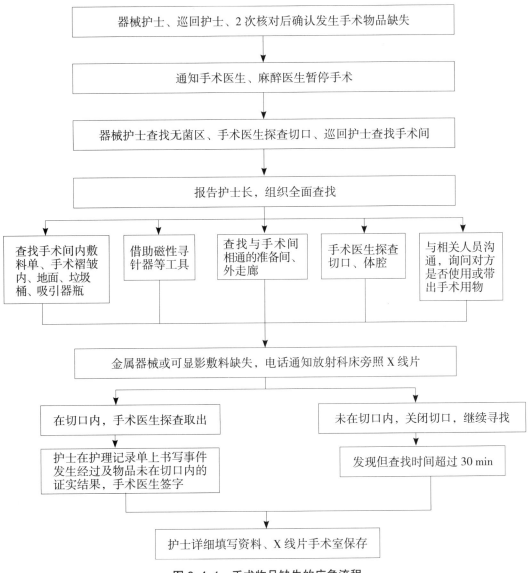

图 6-4-1　手术物品缺失的应急流程

二、手术器械断裂异物留置患者体内的应急预案

1.严格遵守手术用物查对制度，认真清点、记录台上物品，手术开始前检查手术器械的完整性。

2.当发生手术器械断裂或护士发现器械失去完整性时，马上告知手术医生及时寻找断裂异物。

3.通知护士长协助处理。

4.如不明遗失位置按手术用物查找流程进行。

5. 如明确遗失位置，手术医生根据患者病情进行查找取出异物。

6. 当取出异物危及患者生命安全或损伤患者重要器官组织时，手术医生需向上级医生、科主任、医务处汇报，明确手术方式。

7. 如医务处批准不再进行异物取出术，由手术主刀医生在手术护理清点记录单反面写明事件经过，写明"经医务处批准不再进行异物取出术"，由手术医生签名确认。

8. 24 ~ 48 h 内登录不良事件报告系统进行手术不良事件上报并填写护理不良事件讨论记录本（图 6-4-2）。

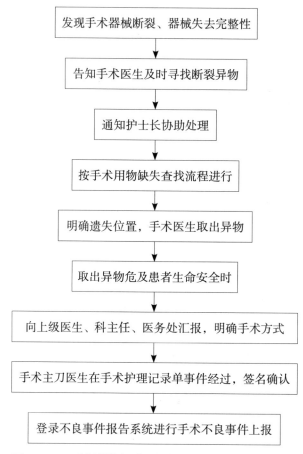

图 6-4-2　手术器械断裂异物留置患者体内的应急流程

三、手术标本丢失的应急预案

1. 发生手术标本丢失，立即通知手术医生进行查找。

2. 在手术台上丢失，按照手术用物查对制度，认真清点查找。

3. 手术台下或手术后丢失，即刻保留现场，通知保洁人员停止卫生清扫，手术器械、敷料、垃圾暂停运送。

4. 通知护士长协助处理，分析手术标本留送过程，分析丢失原因，针对留送环节进行查找。

5. 与参加手术的医护人员、留送标本便民人员、病理科接收人员沟通。

6. 检查标本登记本记录情况，查找手术敷料、手术垃圾、标本运送工具及周围环境。

7. 手术医生需向上级医生、科主任汇报。

8. 24 ～ 48 h 内登录不良事件报告系统进行手术不良事件上报并填写护理不良事件讨论记录本，科室组织进行安全讨论，提出整改措施（图 6-4-3）。

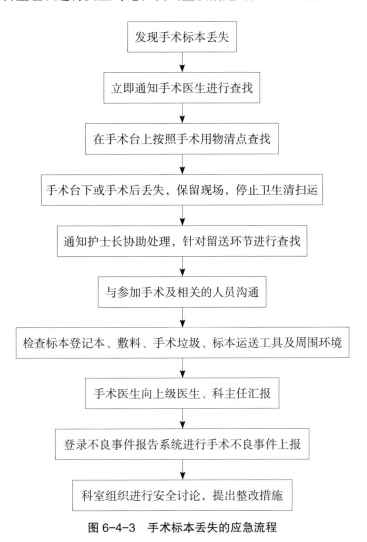

图 6-4-3　手术标本丢失的应急流程

第五节　手术室发生紧急、意外事件的应急预案

一、手术室发生火灾的应急预案

1. 科室护士长是科室消防安全第一责任人。

2. 护士长及质控小组成员负责日常安全管理：安排各区域安全责任人；明确分组；制定并检查各区域安全职责落实情况；定期组织消防知识培训；制定并及时修订应急预案；培训学习应急预案；定期组织并配合医院实施消防演练。

3. 所有手术室工作人员应知晓灭火器和消防栓的准确位置和正确的使用方法。

4. 明确手术室各楼层消防疏散通道、安全出口位置，明确疏散方向。

5. 工作人员认真进行各区域安全检查，确保手术后电、气的关闭。

6. 科室设置四个行动组。麻醉科主任、手术室护士长负责总体协调安排工作。

（1）通讯联络组：巡回护士、护士长、护士站护士。

（2）灭火行动组：手术助手、麻醉助手、总务护士。

（3）安全救护组：主刀医生、麻醉医生、器械护士。

（4）疏散引导组：主刀医生、麻醉医生、器械护士及巡回护士、保洁人员等。

7. 手术室发生火灾的应急预案（图6-5-1）。

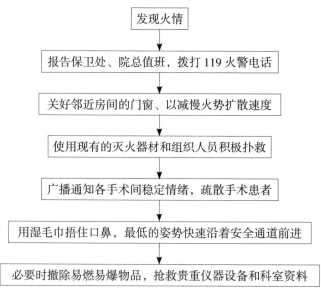

图 6-5-1　手术室发生火灾的应急流程

（1）通讯联络组职责

巡回护士：立即拨打院内报警电话："安保办吗？xx 楼手术间发生火情，起火物质为 ××，火势大小情况，请马上支援"，就近启动消防报警按钮；夜间电话报告护士长、院总值班报告火灾情况，启动实施应急预案，必要时拨打 119 火警电话，协调配合做好外部联络工作。

护士长：向上级领导报告，必要时拨打 119 火警电话。组织人员进行灭火，做好外部汇报、联络工作。

护士站护士：通讯广播、报告，广播通知各手术间目前发生火灾情况，告知医务人员保持稳定情绪，做好火灾应急准备；接到手术患者撤离通知后，及时广播通知各手术间。

（2）灭火行动组职责

手术助手：关好邻近房间的门窗，以减慢火势扩散速度，就近取用灭火器，进行灭火。

总务护士：就近取用灭火器，进行灭火。

麻醉助手：就近取用灭火器，进行灭火。

（3）安全救护组职责

主刀医生：手术间指挥官，判断手术情况，立即结束手术，关闭切口。

麻醉医生：诱导呼吸，准备呼吸机或呼吸囊、氧气袋等转运设备。

器械护士：协助医生立即清点物品缝合伤口，整理患者各种通路，进行转运。

（4）疏散引导组职责

麻醉医生：负责观察病情，维持呼吸。

手术医生：负责协助推车及维持生命必要设备。

巡回护士：负责指引路线、推平车转运或解锁手术床转运。

器械护士：协助应急照明、推车、手术器械。

保洁人员：协助推车转运。

8.疏散原则

（1）火灾发生在手术间以外区域时，手术间内医生和护士应坚守岗位，确保患者安全，暂停手术并做好关闭体腔的准备工作，将手术床安全锁打开，准备疏散平车，根据火情判断是否应疏散患者。接到上级疏散手术患者通知后，按照撤离方法组织疏散。火灾发生在本手术间不能控制或其他区域火灾蔓延至本手术间时，应立即组织转移手术患者至安全区域。

（2）白班工作时间发生火灾，由麻醉科主任和手术室护士长总负责，成立疏散引导组，进行组织疏散手术患者。夜间或节假日时间发生火灾，由主刀医生总指挥，成立疏散引导组共同负责组织疏散。

（3）按照先手术患者后医务人员原则，疏散时通过安全通道、安全出口，就近将患者及医务人员疏散到相应的安全地点，切勿乘坐电梯。撤离过程中要用湿毛巾捂住口鼻，尽可能以最低的姿势快速沿着安全通道前进。

（4）手术患者疏散方向

四楼A区、B区、C区：第1~第21手术间经第1手术间旁护士站通道出口转运

四楼D区：第22~第30手术间经物品通道安全出口转运（以青岛大学附属医院为例）（表6-5-1）。

表6-5-1　手术室消防栓分布

楼层	消防栓位置	安全出口
四楼	护士站患者等候区	护士站
	护士站谈话间	一期污染电梯
	恢复室入口	14手术间污染走廊
	2、3手术间门外	21手术间污染走廊
	一期污染走廊标本室	物品通道
	一期污染走廊库房6	更衣室
	一期污染走廊库房5	30手术间旁两边的门
	21手术间污染走廊	
	19、20手术间门外	
	无菌物品室3	
	无菌敷料室2	
	餐厅走廊	
	二期无菌物品室	
	二期物品通道对面	
	25手术间刷手池	
	26手术间污染走廊	
	29手术间门外	
	二期污染电梯	
五楼	麻醉科办公室旁	男夜班室旁
	女更衣室镜子旁	更衣室
	五楼换鞋室门口	

（5）手术进行中患者撤离方法

1）安全救护组器械护士、手术医生快速清点手术用物，简单缝合伤口；进行伤口覆盖。

2）麻醉医生准备简易呼吸器，负责保证转移过程中患者的呼吸循环畅通。

3）手术护士负责转运平车，适当约束患者，手术医生、麻醉医生、手术护士、保洁人员共同将患者将沿安全通道推至安全区域。

4）转移工具选择：使用就近的手术平车，将患者移至平车疏散；如无平车运送，手术间未断电时，将手术床安全锁打开，直接推动手术床疏散；如手术间断电后不能移动手术床，使用床单包裹患者作为担架运送。

5）必要时手术区撤除易燃易爆物品，抢救贵重仪器设备和科室资料（图6-5-2）。

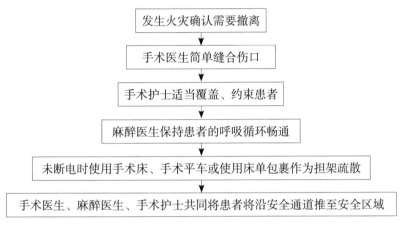

图6-5-2　手术室发生火灾疏散和撤离手术患者的应急流程

9.手术切口小火灾应急预案

手术切口发生小火灾后，手术医生使用术中冲洗盐水扑救；器械护士使用湿无菌包布、敷料覆盖扑救；巡回护士使用外用盐水冲洗扑救；麻醉师切断麻醉机氧气供应。将起火的手术敷料撤离手术患者，必要时使用自来水扑救（图6-5-3）。注意：灭火器不能用于人体皮肤灭火！

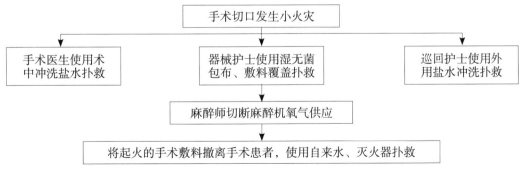

图6-5-3　手术切口发生小火灾的应急流程

10. 手术设备发生小火灾的应急预案

手术仪器设备发生火灾时，巡回护士第一时间对设备进行断电，就近使用灭火器进行扑救；更换仪器设备，保证手术顺利进行（图 6-5-4）。

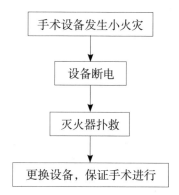

图 6-5-4　手术设备发生小火灾的应急流程

二、发生地震的应急预案

1. 工作人员应明确各层紧急出口的准确位置，熟悉手术室逃生路线图。

2. 地震来临，工作人员要冷静面对，尽力保障人员的生命安全及国家财产安全。发生强烈地震时，护士长应立即组织人员有序的疏散，将患者撤离手术间，疏散至第二住院部广场空地。

3. 情况紧急不能撤离时，在场人员要寻找有支撑的地方蹲下或坐下，保护头颈、眼睛、捂住口鼻。

4. 维持秩序，防止因混乱而影响撤离（图 6-5-5）。

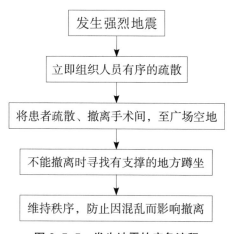

图 6-5-5　发生地震的应急流程

三、失窃的应急预案

1.每日值班人员按手术室安全检查制度认真检查各区域安全，确认门、灯、水、电、气源的关闭。

2.发现失窃后，保护现场。

3.应立即拨打报警电话。

4.立即通知护士长，协助保卫人员进行调查。

5.检查失窃物品种类，及时领用，避免影响手术（图6-5-6）。

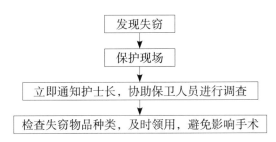

图6-5-6　失窃的应急流程

四、泛水的应急预案

1.发生泛水事件，立即寻找泛水的原因，如能自行解决应立即解决，关闭供水阀门，天花板泛水关闭泛水房间电源。

2.不能自行解决，立即上报护士长。白天通知后勤服务受理；夜间通知总值班，汇报泛水情况，查询原因，及时维修。

3.组织、协助保洁人员清扫泛水，注意防止跌倒。

4.检查手术区域设备仪器受损情况，被水浸湿的仪器禁止使用，汇报工程师检修。

5.检查无菌物品受损情况，撤出被水浸湿的无菌物品（图6-5-7）。

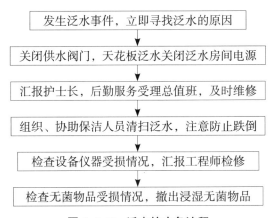

图6-5-7　泛水的应急流程

五、停电和突然停电的应急预案

（一）停电的应急预案

1.接到停电通知后，根据通知停电的时间，做好择期手术的安排和协调工作，暂停未开始的手术。

2.立即做好应对停电准备，备好应急灯、脚踏式吸引器、负压冲洗球吸引管等应急用物。检查麻醉机、除颤仪器等设备性能良好备用。如有抢救患者使用电动仪器时，需备好替代的方法（图6-5-8）。

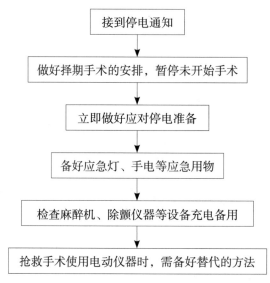

图6-5-8 停电的应急流程

（二）突然停电的应急预案

1.如遇突然停电，应立即通知电工组（如局部停电可联系联合维修工程师），由科室工程师检查不间断电源（uninterruptible power system，UPS）启动情况，并逐级上报护士长、医务处、护理部。

2.通过传呼系统通知手术间暂停麻醉及手术（如传呼系统无法正常使用则组织人员分头通知）。

3.与供应室联系器械消毒灭菌情况，并查看电梯内是否有滞留人员。

4.将手术未开始的患者集中转移至同一房间，关闭除必须设备仪器外的所有电源（如空调、感应门、工作站、多组照明灯等），对于已经开始的手术，优先保障心血管外科、神经外科等急危重患者进行手术，其他患者先暂时使用湿盐水垫保护切口，如储备电断电后，开启应急灯，完成必要的手术步骤。保证患者的安全。

5. 及时与内科、脑科护士长进行沟通，了解最新动向及传达最新指示，步调一致。

6. 巡回护士与器械护士留守于手术间内，保证患者安全。做好患者及家属的安抚工作，必要时可通过手机或将患者推出手术间和家属见面沟通，通知主刀医生与患者及家属进行解释工作，避免冲突。将停电提示牌"手术室 UPS 供电正常，请安心等待"挂于手术室门外。

7. 手术医生决定暂停或取消手术后，如患者已经麻醉插管，应由手术医生与麻醉医生沟通。意见一致方可拔管，拔管前检查中心吸引，备好脚踏式吸引器。将患者转送病房时应由麻醉医生、手术医生及巡回护士根据患者情况，联系便民人员，使用平车，担架或轮椅将患者安全转运至病房；清醒患者无特殊情况的可由家属及医务人员搀扶下护送至病房。

8. 停电后同时须密切关注停水情况，如有急诊手术可用生理盐水或蒸馏水进行外科洗手。

9. 在等待恢复供电过程中，注意保持通讯畅通，如恢复供电，必须请示医务处，确定电源稳定后方可进行手术。

10. 对于次日手术安排，与各科室主任进行沟通，确定手术安排后，送交手写五联手术申请单及审批单。

11. 恢复供电后及时开启空调，并将应急灯等设备及时充电备用。

12. 网络恢复后及时将停电当日手术拒绝，临床科室重新进行手术申请。

13. 当日手术准备用物如开包敷料及器械直接送至供应室进行灭菌，未开包者放置手术间做好标识于第二天手术使用（图 6-5-9）。

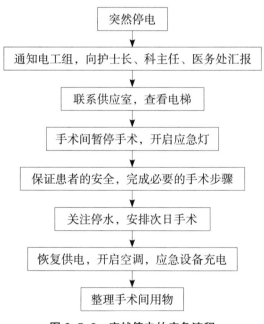

图 6-5-9　突然停电的应急流程

六、医疗废物意外事故的应急预案

1. 在盛放医疗废物前，应当对医疗废物包装袋、容器进行认真检查，确保无破损、渗漏和其他缺陷。使用中如发现容器有破损、泄漏等情况，应立即向感染管理科报告，并及时做好相应的消毒处理。

2. 确定流失、泄漏、扩散的医疗废物的类别、数量、发生时间、影响范围及严重程度。

3. 组织有关人员尽快对发生医疗废物泄漏、扩散的现场进行处理。

4. 对被医疗废物污染的区域进行处理时，应当尽可能减少对患者、医务人员、其他现场人员及环境的影响。

5. 采取适当的安全处置措施，对泄漏物及受污染的区域、物品进行消毒或者其他无害化处置，必要时封锁污染区域，以防扩大污染。

6. 对感染性废物污染区域进行消毒时，消毒工作从污染最轻区域向污染最严重区域进行，对可能被污染的所有使用过的工具也应当进行消毒。

7. 工作人员应当做好卫生安全防护后进行工作。

8. 处理工作结束后，感染管理科应当对事件的起因进行调查，并采取有效的防范措施预防类似事件的发生（图 6-5-10）。

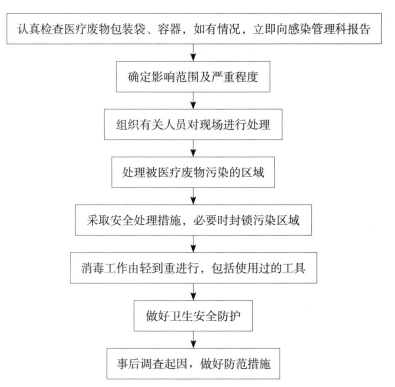

图 6-5-10　医疗废物意外事故的应急流程

七、医疗设备故障的应急预案

1. 医学工程科责任工程师按照工作制度，做好分管科室设备的定期巡检、预防性维护工作，消除设备故障各类隐患，保证设备处于良好待用状态。

2. 手术室护士发现设备使用中出现异常情况，应及时通知医学工程科责任工程师，并根据情况关机或切断电源，保证操作人员和诊疗患者的安全，控制设备的损坏程度。

3. 医学工程科工程师在接到医疗设备故障报告后，及时到达现场后，应立即协助医务人员做好患者安全的相关补救措施，并尽快对设备进行故障的初步分析检查，了解故障发生的原因、性质、范围、严重程度，将掌握的情况向医学工程科主任汇报，做出是否即刻修复或搬离工作区域维修的请求。不易搬动的设备，维修人员应挂上"故障暂停使用"的禁用标识，防止人员误用。

4. 的确因工作紧急需要时，科室可首先考虑向最近的科室借用；如无法满足则通知医疗设备科，由其联系本市其他医院供应商借调备用机。若仍无法解决，应立即上报分管院长，以确定是否启动紧急采购程序。

5. 故障修复后，工程师应及时做好维修记录，报医学工程科主任，对突发设备事件的起因、性质、影响、责任、经验教训等问题进行调查评估，并做好故障原因分析，总结经验，防止重复出现类似事故。

6. 对医院医疗工作有重大影响的大型医疗设备发生故障且不能修复时，责任工程师应立刻上报医学工程科主任，并逐级通知相关部门和上报分管院领导（图 6-5-11）。

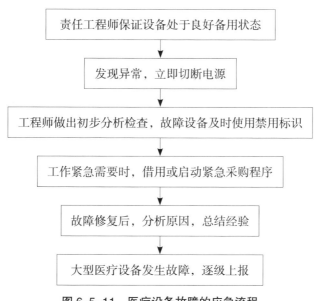

图 6-5-11 医疗设备故障的应急流程

八、患者在运送过程中突发意外的应急预案

1. 转运途中突发意外，医护人员应根据出现的意外情况实施相应的急救措施。

2. 对患者情况初步判断，迅速判定患者的意识、脉搏、呼吸等。患者脉搏、呼吸存在，给予患者对症处理；脉搏、呼吸消失时，应立即进行心肺复苏。

3. 通知相应科室，做好人员及急救物品的准备。

4. 主管医生到场后，协助医生进行检查并遵医嘱进行处理。

5. 患者病情稳定后，迅速转运；并严密观察病情变化，发现问题及时处理。

6. 做好家属的安抚工作，消除其紧张、焦虑情绪。

7. 及时记录患者的抢救过程，必要时报告相关部门（图6-5-12）。

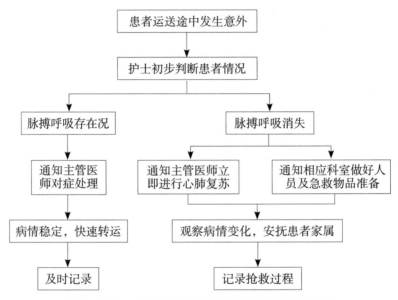

图6-5-12 患者在运送过程中突发意外的应急流程

九、突发网络系统瘫痪的应急预案

1. 突发网络瘫痪，立即电话通知信息中心，上报医务处、护理部，夜间通知总值班，启动应急预案。同时查找原因及时维修。

2. 打印手术室网络瘫痪应急包，包括临时医嘱单、安全核查表风险评估表、手术交接记录表、危急值报告登记表、冰冻标本结果登记表，网瘫包在五楼排班电脑的桌面。

3. 医嘱执行：巡回护士通知医生手写医嘱单，执行单改为手写方式。

4. 费用录入：巡回护士准确记录手术费用及耗材使用情况，待系统恢复后补录。手术室总务护士与病房做好沟通根据网络修复情况，必要时推迟患者出院结算时间。

5. 病理结果通知：需做术中冰冻的手术，巡回护士需要与病理科医生进行电话沟通，复述核实冰冻结果无误后，在病理标本登记本上做好记录并签名，同时记录病理科医生姓名。

6. 手术通知：若网络瘫痪影响次日手术安排，需上报医务处，经医务处同意，方可安排手术。手术室电话通知各临床科室送纸质版手术通知单，手术室与临床医生共同做好手术患者信息核实，做好次日手术安排。

7. 发生网络瘫痪情况时，所有与信息系统相关的操作恢复时间需要在接到信息中心正式通知后方可进行。

8. 待系统恢复正常后，手术室与相关临床科室沟通，及时补录手术通知、医嘱及执行时间、手术费用等手术相关信息（图6-5-13）。

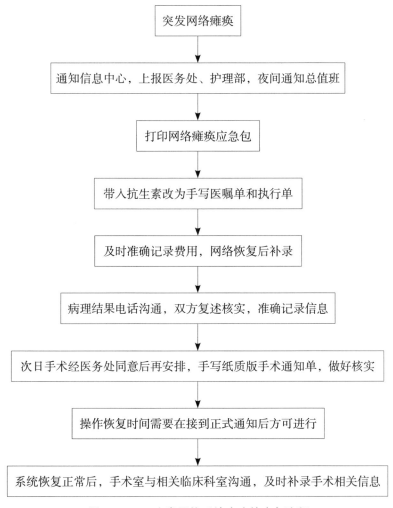

图 6-5-13　突发网络系统瘫痪的应急流程

十、手术室新型冠状病毒肺炎患者手术配合应急预案

1. 手术室接到新型冠状病毒肺炎（以下称新冠肺炎）或疑似新冠肺炎患者急症手术通知后，应立即上报护士长，护士长向院区医务处、护理与院感处上报，夜间上报总值班。

2. 手术室成立新冠肺炎患者手术管理小组，护士长组织调动手术配合小组人员立即到岗。值班人员术前通知麻醉科、供应室、保洁人员、便民人员等做好围手术期消毒隔离防护工作（图 6-5-14）。

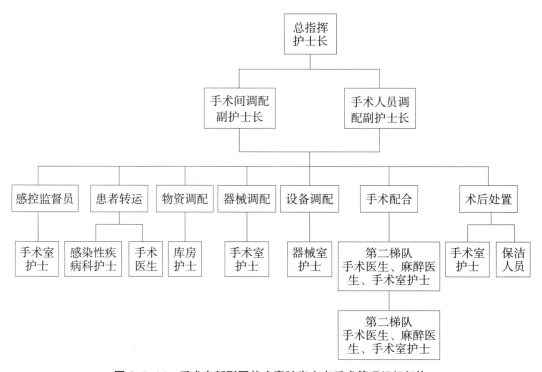

图 6-5-14　手术室新型冠状病毒肺炎患者手术管理组织架构

3. 术前准备

（1）手术配合小组成员专人负责手术物品准备。包括手术仪器、设备、手术用物、清洁消毒用品、医疗废物专用包装袋等，检查处于备用状态。尽可能选用一次性使用物品如一次性敷料、一次性防渗漏床罩等。手术间内配备至少两套电动吸引器（中心吸引装置需具备防倒吸及细菌过滤装置，中心吸引系统设置须符合行业标准要求），麻醉插管需备专用负压吸引器一套。负压吸引瓶内根据容积加入 5000 ～ 10 000 mg/L 含氯消毒液，术后密闭封存，按照感染性医疗废物处理。

（2）将隔离手术间不用的物品移到室外，只保留必须使用物品。复用的设备、配

件等尽量使用一次性保护套加以保护，特别注意遮盖不易清洁的物品表面，如键盘、设备功能键表面等。

（3）防护物品放置在感染手术防护物品专用箱内。医护人员按照三级防护措施进行穿戴防护：内着洗手衣裤，佩戴N95口罩、一次性手术帽、一次性防渗透性能的隔离衣；外着防护服、防护目镜，戴一次性乳胶手套、靴套、鞋套、一次性防渗透性能的手术衣。巡回护士、麻醉医生穿戴防护用品流程见图6-5-15，器械护士、手术医生穿戴防护用品流程见图6-5-16。

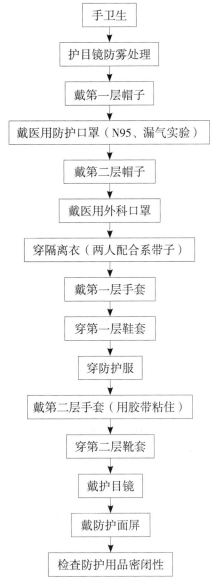

图6-5-15　巡回护士、麻醉医生穿戴防护用品流程

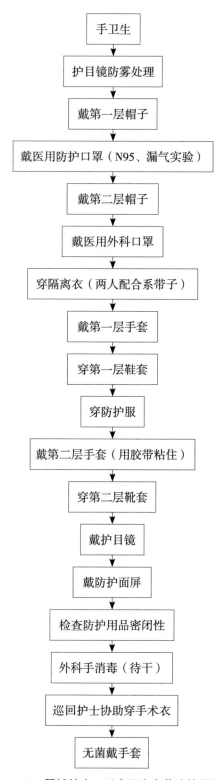

图 6-5-16 器械护士、手术医生穿戴防护用品流程

（4）手术物品需要在术前全部准备齐全，告知手术室其他工作人员严禁入内，严格精简手术间的工作人员，手术间遵循只进不出的原则，防止感染扩散；对手术患者经过的路线、使用的物品、手术环境进行严密隔离。安排 2 名巡回护士，室外巡回护士负责向室内间接供应术中特殊手术物品，室内巡回护士负责手术配合，彼此不能调换。

（5）呼吸道传播疾病手术安排在负压手术间进行。关闭缓冲间及手术间各大门，将手术间空调系统切换到负压（-5 Pa 以下）状态，同时关闭清洁区、清洁区缓冲间层流系统。污染区、半污染区门外悬挂醒目"新冠肺炎"标识。

（6）手术间各大门调至手控模式，工作人员出口提前铺设 2000 mg/L 的含氯消毒液浸泡的地垫，回风口处喷洒适量 2000 mg/L 含氯消毒液。

4. 患者转运：使用感染患者专用（负压）平车转运患者，悬挂"新冠感染"标识，乘坐专用手术电梯接送患者，专用电梯由后勤部门专人进行管理，转运患者前提前疏散，未消毒前禁止其他患者使用。

5. 术中管理

（1）参加手术人员必须严格按照三级防护标准着装，医务人员皮肤发生破损时，不适合参与手术。术中一旦发生喷溅污染防护装备、手套破损等，要及时更换。每次接触患者后都要立即进行外科手消毒。接触可见污物时，需加戴一层检查手套，用后丢弃。遵循安全注射原则，锐器采用无接触式传递方法，避免发生针刺伤。巡回护士负责监督手术间内工作人员感染防控操作，及时指出并纠正。

（2）医护人员在患者病情允许情况下为患者需佩戴医用外科口罩接入手术间，气管插管操作前注意患者头面部使用湿纱布盖住口鼻，术中将患者头面部适当遮盖并将负压吸引管固定在患者头面部，以尽量减少呼吸道分泌物在空气中弥散。

（3）手术中避免患者血液、体液污染地面或物体表面，一旦污染应立即处理。少量污染物可用一次性吸水材料（擦拭布巾）清除，再使用含 5000 ~ 10 000 mg/L 含氯消毒液布巾进行擦拭；大量污染物应用一次性吸水材料完全覆盖后，再使用含 5000 ~ 10 000 mg/L 含氯消毒液倒在吸水材料上，作用 30 min 以上，再清除干净。

（4）术中加强与手术医生的沟通，操作动作稳、准，密切配合。术中尽可能减少负压吸引操作，可使用电外科吸烟装置，减少气溶胶的扩散。

6. 术后处理

（1）手术器械术后使用含 2000 mg/L 的含氯消毒液的擦拭布巾擦除可见污物，打开器械轴节，放入器械盒内，再使用可溶性防渗漏收集袋包裹，放入专用转运密封容器，外贴器械交接卡，在器械交接卡上注明"新冠"，单独放置。巡回护士提前电话通知供应室，器械拿出手术间前使用含 2000 mg/L 的含氯消毒液擦拭布巾擦拭并喷洒转运箱外层，供应室专人单独回收，按消毒技术规范特殊感染手术器械处置流程进行浸泡消毒、清洗、灭菌处理。

（2）患者使用的一次性被服按照感染手术医疗废物处置规范进行处理，接触患者的必需重复使用被服放入可溶性感染性织物袋内，袋口扎紧，外贴"新冠"标识，巡回护士提前电话通知洗涤中心，被服拿出手术间前使用 2000 mg/L 的含氯消毒液喷洒包装袋外层，由洗涤中心专人单独回收，按消毒技术规范感染性织物处置要求进行处理。

（3）接触患者创口的纱布、敷料、吸引器瓶、一次性手术用物等医疗废物，放入双层黄色医疗垃圾袋中，分层扎紧，鹅颈结式封口。以上手术垃圾袋外均要注明"新冠"标识，拿出手术间前使用 2000 mg/L 的含氯消毒液喷洒包装袋外层，与医疗废物转运人员单独交接，按照《新型冠状病毒感染的肺炎疫情医疗废物应急处置管理技术指南》处理。医疗垃圾暂存处地面用 2000 mg/L 含氯消毒液进行消毒。

（4）切除的组织如坏死肢体等放入双层黄色医疗垃圾袋，袋口扎紧，按照医疗废物处理。袋外标签注明："新冠"、患者科室、住院号、手术日期、手术名称。与保洁公司人员单独交接，按照《新型冠状病毒感染的肺炎疫情医疗废物应急处置管理技术指南》处理。

（5）切除的需要送检的手术标本在离体 30 min 内确保送至病理科，手术室提前电话通知病理科。将标本放入双层标注"生物危险"的标本袋中，袋口分层密封严密，袋外标签注明："新冠"、患者科室、姓名、住院号、手术日期、手术名称。放入专用标本转运箱中，标本袋拿出手术间前使用含 2000 mg/L 的含氯消毒液擦拭布巾擦拭并喷洒转运箱外层，外套一层防渗漏包装袋，交由室外巡回护士与病理科接收人员单独交接，并在标本登记本上签字。

（6）所有参加手术人员按照规范要求脱掉防护用品（图 6-5-17），一次性使用物品放入双层黄色医疗垃圾袋内，非一次性使用物品（防护眼睛、防护面屏）摘除后放入含 2000 mg/L 含氯消毒液的专用容器内浸泡 30 min，浸泡后进行清洗。工作人员使用消毒液地垫擦拭鞋底，方可离开手术间，按"七步洗手法"规范进行流动水洗手或使用快速手消毒液，时间持续 2 min。

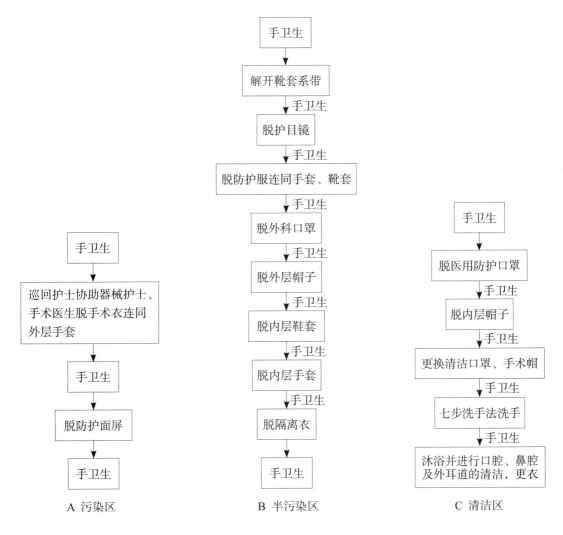

图 6-5-17 脱防护用品流程

（7）在完成手术间医疗废物、污染器械敷料等交接并进行物表、地面初步清洁消毒后，关闭手术间层流和送风，使用 3% 过氧化氢或 0.2% 过氧乙酸喷雾消毒，喷雾剂量按 10 ~ 20 mL/m³（1 g/m³），手术间密闭 2 h 以上。

（8）接送患者平车，用过的一次性床罩放入手术间黄色医疗垃圾内。手术平车放置在手术间内，将床垫拆卸竖起，由保洁人员用 3% 过氧化氢或 0.2% 过氧乙酸喷雾消毒，再使用含 2000 mg/L 的含氯消毒液擦拭布巾擦拭，作用 30 min 后清水擦净。

（9）手术间关闭 2 h 后，器械护士、巡回护士共同进行物体表面、手术间地面清洁消毒，将仪器设备彻底擦拭消毒，保洁人员对缓冲间、患者通道的物体表面、地面清洁擦拭。先使用 2000 mg/L 含氯消毒剂擦拭，保持 30 min 后，再用清水擦拭。

（10）通知层流系统维护工程师，按相关规范要求对负压手术间高效过滤器、回风口过滤器进行更换。擦拭并消毒排风口、回风口与送风口。

（11）完成物体表面、地面的清洁消毒，手术间规范整理，房间密闭 24 h。

（12）经空气、物表采样检测结果合格后，手术间、缓冲间层流系统调整至正压状态，手术间所有移出物品归位，开放手术间。

第七章 手术配合常规

第一节 普通外科篇

一、甲状腺次全切除术

【麻醉方式】全身麻醉

【手术体位】垂头仰卧位

【仪器设备】高频电刀、吸引器

【用物准备】

敷料：手术衣、底包、甲状腺包。

常规器械：中包器械。

常规用物：11 号刀片、23 号刀片、24 mm 圆针、24 mm 角针、2-0 号慕丝线、3-0 号慕丝线、4-0 号慕丝线、备皮球、电刀笔、一次性吸引器管、短延长管或脑室引流管、冲洗球、负压引流球、1 mL 注射器、5 mL 注射器、10 cm × 10 cm 敷料贴、10 cm × 15 cm 敷料贴、纱布。

特殊用物：3-0 号可吸收缝合线、4-0 号可吸收缝合线、双极电凝、吸收性明胶海绵、医用组织胶水（根据手术情况使用）。

【手术步骤及护理操作配合】见表 7-1-1

表 7-1-1 甲状腺次全切除术手术步骤及护理操作配合

手术步骤	护理操作配合
1. 常规消毒皮肤，铺无菌巾	递无菌卵圆钳及碘伏备皮球消毒皮肤，于颈部两侧各置一球状治疗巾，常规 4 块治疗巾铺切口，铺中单，铺甲状腺单

表 7-1-1（续）

手术步骤	护理操作配合
2. 切开皮肤、皮下组织，游离皮瓣，依次分离各层组织显露甲状腺腺体	再次消毒皮肤，切口两边各放置 1 块纱布，递 23 号刀片、2 把皮镊切开皮肤、皮下组织显露颈阔肌，电凝止血；递组织钳提起切口两侧皮缘，递 24 mm 角针、2-0 号慕丝线缝吊皮瓣，显露手术野；结扎颈前静脉，纵行切开颈白线，用手指钝性分离颈前肌与甲状腺的包膜间隙后，递甲状腺拉钩将一侧肌肉牵开
3. 显露甲状腺侧叶	在两侧胸锁乳突肌内侧缘剪开筋膜，将胸锁乳突肌与颈前肌群分开，在颈中线处纵行切开筋膜，再用血管钳分开肌群，深达甲状腺包膜，将甲状腺肌群向上、向下牵开，显露出甲状腺侧叶
4. 由上极至下极游离甲状腺腺体组织	递甲状腺拉钩牵开甲状腺侧叶旁的组织，递组织剪、血管钳逐步分离甲状腺组织，分离甲状腺上动、静脉，甲状腺下动、静脉及甲状腺中静脉；递蚊氏钳和米氏钳游离甲状腺侧叶，结扎血管
5. 切开甲状腺峡部及甲状腺腺体	递中弯钳贴气管壁前分离甲状腺峡部，递 24 mm 圆针、2-0 号慕丝线缝扎；递小号血管钳夹甲状腺四周，分离甲状腺腺体，保留甲状腺后包膜；递 3-0 号可吸收缝合线缝合腺体残端止血。如果行双侧甲状腺次全切除术，则按相似的方法完成另一侧腺叶切除
6. 冲洗和检查切口，放置引流，分层缝合切口，覆盖敷料	递生理盐水冲洗切口，更换干纱布；清点物品；递地塞米松以保护神经，吸收性明胶海绵止血；递 11 号刀片、小号钳，放置引流管，递 24 mm 角针、2-0 号慕丝线固定引流管；递 3-0 号可吸收缝合线缝合颈白线、颈阔肌、皮下组织，递 4-0 号可吸收缝合线缝合皮内；递碘伏备皮球消毒，干纱布擦拭，医用组织胶水对合切口，用 10 cm×10 cm 敷料贴、10 cm×15 cm 敷料贴覆盖切口，放置负压引流球连接引流管

二、双侧甲状腺全切 + 双侧颈淋巴结清扫术

【麻醉方式】全身麻醉

【手术体位】垂头仰卧位

【仪器设备】高频电刀、吸引器、超声刀

【用物准备】

敷料：手术衣、底包、甲状腺包。

常规器械：颈淋巴结清扫器械、血管拉钩。

常规用物：11 号刀片、23 号刀片、24 mm 圆针、24 mm 角针、2-0 号慕丝线、3-0 号慕丝线、4-0 号慕丝线、备皮球、电刀笔、一次性吸引器管、冲洗球、负压引流球、短延长管或脑室引流管、18 号胸腔引流管、16 号一次性红色尿管、1 mL 注射器、5 mL 注射器、10 cm×10 cm 敷料贴、10 cm×15 cm 敷料贴、纱布。

特殊用物：3-0 号可吸收缝合线、4-0 号可吸收缝合线、超声刀、双极电凝、吸收性明胶海绵、医用组织胶水（根据手术情况使用）。

【手术步骤及护理操作配合】见表 7-1-2

表 7-1-2　双侧甲状腺全切＋双侧颈淋巴结清扫术手术步骤及护理操作配合

手术步骤	护理操作配合
1. 常规消毒皮肤，铺无菌巾	递无菌卵圆钳及碘伏备皮球消毒皮肤，在头部上方铺双层中单，并于颈部两侧各置一球状治疗巾，常规铺无菌治疗巾，铺甲状腺大口巾
2. 切开皮肤	在颈部的左右侧分别塞一块盐水垫，组织钳夹 1 块碘伏备皮球消毒皮肤，递干净纱布，递 23 号刀片，将一块干净的纱布展开，分别将 2 把皮镊递给主刀和助手
3. 悬吊皮瓣	将 2-0 号慕丝线、3-0 号慕丝线、4-0 号慕丝线剪短 1/3 长度后，压在治疗巾下，递 3 把组织钳夹住游离的皮瓣，递给主刀 1 把小号血管钳、组织剪，继续游离皮瓣。递 24 mm 角针、2-0 号慕丝线悬吊皮瓣
4. 暴露甲状腺腺体	2 把小号血管钳分别递给主刀和助手，暴露手术视野后，纵行切开颈白线，用手指钝性分离颈前肌与甲状腺的包膜间隙后，递甲状腺拉钩将一侧肌肉牵拉开
5. 离断上极和下极，游离甲状腺腺体组织	递直角钳分离上极，分别用 2-0 号慕丝线、3-0 号慕丝线依次结扎血管。递小号血管钳、组织剪逐步分离甲状腺腺体组织及周围血管。递蚊氏钳和直角钳分离甲状腺侧叶、周围血管及神经组织
6. 切除甲状腺峡部及侧叶	递组织剪、血管钳依次切除一侧甲状腺峡部及侧叶，递 21 mm 圆针、2-0 号慕丝线缝扎残端止血
7. 切除对侧	依照上述步骤切除对侧
8. 清扫颈部淋巴结	递 16 号红尿管和中号钳牵拉一侧肌肉组织，暴露手术野，递直角钳、血管钳牵拉，离断淋巴组织，递血管拉钩牵拉保护颈前静脉，结扎周围小血管。同法处理另一侧
9. 冲洗，止血	递用冲洗球吸取生理盐水冲洗切口，更换干纱布；清点物品；递地塞米松减轻水肿，保护神经。递镊子夹吸收性明胶海绵，放置出血点处止血
10. 消毒，放置引流管	递线剪，剪断悬吊皮瓣的慕丝线，用组织钳夹碘伏备皮球消毒皮肤，递干净纱布。递 11 号刀片、蚊氏钳放置引流管，递 24 mm 角针、2-0 号慕丝线固定引流管
11. 缝合切口	递 3-0 号可吸收缝合线缝合颈白线、颈阔肌、皮下组织，清点物品。递 4-0 号可吸收缝合线缝合皮内；递碘伏备皮球消毒，干纱布擦拭，再次清点物品。用组织钳夹取碘伏备皮球，换干净纱布。递 2 把皮镊，医用组织胶水对合切口。用 10 cm×10 cm 敷料贴、10 cm×15 cm 敷料贴覆盖切口，连接负压引流球

三、乳房重建与整形术（皮下腺体切除＋腋窝前哨淋巴结活检＋Ⅰ期假体植入）

【麻醉方式】全身麻醉

【手术体位】仰卧位（双上肢外展≤90°）

【仪器设备】高频电刀、吸引器

【用物准备】

敷料：手术衣、底包、大碗、胸包、中单。

常规器械：中包器械。

特殊器械：无。

常规用物：15号刀片、24 mm圆针、24 mm角针、32 mm圆针、2-0号慕丝线、3-0号慕丝线、备皮球、电刀笔、电刀擦、一次性吸引器管、18号硅胶引流管、50 mL注射器、手套、灯把、敷料贴、纱布。

特殊用物：4-0号可吸收缝合线、乳腺科专用电刀、假体。

【手术步骤及护理操作配合】见表7-1-3

表7-1-3　乳房重建与整形术（皮下腺体切除＋腋窝前哨淋巴结活检＋Ⅰ期假体植入）
手术步骤及护理操作配合

手术步骤	护理操作配合
1. 常规消毒皮肤，铺无菌巾	递无菌卵圆钳及碘伏备皮球消毒皮肤，常规铺无菌巾
2. 手术切口：乳房腋后线弧形切口	递碘伏备皮球消毒，递干纱布、有齿镊、15号刀片切开皮肤，电刀游离皮下组织，递组织钳提起皮缘，干纱布拭血，电凝或小号血管钳止血
3. 切除皮下腺体	递拉钩牵开组织，用电刀在乳腺组织和皮下组织之间适当游离皮瓣，将乳腺及胸大肌筋膜自内下至外上切至胸大肌外上缘，边切边止血，见出血点时递小号血管钳、电凝止血或用慕丝线结扎止血，完全分离后，切除乳腺腺体
4. 测量假体容积	中号大碗中盛满水，中号大碗置于大号大碗中，将切下的乳腺组织放于中号大碗中，用50 mL注射器将中号大碗中溢出的水抽出，测得腺体容积，供术者参考以选择假体型号。将选择好的假体放于温生理盐水中浸泡10 min
5. 找到腋窝前哨淋巴结	递15号刀片，腋下另取一切口，切开皮肤及皮下组织，递拉钩拉起皮缘，暴露腋窝组织，递组织镊、用电刀将乳腺及胸大肌筋膜自内下至外上切至胸大肌外上缘，找到亚甲蓝示踪的腋窝前哨淋巴结。血管出血时，递米氏钳、组织剪剪断或电刀切断，2-0号慕丝线结扎（送检未见癌转移）
6. 放置假体	递纱布给主刀沿胸大肌、胸小肌钝性分离两者之间的腔隙，将浸泡好的假体植入，用32 mm圆针、2-0号慕丝线缝合胸大肌外缘切口，包埋固定假体

表 7-1-3（续）

手术步骤	护理操作配合
7.冲洗、止血	仔细检查创面有无渗血，递温生理盐水进行腋窝冲洗，干纱布擦干。彻底止血后，递碘伏备皮球消毒，递15号刀片、中号钳放置引流管，递24 mm角针、2-0号慕丝线固定引流管
8.缝合切口	清点物品，递有齿镊、24 mm圆针、3-0号慕丝线缝合皮下，24 mm圆针、4-0号可吸收缝合线皮内缝合
9.包扎	递碘伏备皮球再次消毒，擦净切口周围血迹，覆盖纱布、敷料贴，连接负压引流球，协助手术医生加压包扎

四、乳腺癌改良根治术 + 腋窝前哨淋巴结活检术

【麻醉方式】全身麻醉

【手术体位】仰卧位（双上肢外展 ≤ 90°）

【仪器设备】高频电刀、吸引器

【用物准备】

敷料：手术衣、底包、大碗、胸包、中单。

常规器械：中包器械。

特殊器械：无。

常规用物：15号刀片、24 mm圆针、24 mm角针、2-0号慕丝线、3-0号带针慕丝线、备皮球、电刀擦、一次性吸引器管、18号硅胶引流管、18号血浆引流管、手套、灯把、敷料贴、纱布。

特殊用物：4-0号可吸收缝合线、乳腺科专用电刀、止血材料（根据手术情况使用）。

【手术步骤及护理操作配合】见表7-1-4

表 7-1-4　乳腺癌改良根治术 + 腋窝前哨淋巴结活检术手术步骤及护理操作配合

手术步骤	护理操作配合
1.常规消毒皮肤，铺无菌巾	递无菌卵圆钳及碘伏备皮球消毒皮肤，常规铺无菌巾
2.手术切口：梭形切口	递碘伏备皮球消毒，递干纱布、有齿镊、15号刀片切开皮肤，电刀游离皮下组织，递3把组织钳提起皮缘，干纱布拭血，电凝或小弯钳止血
3.切除乳腺腺体	递拉钩牵开组织，用电刀在乳腺组织和皮下组织之间适当游离皮瓣，将乳腺组织充分暴露（游离范围：上、下、内、外分别达锁骨下、肋弓上、胸骨旁、背阔肌前缘），边切边止血，见出血点时递小号钳钳夹、电凝止血或慕丝线结扎止血，完全分离后，切除乳腺腺体

表 7-1-4（续）

手术步骤	护理操作配合
4. 清扫腋窝及前哨淋巴结	递拉钩拉起皮缘，暴露腋窝组织，递组织镊，用电刀将乳腺及胸大肌筋膜自内下至外上切至胸大肌外上缘，找到亚甲蓝示踪的腋窝前哨淋巴结，然后依次清除胸大肌间脂肪和淋巴结、胸小肌外侧脂肪和淋巴结、背阔肌前脂肪和淋巴结、腋静脉周围脂肪和淋巴结、胸小肌后脂肪和淋巴结、锁骨下淋巴结。3-0 号慕丝线分别结扎、切断由乳腺汇入腋静脉的静脉分支、供应乳腺的动脉分支及可见淋巴管，将胸长神经、胸背血管神经分别游离出来予以保护，移除标本。血管出血时，递米氏钳、组织剪剪断或电刀切断，2-0 号慕丝线结扎
5. 冲洗、止血	仔细检查创面有无渗血，先递温注射用水进行创面冲洗再递温生理盐水进行创面冲洗，干纱布擦干。彻底止血后，递碘伏备皮球消毒，15 号刀片、中号钳分别放置胸骨旁引流管和腋下引流管，递 24 mm 角针、2-0 号慕丝线固定引流管
6. 缝合切口	清点物品，递有齿镊、24 mm 圆针、3-0 号慕丝线缝合皮下，4-0 号可吸收缝合线皮内缝合
7. 包扎	递碘伏备皮球再次消毒，擦净切口周围血迹，覆盖纱布、敷料贴，连接负压引流球，协助手术医生加压包扎

五、腹腔镜下胃大部切除术（辅助版）

【麻醉方式】全身麻醉

【手术体位】"大"字位（剪刀位）

【仪器设备】腹腔镜、超声刀、高频电刀、吸引器

【用物准备】

敷料：手术衣、底包、大口、大碗、直肠敷料、腔镜器械搭袋。

常规器械：剖腹器械、普外腔镜器械、气腹管、超声刀线、30° 镜头。

特殊器械：小号血管夹钳、中号血管夹钳、钛夹钳、小荷包钳、胃肠零件、大直角钳。

常规用物：23 号刀片、11 号刀片、24 mm 圆针、28 mm 胖圆针、36 mm 圆针、36 mm 角针、0 号慕丝线、2-0 号慕丝线、3-0 号慕丝线、荷包线、备皮球、电刀笔、中长电刀头、长电刀头、电刀擦、一次性吸引器管、5 mL 注射器、纱条、大棉球、石蜡油球、180 cm × 30 cm 保护套、灯把、保温杯。

特殊用物：3-0 号可吸收缝合线、一次性穿刺器套装、一次性 12 mm 穿刺器、长超声刀。

【手术步骤及护理操作配合】见表 7-1-5

表 7-1-5　腹腔镜下胃大部切除术（辅助版）手术步骤及护理操作配合

手术步骤	护理操作配合
1. 常规消毒皮肤，铺无菌巾	递无菌卵圆钳及碘伏备皮球消毒皮肤；常规铺无菌巾
2. 连接吸引器等物品	将吸引器、超声刀线，电刀、电凝线按顺序连接，巾钳固定；气腹管、镜头用鞋带拴住，组织钳固定
3. 建立人工气腹	递 11 号刀片脐打孔，2 把巾钳提起腹壁，递气腹穿刺针，用装有生理盐水的 5 mL 注射器与气腹针连接，证实气腹针已经进入腹腔，连接 CO_2 气腹机，依次置入穿刺套管（trocar）
4. 悬吊肝圆韧带	主刀左手持胃抓钳右手拿超声刀，游离肝胃韧带，定位胸骨角下方，经皮荷包线穿刺入腹腔，腔镜下可见自肝圆韧带左侧刺入，包绕肝圆韧带半周，于肝圆韧带右侧刺出皮肤表面，递中号血管夹将腹腔内荷包线固定在肝胃韧带处，皮外荷包线张力拉撑肝左外叶，暴露镜下胃周操作空间，皮外荷包线打结下方用盐水垫支撑保护
5. 游离胃大弯侧、十二指肠	超声刀游离大网膜及胃结肠韧带，备好电凝、吸引器；镜下用长纱条遮挡，充分暴露术野；沿大弯侧向脾区游离，逐一离断大网膜及胃网膜左、右血管，游离至切割处，离断脾胃韧带；再沿胃大弯反向向十二指肠方向游离，暴露十二指肠，裸化肠管，用腔镜切割闭合系统 60 金钉闭合离断十二指肠
6. 游离胃小弯，断胃	将胃大弯向上翻转，沿胰十二指肠动脉向上显露肝固有动脉，在其起始点找到胃右动脉，离断胃右血管；清扫胃左动脉、腹腔干周围的淋巴脂肪组织，离断胃左血管，腔镜切割闭合系统 60 金钉闭合离断胃
7. 小辅助切口消化道重建	于脐上 5 cm 进腹腔，置切口保护套，卵圆钳提出胃标本；距屈氏韧带约 15 ~ 20 cm 处离段空肠（2 把扣克钳夹闭空肠，用 23 号刀片切断，碘伏棉球消毒），将远端空肠经结肠前或后方与残胃吻合（小荷包夹住胃角残端，荷包线缝合，递 3 把组织钳夹胃残端，碘伏棉球消毒胃腔后放入抵钉座，大弯钳辅助 0 号慕丝线固定抵钉座并与远端空肠吻合，用腔镜切割闭合系统 60 金钉闭合残端），距离此吻合口下 40 ~ 50 cm 处，递 24 mm 圆针、0 号慕丝线缝荷包，电刀打开肠腔消毒并与近端空肠吻合，用腔镜切割闭合系统 60 金钉闭合残端；两处吻合口用 3-0 号可吸收缝合线加固并关闭系膜，盲端可用小圆针、3-0 号慕丝线缝合，再用 3-0 号可吸收缝合线加固缝合十二指肠残端
8. 置鼻肠管、冲洗腹腔	巡回护士协助医生术中置鼻肠管，台上用温生理盐水冲洗腹腔；放置引流管
9. 清点敷料及器械、关腹	按顺序清点敷料及器械，无误后关闭腹腔

六、腹腔镜下胃癌根治术（Billroth Ⅱ式胃空肠吻合）

【麻醉方式】全身麻醉

【手术体位】"大"字位（剪刀位）

【仪器设备】腹腔镜、超声刀、高频电刀、吸引器

【用物准备】

敷料：手术衣、底包、大口、大碗、直肠敷料、腔镜器械搭袋。

常规器械：剖腹器械、普外腔镜器械、气腹管、超声刀线、30°镜头。

特殊器械：小号血管夹钳、中号血管夹钳、钛夹钳、小荷包钳、胃肠零件、大直角钳。

常规用物：23号刀片、11号刀片、24 mm圆针、28 mm胖圆针、36 mm圆针、36 mm角针、0号慕丝线、2-0号慕丝线、3-0号慕丝线、荷包线、备皮球、电刀笔、中长电刀头、长电刀头、电刀擦、一次性吸引器管、双路冲洗管、5 mL注射器、纱条、大棉球、石蜡油球、180 cm×30 cm保护套、灯把、保温杯。

特殊用物：3-0号可吸收缝合线、一次性穿刺器套装、一次性12 mm穿刺器、长超声刀、无菌记号笔。

【手术步骤及护理操作配合】见表7-1-6

表7-1-6　腹腔镜下胃癌根治术（Billroth Ⅱ式胃空腔吻合）手术步骤及护理操作配合

手术步骤	护理操作配合
1. 常规消毒皮肤，铺无菌巾	递无菌卵圆钳及碘伏备皮球消毒皮肤；常规铺无菌巾
2. 连接吸引器等物品	将吸引器、超声刀线，电刀、电凝线按顺序连接，巾钳固定；气腹管、镜头用鞋带拴住，组织钳固定
3. 建立人工气腹	递11号刀片脐打孔，2把巾钳提起腹壁，递气腹穿刺针，用装有生理盐水的5 mL注射器与气腹针连接，证实气腹针已经进入腹腔，连接CO_2气腹机，依次置入trocar
4. 悬吊肝圆韧带	主刀左手持胃抓钳右手拿超声刀，游离肝胃韧带，定位胸骨角下方，经皮荷包穿刺入腹腔，腔镜下可见自肝圆韧带左侧刺入，包绕肝圆韧带半周，于肝圆韧带右侧刺出皮肤表面，递中号血管夹将腹腔内荷包线固定在肝胃韧带处，皮外荷包线张力拉撑肝左外叶，暴露镜下胃周操作空间，皮外荷包线打结，下方用盐水垫支撑保护
5. 游离胃大弯侧、十二指肠	超声刀游离大网膜及胃结肠韧带，备好电凝、吸引器；镜下用长纱条遮挡，充分暴露术野；沿大弯侧向脾区游离，逐一离断大网膜及胃网膜左、右血管，游离至切割处，离断脾胃韧带；在沿胃大弯反向向十二指肠方向游离，暴露十二指肠，裸化肠管，用腔镜切割闭合系统60蓝钉闭合离断十二指肠
6. 游离胃小弯，断胃	将胃大弯向上翻转，沿胰十二指肠动脉向上显露肝固有动脉，在其起始点找到胃右动脉，离断胃右血管；清扫胃左动脉、腹腔干周围的淋巴脂肪组织，离断胃左血管，镜下用无菌记号笔在胃壁描画切除范围，腔镜切割闭合系统60金钉闭合离断胃，标本暂时放置腹腔内

表 7-1-6（续）

手术步骤	护理操作配合
7. 消化道重建	递 10 cm 慕丝线于距屈氏韧带约 20 cm 处肠钳夹闭标记，提起肠管向残胃方向提拉，并与残胃用腔镜切割闭合系统 60 蓝钉行侧侧吻合，另一个腔镜切割闭合系统 60 蓝钉对盲端切割闭合；沿吻合口方向继续用 10 cm 慕丝线向远端测量 45 cm 肠管长度，并用肠钳夹闭标记，与输入段空肠用腔镜切割闭合系统 60 蓝钉侧侧吻合，盲端腔镜切割闭合系统 60 蓝钉切割闭合
8. 小切口取标本	于脐上 5 cm 进腹腔，置切口保护套，卵圆钳提出胃标本
9. 镜下冲洗腹腔，放置引流	单只手套包裹切口保护套，0 号慕丝线结扎；重新建立气腹，双路冲洗管连接腔镜吸引器，冲洗腹腔，探查有无活动性出血，放置腹腔引流管
10. 清点用物、关腹	按顺序清点敷料及器械，确认无误后关闭腹腔

七、胃大部切除术

【麻醉方式】全身麻醉

【手术体位】平卧位

【仪器设备】腹腔镜、超声刀、高频电刀、吸引器

【用物准备】

敷料：手术衣、底包、大口、大碗。

常规器械：剖腹器械、超声刀线、小荷包钳、自动拉钩。

特殊器械：胃肠零件、大直角钳、框架拉钩。

常规用物：23 号刀片、11 号刀片、24 mm 圆针、36 mm 圆针、36 mm 角针、荷包线、2-0 号慕丝线、3-0 号慕丝线、4-0 号慕丝线、备皮球、电刀笔、中长电刀头、长电刀头、电刀擦、冲洗球、26 号血浆引流管、一次性吸引器管、盐水垫、大棉球、石蜡油球、手套、灯把、10 cm × 10 cm 敷料贴、45 cm × 45 cm 手术薄膜、切口保护套。

特殊用物：3-0 号可吸收缝合线、短超声刀、吻合器、切割闭合器（根据手术情况使用）。

【手术步骤及护理操作配合】见表 7-1-7

表 7-1-7　胃大部切除术手术步骤及护理操作配合

手术步骤	护理操作配合
1. 常规消毒皮肤，铺无菌巾	递无菌卵圆钳及碘伏备皮球消毒皮肤；常规铺无菌巾，连接固定吸引器、超声刀，贴双袋手术薄膜
2. 核对患者，开腹	核对患者，选上腹正中切口，递 23 号刀片切开皮肤，纱布 1 块止血，血管钳协助分离组织，电刀切凝组织，进入腹腔

表 7-1-7（续）

手术步骤	护理操作配合
3. 游离胃大弯侧；离断十二指肠	探查腹腔病变范围，盐水垫垫撑脾；电刀笔游离大网膜及胃结肠韧带，沿大弯侧向脾区游离，逐一离断胃网膜左、右血管；离断脾胃韧带，游离至切割处，在沿胃大弯反向向十二指肠方向游离；游离暴露十二指肠，裸化肠管切割闭合器离断十二指肠，可吸收缝合线包埋十二指肠残端
4. 游离胃小弯，断胃	将胃大弯向上翻转，沿胰十二指肠动脉向上显露肝固有动脉，在其起始点找到胃右动脉，离断胃右血管；清扫胃左动脉、腹腔干周围的淋巴脂肪组织，离断胃左血管，切割闭合器离断胃切除标本，小圆针、2-0 号慕丝线包埋残胃边缘
5. 消化道重建	距屈氏韧带约 15 ~ 20 cm 处离段空肠（2 把扣克钳夹闭空肠，中间大圆刀切断，碘伏棉球消毒），将远端空肠经结肠前方或后方与残胃吻合（小荷包夹住胃角残端，荷包线缝合，3 把组织钳夹胃残端，碘伏棉球消毒胃放入抵钉座，大弯钳辅助 0 号慕丝线固定抵钉座并与远端空肠吻合，用闭合器切割残端），距离此吻合口下 40 ~ 50 cm 处，用小针、0 号慕丝线缝荷包，电刀打开肠腔消毒并与近残端空肠吻合，用闭合器切割残端；两处吻合口用 3-0 号可吸收缝合线加固并关闭系膜，盲端可用小圆针、3-0 号慕丝线缝合
6. 置鼻肠管、冲洗腹腔	巡回护士协助医生术中置鼻肠管，用温生理盐水冲洗腹腔，检查腹腔有无活动性出血，放置引流管
7. 清点敷料及器械、关腹	按顺序清点敷料及器械，无误后关闭腹腔

八、腹腔镜下直肠癌根治术

【麻醉方式】全身麻醉

【手术体位】截石位

【仪器设备】腹腔镜、超声刀、高频电刀、吸引器

【用物准备】

敷料：手术衣、底包、大口、大碗、直肠敷料、腔镜器械搭袋。

常规器械：剖腹器械、普外腔镜器械、气腹管、30º 镜头、保温杯。

特殊器械：大荷包钳、中号血管夹钳、钛夹钳、超声刀线。

常规用物：11 号刀片、23 号刀片、24 mm 圆针、28 mm 胖圆针、36 mm 圆针、36 mm 角针、荷包线、0 号慕丝线、2-0 号慕丝线、3-0 号慕丝线、备皮球、电刀笔、中长电刀头、长电刀头、电刀擦、一次性吸引器管、冲洗球、26 号血浆引流管、5 mL 注射器、盐水垫、纱条、大棉球、石蜡油球、180 cm × 30 cm 保护套、手套、灯把、10 cm × 10 cm 敷料贴。

特殊用物：3-0 号可吸收缝合线、一次性穿刺器套装、一次性 12 mm 穿刺器、中号血管夹、钛夹、切口保护套、切割闭合器、吻合器、大直角钳、自动拉钩、30 号胸腔引流管、12 号红尿管。

【手术步骤及护理操作配合】见表 7-1-8

表 7-1-8　腹腔镜下直肠癌根治术手术步骤及护理操作配合

手术步骤	护理操作配合
1. 常规消毒皮肤，铺无菌巾	递碘伏备皮球消毒皮肤、会阴；先"V"形无菌巾置于耻骨联合处，依次递 3 块无菌巾，臀下铺中单，导尿，穿手术衣后套腿套，铺大口单
2. 核对患者，建立人工气腹	递 11 号刀片脐打孔，2 把巾钳提起腹壁，递气腹穿刺针，用盛有生理盐水的 5 mL 注射器与气腹针连接，证实气腹针已经进入腹腔，连接 CO_2 气腹机，依次置入 trocar
3. 探查腹腔	人工气腹压力维持在 12 ~ 15 mmHg，气腹流量 20 ~ 30 L/ min，主刀用无损伤钳、超声刀探查腹腔
4. 分离乙状结肠及其系膜	用超声刀游离乙状结肠和直肠的两侧腹膜，自系膜根部剥离切断肠系膜，裸化肠系膜下动静脉，用血管夹和钛夹夹闭切断血管，清扫周围淋巴结
5. 游离直肠后壁及前壁，处理肠系膜切除病变肠段	游离乙状结肠，分离左侧腹膜及乙状结肠，注意切勿损伤输尿管及精索或卵巢内的动静脉，游离直肠后壁及侧方，分离侧腹膜及直肠，游离直肠前壁，裸化直肠肠管；腹腔镜直视下置入切割闭合器，分离钳辅助将肠管拉入闭合器订仓内，切断肿瘤远端肠管
6. 重建消化道	终止气腹，在耻骨联合上方作 4 ~ 5 cm 的切口，放置切口保护套，将带肿瘤近端肠管拖出腹腔外，递荷包钳和扣克钳夹持，切除病变肠腔，碘伏棉球消毒残端；递荷包钳及荷包线完成肠管断端荷包缝合，用 3 把组织钳夹肠腔残端，碘伏棉球消毒肠腔，放入合适吻合器的抵钉座，大弯钳辅助下 0 号慕丝线结扎加固；单只手套包裹切口保护套，0 号慕丝线结扎后重建气腹；经肛门用稀碘伏水灌洗肠腔，经肛门置入吻合器操作杆，并与抵钉座连接，将乙状结肠及直肠进行端端吻合，并检查肠管有无张力、扭转、出血等
7. 冲洗腹腔，探查止血	温生理盐水冲洗腹腔，查无活动性出血，放置腹腔引流管，于穿刺孔引出
8. 清点用物，关腹	清点手术用物无误，常规缝合切口，覆盖敷料贴

九、腹腔镜下右半结肠癌根治术

【麻醉方式】全身麻醉

【手术体位】"大"字位（剪刀位）

【仪器设备】腹腔镜、超声刀、高频电刀、吸引器

【用物准备】

敷料：手术衣、底包、大口、直肠敷料、大碗、腔镜器械搭袋。

常规器械：剖腹器械、普外腔镜、气腹管、30º 镜头。

特殊器械：小荷包钳、中号血管夹钳、钛夹钳、超声刀线。

常规用物：11 号刀片、23 号刀片、24 mm 圆针、36 mm 圆针、36 mm 角针、3-0 号荷包线、0 号慕丝线、2-0 号慕丝线、3-0 号慕丝线、备皮球、电刀笔、电刀擦、一次性吸引器管、冲洗球、26 号血浆引流管、5 mL 注射器、盐水垫、纱条、大棉球、石蜡油球、180 cm×30 cm 保护套、灯把、10 cm×10 cm 敷料贴、纱布、保温杯。

特殊用物：3-0 号可吸收缝合线、一次性穿刺器套装、一次性 12 mm 穿刺器、长超声刀、中号血管夹、钛夹、切割闭合器、吻合器、切口保护器（根据手术情况使用）。

【手术步骤及护理操作配合】见表 7-1-9

表 7-1-9　腹腔镜下右半结肠癌根治术手术步骤及护理操作配合

手术步骤	护理操作配合
1. 常规消毒皮肤，铺无菌巾	递无菌卵圆钳及碘伏备皮球消毒皮肤；常规铺无菌巾
2. 建立人工气腹	递 11 号刀片脐打孔，2 把巾钳提起腹壁，递气腹穿刺针，用装有生理盐水的 5 mL 注射器与气腹针连接，证实气腹针已经进入腹腔，连接 CO_2 气腹机，依次置入 trocar
3. 游离回盲部	主刀左手持胃抓钳，右手拿超声刀，助手拿胃抓钳和肠钳辅助，镜下用电凝勾钳游离肠系膜根部，避开输尿管，暴露回结肠血管主干，中号血管夹阻断，超声刀或腔镜组织剪离断
4. 游离十二指肠及胰头表面	向头侧暴露十二指肠及胰腺头部，备好电凝、吸引器，游离暴露结肠右血管主干，血管夹夹闭后腔镜组织剪离断，向右侧游离至右结肠旁沟侧腹膜
5. 切断横结肠及末端回肠系膜	提起横结肠系膜，沿结肠中血管左右分支空隙打开横结肠系膜，游离系膜至汇入肠系膜上血管根部，血管夹夹闭后离断
6. 清扫胃结肠共干	下拉横结肠，游离胃网膜右血管，血管夹夹闭后离断，离断肝结肠韧带；内展升结肠，向下沿腹膜黄白线离断右侧腹膜
7. 开辅助切口	关闭气腹，递 23 号刀片，于右中腹扩大 trocar 辅助孔切口，放置切口保护套
8. 离断横结肠	扇形切开末端回肠系膜，距离回盲部约 10 cm，递 2 把扣克钳离断末端回肠；递 1 把扣克钳、1 把小荷包钳在横结肠中部离断结肠，完整移除标本
9. 吻合	递管状吻合器、切割闭合器行末端回肠-横结肠端侧吻合，检查吻合口，将吻合口和残端用 3-0 号可吸收缝合线包埋加固
10. 冲洗引流，清点关腹	冲洗腹腔，彻底止血，经右下腹放置引流管一根，经 trocar 孔引出，清点器械、敷料无误，逐层关闭腹腔和各 trocar 孔，覆盖敷料贴

十、直肠癌根治术

【麻醉方式】全身麻醉

【手术体位】截石位

【仪器设备】超声刀、高频电刀、吸引器

【用物准备】

敷料：手术衣、底包、大口、大碗、直肠敷料。

常规器械：剖腹器械、自动拉钩、大荷包。

特殊器械：大直角钳、超声刀线。

常规用物：11 号刀片、23 号刀片、24 mm 圆针、36 mm 圆针、36 mm 角针、0 号慕丝线、2-0 号慕丝线、3-0 号慕丝线、荷包线、备皮球、电刀笔、中长电刀头、长电刀头、电刀擦、一次性吸引器管、冲洗球、26 号血浆引流管、盐水垫、大棉球、石蜡油球、45 cm × 45 cm 手术薄膜、切口保护套、灯把、手套、10 cm × 10 cm 敷料贴。

特殊用物：3-0 号可吸收缝合线、30 号胸腔引流管、12 号红尿管。

【手术步骤及护理操作配合】见表 7-1-10

表 7-1-10　直肠癌根治术手术步骤及护理操作配合

手术步骤	护理操作配合
1. 常规消毒皮肤，铺无菌巾	递碘伏备皮球消毒皮肤、会阴；先"V"形无菌巾置于耻骨联合处，依次递 3 块无菌巾，臀下铺中单，导尿，穿手术衣后套腿套，铺大口单
2. 核对患者，开腹	连接固定吸引器、超声刀，贴双袋手术薄膜，核对患者，递 23 号刀片切开皮肤，血管钳协助分离组织，电刀切、凝组织血管
3. 探查腹腔	湿盐水垫覆盖垫压小肠，大 S 钩牵拉切口，探查腹腔有无腹水，有无淋巴结转移，确认手术方式
4. 分离乙状结肠及其系膜	暴露双侧输尿管，递长镊子，最长电刀头自系膜根部剥离切断肠系膜，用超声刀游离乙状结肠和直肠的两侧腹膜
5. 游离直肠后壁及前壁，处理肠系膜切除病变	游离直肠后壁及直肠旁组织，分离前壁，提拉直肠，分离裸化肠系膜下动静脉并离断，2-0 号或 3-0 号慕丝线结扎，清扫淋巴结，裸化直肠肠管，切割闭合器切割离断肿瘤远端肠管；继续裸化肿瘤近端肠管，递 2 把扣克钳夹闭肠管切除标本，碘伏棉球消毒残端，递荷包钳及荷包线完成肠管断端荷包缝合，递 3 把组织钳夹肠腔残端，碘伏棉球消毒肠腔，放入合适吻合器的抵钉座，大弯钳辅助下 0 号慕丝线结扎加固
6. 重建消化道	经肛门用稀碘伏水灌洗肠腔，经肛门置入吻合器操作杆，并与抵钉座连接，将乙状结肠及直肠端端吻合，并检查肠管有无张力、扭转、出血等，可吸收缝合线加固缝合肠管吻合口

表 7-1-10（续）

手术步骤	护理操作配合
7. 冲洗腹腔，探查止血	温生理盐水冲洗腹腔，查无活动性出血，放置腹腔引流管
8. 清点用物，关腹	清点手术用物，常规缝合切口，覆盖敷料贴

十一、腹股沟疝无张力修补术

【麻醉方式】全身麻醉

【手术体位】平卧位

【仪器设备】高频电刀、吸引器

【用物准备】

敷料：手术衣、底包、大口

常规器械：中包器械、小碗

常规用物：23 号刀片、24 mm 圆针、32 mm 角针、0 号慕丝线、2-0 号慕丝线、3-0 号慕丝线、备皮球、电刀笔、中长电刀头、电刀擦、一次性吸引器管、8/12 号红尿管、20 cm×30 cm 手术薄膜、灯把。

特殊用物：3-0 号可吸收缝合线、2-0 号可吸收缝合线、可吸收补片（根据手术情况使用）。

【手术步骤及护理操作配合】见表 7-1-11

表 7-1-11　腹股沟疝无张力修补术手术步骤及护理操作配合

手术步骤	护理操作配合
1. 常规消毒皮肤，铺无菌巾	递无菌卵圆钳及 3 块碘伏备皮球消毒皮肤，常规铺无菌巾
2. 切开皮肤	递皮镊提起腹壁，电刀切开皮肤
3. 显露疝囊	切开皮肤后，顺着切口方向切开浅筋膜深层，然后分离浅筋膜深层下的结缔组织，显露出腹外斜肌腱膜，分离腹外斜肌腱膜，向两侧分离，显露出精索和提睾肌、分离精索并用红尿管提拉，在其上方寻找疝囊
4. 高位结扎疝囊	使疝囊颈充分显露出来，在内环处完全分离出疝囊，大弯钳结扎，小针、2-0 号慕丝线缝扎
5. 止血	沿精索走行的出血点给予止血，防止术后形成血肿，继发感染
6. 放补片	将补片剪至大小合适，用 3-0 号可吸收缝合线固定补片
7. 冲洗关腹	清点器械及敷料，无误后递 2-0 号可吸收缝合线，关闭腹腔

十二、痔切除 + 吻合器痔上黏膜环切 + 血栓性外痔切除术

【麻醉方式】腰麻

【手术体位】左侧卧位

【仪器设备】高频电刀、吸引器

【用物准备】

敷料：手术衣。

常规器械：肛肠包。

常规用物：20 mm 圆针、28 mm 角针、0 号慕丝线、1 号慕丝线、备皮球、电刀笔、18 号硅胶引流管、大棉球、肛门镜。

特殊用物：一次性吻合器、止血材料、止血海绵、普济栓（根据手术情况使用）。

【手术步骤及护理操作配合】见表 7-1-12

表 7-1-12 痔切除 + 吻合器痔上黏膜环切 + 血栓性外痔切除术手术步骤及护理操作配合

手术步骤	护理操作配合
1. 常规消毒皮肤，铺无菌巾	患者取左侧卧位，递无菌卵圆钳及碘伏备皮球消毒皮肤、肛周；常规铺无菌巾
2. 固定肛镜	肛管内消毒，扩肛器扩肛后，肛门内置入透明肛镜并固定在齿状线上 3 cm 处行荷包缝合，缝合线位于黏膜下层
3. 放置并击发吻合器	将吻合器底订座置入肛内，带线器将荷包线从侧孔引出，适当拉紧荷包线，旋紧吻合器，击发，并维持 30 s，取出吻合器后见切除组织局部位于直肠黏膜层，宽约 2 cm
4. 处理血栓性外痔	在肛门周围见肿物色紫黯，沿其皮肤纹理做一放射状切口，剥离血栓；同法处理其他位置血栓；修剪皮肤边缘，结扎出血点
5. 处理内痔	探查内痔位置，递组织钳夹在齿状线上，另一把组织钳提起相应内痔，在痔核基底部稍上方以 3-0 号慕丝线缝扎
6. 处理外痔	止血钳提起相应外痔皮肤，放射状切开，剥离至齿状线上 0.5 cm，止血钳与组织钳合在一起，3-0 号慕丝线钳下反复结扎，切除残端
7. 处理其他混合痔	同法处理其他位置混合痔
8. 放止血海绵及引流管	探查有无波动性出血，电刀止血，止血海绵包裹引流管纳肛，外敷无菌敷料

十三、痔切除 + 经肛门吻合器痔切除 + 肛门瘘管切除术

【麻醉方式】腰麻

【手术体位】左侧卧位

【仪器设备】高频电刀、吸引器

【用物准备】

敷料：手术衣。

常规器械：肛肠包。

特殊器械：硬质探针。

常规用物：3-0 号慕丝线、备皮球、电刀笔、一次性吸引器管、18 号硅胶引流管、大棉球、肛门镜。

特殊用物：止血材料、止血海绵、一次性套扎器、普济栓（根据手术情况使用）。

【手术步骤及护理操作配合】见表 7-1-13

表 7-1-13 痔切除 + 经肛门吻合器痔切除 + 肛门瘘管切除术手术步骤及护理操作配合

手术步骤	护理操作配合
1. 常规消毒皮肤，铺无菌巾	患者取左侧卧位，递无菌卵圆钳及碘伏备皮球消毒皮肤、肛周；常规铺无菌巾
2. 切开瘘管组织	探查瘘管位置；探针自外口探入，自相应内口探出，在探针指引下，切除内口，切开瘘管；修剪皮肤边缘
3. 切除内痔	探查内痔位置；组织钳夹在齿状线上，另一把组织钳提起相应内痔，在痔核基底部稍上方用 3-0 号慕丝线缝扎
4. 切除外痔	止血钳提起相应外痔皮肤，放射状切开，剥离至齿状线上 0.5 cm，止血钳与组织钳合在一起，3-0 号慕丝线钳下反复结扎，切除残端
5. 处理其他混合痔	同法处理其他位置混合痔
6. 进行套扎	透明肛镜暴露下见直肠末端黏膜隆起，管状吻合器对准相应隆起黏膜，负压升至 0.08 MPa，击发
7. 探查止血	探查有无波动性出血，电刀止血
8. 留取标本	留取瘘管组织标本送检
9. 放止血海绵及引流管	止血海绵包裹引流管，纳肛，外敷无菌敷料

十四、痔切除 + 吻合器痔上黏膜环切 + 直肠膨出修补术

【麻醉方式】腰麻

【手术体位】左侧卧位

【仪器设备】高频电刀、吸引器

【用物准备】

敷料：手术衣。

常规器械：肛肠包。

常规用物：20 mm 圆针、28 mm 角针、0 号慕丝线、1 号慕丝线、备皮球、电刀笔、18 号硅胶引流管、大棉球、肛门镜。

特殊用物：一次性吻合器、止血材料（根据手术情况使用）。

【手术步骤及护理操作配合】见表 7-1-14

表 7-1-14　痔切除 + 吻合器痔上黏膜环切 + 直肠膨出修补术手术步骤及护理操作配合

手术步骤	护理操作配合
1. 常规消毒皮肤，铺无菌巾	患者取左侧卧位，递无菌卵圆钳及碘伏备皮球消毒皮肤、肛周；常规铺无菌巾
2. 固定肛镜	肛管内消毒；扩肛器扩肛后，肛门内置入透明肛镜并固定
3. 缝合膨出直肠黏膜	在齿状线上 3 cm 处行荷包缝合，缝合线位于黏膜下层，同时将膨出的直肠黏膜缝扎固定
4. 放置并击发吻合器	将吻合器底订座置入肛内，带线器将荷包线从侧孔引出，适当拉紧荷包线，旋紧吻合器，击发，并维持 30 s，取出吻合器砧头后见切除组织位于直肠黏膜层，宽约 2 cm
5. 处理血栓性外痔	在肛门周围见肿物色紫黯，沿其皮肤纹理做一放射状切口，剥离血栓；同法处理其他位置血栓；修建皮肤边缘，结扎出血点
6. 处理内痔	探查内痔位置，组织钳夹在齿状线上，另一把组织钳提起相应内痔，在痔核基底部稍上方以 3-0 号慕丝线缝扎
7. 处理外痔	止血钳提起相应外痔皮肤，放射状切开，剥离至齿状线上 0.5 cm，止血钳与组织钳合在一起，3-0 号慕丝线钳下反复结扎，切除残端
8. 处理其他混合痔	同法处理其他位置混合痔
9. 放止血海绵及引流管	探查有无波动性出血，电刀止血，止血海绵包裹引流管纳肛，外敷无菌敷料

第二节　肝胆胰腺外科篇

一、腹腔镜下胆囊切除 + 胆总管切开取石 T 型引流管引流 + 术中胆道镜取石术

【麻醉方式】全身麻醉

【手术体位】平卧位

【仪器设备】腹腔镜、胆道镜、高频电刀、吸引器

【用物准备】

敷料：手术衣、底包、大口、腔镜器械搭袋。

常规器械：高压腹腔镜器械、低温肝胆腔镜器械、胆道镜、气腹管、30°镜头。

特殊器械：小号血管夹钳、中号血管夹钳。

常规用物：11号刀片、28 mm胖圆针、32 mm角针、0号慕丝线、2-0号慕丝线、3-0号慕丝线、4-0号可吸收缝合线、备皮球、一次性吸引器管、双路冲洗管、18-24号T型引流管、引流管（硅胶扁管）、50 mL注射器、纱条、石蜡油球、180 cm×30 cm保护套、保温杯。

特殊用物：一次性穿刺器套装、中号血管夹、止血材料（根据手术情况使用）。

【手术步骤及护理操作配合】见表7-2-1

表7-2-1 腹腔镜下胆囊切除＋胆总管切开取石T型引流管引流＋术中胆道镜取石术
手术步骤及护理操作配合

手术步骤	护理操作配合
1. 常规消毒皮肤，铺无菌巾	递无菌卵圆钳及碘伏备皮球消毒皮肤；常规铺无菌巾
2. 连接各种管路	吸引器管和电凝线固定在上方，气腹管、摄像导线、光源线固定在下方
3. 建立人工气腹	递碘伏棉球消毒皮肤，11号刀片脐打孔，2把巾钳提起腹壁，递气腹穿刺针，用装有生理盐水的5 mL注射器与气腹针连接，证实气腹针已经进入腹腔，连接CO_2气腹机，依次置入trocar
4. 探查腹腔	探查腹腔，决定顺应性还是逆行性切除，碘伏纱布擦镜头
5. 游离胆囊三角	递胃抓钳抓胆囊体，暴露肝十二指肠韧带，电凝钩游离出胆囊动脉和胆囊管
6. 夹闭切断胆囊动脉	递中号血管夹钳及血管夹，夹闭胆囊动脉，电凝钩切断胆囊动脉
7. 夹闭切断胆囊管，游离胆囊床	递小号血管夹钳、中号血管夹钳、血管夹2~3个，夹闭胆囊管，递无菌剪刀切断胆囊管，电凝钩游离胆囊床
8. 切开胆总管取石	递纱条放置肝十二指肠韧带周围，防止胆汁污染，电凝钩切开胆总管准备湿纱布平铺置于弯盘中，放置结石
9. 胆道镜探查，放置T型引流管，缝合胆总管	连接胆道镜和取石网篮，选择合适型号T型引流管，尾端0号慕丝线结扎，4-0号可吸收缝合线剪短至15 cm，递腔镜针持（缝合完毕，50 mL注射器注水测试吻合口是否漏水）
10. 取出胆囊	标本袋里面向外翻，扇形折贴，递分离钳抓标本袋，标本袋需尾端系0号慕丝线，取出胆囊、纱条
11. 冲洗腹腔、止血	温生理盐水冲洗腹腔，胆囊床止血，放止血材料，止血材料短边扇形翻折
12. 放置引流管	将引流管放置于胆囊床的位置，经右上腹穿刺孔引出，T型引流管经皮引出
13. 关闭气腹，缝合切口	清点器械、敷料无误，排尽CO_2，消毒皮肤，2-0号慕丝线、32 mm角针固定腹腔引流管及T型引流管；0号慕丝线、28 mm胖圆针缝合观察孔，3-0号慕丝线、32 mm角针缝合其他穿刺孔，消毒皮肤擦干，覆盖敷料

二、腹腔镜下半肝切除术

【麻醉方式】全身麻醉

【手术体位】"大"字位

【仪器设备】腹腔镜、气腹机、高频电刀、吸引器、超声刀、B超机、马镫型腿架

【用物准备】

敷料：手术衣、底包、大碗、大口、直肠敷料、腔镜器械搭袋。

常规器械：剖腹器械、低温肝胆腔镜器械、气腹管、30°镜头、超声刀线、腔镜B超探头。

特殊器械：小号血管夹钳、中号血管夹钳、钛夹钳。

常规用物：11号刀片、23号刀片、28 mm胖圆针、36 mm圆针、36 mm角针、0号慕丝线、2-0号慕丝线、3-0号慕丝线、备皮球、电刀笔、一次性吸引器管、引流管（硅胶扁管）、肝门阻断管（根据手术医生习惯选择）纱条、石蜡油球、180 cm×30 cm保护套、保温杯。

特殊用物：长超声刀头、一次性穿刺器套装、一次性12 mm穿刺器、中号血管夹、可吸收夹、钛夹、腔镜切割闭合系统及钉仓、腔镜手术标本收集器、止血材料（根据手术情况使用）。

【手术步骤及护理操作配合】见表7-2-2

表7-2-2 腹腔镜下半肝切除术手术步骤及护理操作配合

手术步骤	护理操作配合
1. 常规消毒皮肤，铺无菌巾	递无菌卵圆钳及碘伏备皮球消毒皮肤；常规铺无菌巾
2. 连接各管路	吸引器管和电凝线固定在上方，气腹管、摄像导线、光源线和超声刀固定在下方
3. 建立人工气腹	递碘伏棉球消毒皮肤，11号刀片脐打孔，2把巾钳提起腹壁，递气腹穿刺针，用装有生理盐水的5 mL注射器与气腹针连接，证实气腹针已经进入腹腔，连接CO_2气腹机，依次置入trocar
4. 探查腹腔	备碘伏纱布擦镜头，备70 ℃生理盐水烫镜头，探查腹腔
5. 游离肝周围韧带	递无损伤钳、超声刀游离肝圆韧带、镰状韧带、三角韧带、冠状韧带
6. 切除胆囊	根据手术需要决定是否切除胆囊，参照腹腔镜下胆囊切除操作配合
7. 切断门静脉左右支、左右肝动脉备第一肝门阻断	解剖第一肝门，沿肝十二指肠韧带分离，打开间隙，游离出门静脉左右支、左右肝动脉，递10 mm直角勾钳分离，递血管夹夹闭，2/3长度红尿管或12号T型引流管阻断，需备松夹钳、丝带及30号胸腔引流管（长度由手术医生根据手术情况决定）阻断，用5 mm金属trocar将丝带引出体外，尾端夹小号钳

表 7-2-2（续）

手术步骤	护理操作配合
8. 标记肝缺血线	电凝调至 80 ~ 100 W，电凝钩标记肝缺血线
9. 离断肝实质	备血管夹、可吸收夹、钛夹，协助主刀医生精准操作
10. 离断肝左、右静脉	解剖第二肝门，游离出肝左、右静脉，递切割闭合器切断
11. 取出标本	递腔镜手术标本收集器装标本，23 号刀片切皮，将标本取出
12. 冲洗腹腔、探查止血、放置引流管	冲洗腹腔，探查无活动性出血，缝合切口；清点物品，提醒医生取出纱条、阻断带等物品；将止血材料纱卷成球状备用，备腔镜针持缝合止血；分离钳和无损伤钳将引流管从 trocar 孔引出
13. 关闭气腹，缝合切口	清点器械物品无误，排尽 CO_2，消毒皮肤，递 36 mm 角针、2-0 号慕丝线缝合固定引流管，36 mm 角针、3-0 号慕丝线缝合其余切口，消毒皮肤、擦干，覆盖敷料

三、腹腔镜下肝段切除术

【麻醉方式】全身麻醉

【手术体位】"大"字位

【仪器设备】腹腔镜、气腹机、高频电刀、吸引器、超声刀、B 超机、马镫型腿架

【用物准备】

敷料：手术衣、底包、大碗、大口、直肠敷料、腔镜器械搭袋。

常规器械：剖腹器械、低温肝胆腔镜器械、气腹管、30°镜头、超声刀线、腔镜 B 超探头。

特殊器械：小号血管夹钳、中号血管夹钳、腔镜哈巴狗抓钳、钛夹钳。

常规用物：11 号刀片、23 号刀片、28 mm 胖圆针、36 mm 圆针、36 mm 角针、0 号慕丝线、2-0 号慕丝线、3-0 号慕丝线、备皮球、短电刀笔、一次性吸引器管、引流管（硅胶扁管）、肝门阻断管（根据手术医生习惯选择）、纱条、石蜡油球、180 cm × 30 cm 保护套、保温杯。

特殊用物：长超声刀头、一次性穿刺器套装、一次性 12 mm 穿刺器、中号血管夹、可吸收夹、钛夹、腔镜手术标本收集器、止血材料（根据手术情况使用）。

【手术步骤及护理操作配合】见表 7-2-3

表 7-2-3　腹腔镜下肝段切除术手术步骤及护理操作配合

手术步骤	护理操作配合
1. 常规消毒皮肤，铺无菌巾	递无菌卵圆钳及碘伏备皮球消毒皮肤；常规铺无菌巾
2. 连接各管路	吸引器管和电凝线固定在上方，气腹管、摄像导线、光源线和超声刀固定在下方
3. 建立人工气腹	递碘伏棉球消毒皮肤，11 号刀片脐打孔，2 把巾钳提起腹壁，递气腹穿刺针，用装有生理盐水的 5 mL 注射器与气腹针连接，证实气腹针已经进入腹腔，连接 CO_2 气腹机，依次置入 trocar
4. 探查腹腔	备碘伏纱布擦镜头，备 70 ℃ 生理盐水烫镜头，探查腹腔
5. 游离肝周围韧带	递无损伤钳、超声刀游离切除肝段周围韧带
6. 备肝门阻断	解剖第一肝门，游离肝十二指肠韧带，套阻断带备用，2/3 长度红尿管或 12 号 T 型引流管阻断，备松夹钳，丝带及 30 号胸腔引流管（长度由手术医生根据手术情况决定）阻断，用 5 mm 金属 trocar 将丝带引出体外，尾端夹小号钳
7. 游离 Glisson 鞘（规则性肝段切除）	递无损伤钳、超声刀，游离、切除肝段 Glisson 鞘，递腔镜哈巴狗抓钳鞘外夹闭阻断
8. 标记缺血线，B 超定位肝肿瘤的位置	腔镜 B 超再次确认肿瘤位置，电凝调至 80 ~ 100 W，电凝钩画线标记
9. 阻断第一肝门	提醒巡回护士阻断计时，15 min 提醒手术医生，若需要再次阻断，中间计时间隔 5 min
10. 离断肝实质	备血管夹、可吸收夹、钛夹，协助主刀医生精准操作
11. 取出标本	递腔镜手术标本收集器装标本，23 号刀片切皮，将标本取出，缝合切口
12. 冲洗腹腔、探查止血、放置引流管	清点物品，提醒医生取出纱条、阻断带等物品；将止血材料纱卷成球状备用，备腔镜针持缝合止血；递分离钳和无损伤钳将引流管从 trocar 孔引出
13. 关闭气腹，缝合切口	清点器械物品无误，排尽 CO_2，消毒皮肤，36 mm 角针、2-0 号慕丝线缝合固定引流管，36 mm 角针、3-0 号慕丝线缝合其余切口，消毒皮肤擦干，覆盖敷料

四、腹腔镜下肝肿瘤射频消融术

【麻醉方式】全身麻醉

【手术体位】平卧位

【仪器设备】腹腔镜、高频电刀、吸引器、B 超机、肝射频消融机

【用物准备】

敷料：手术衣、底包、大口、腔镜器械搭袋。

常规器械：高压腹腔镜器械、低温胆囊腔镜器械、气腹管、30°镜头。

特殊器械：腔镜 B 超探头。

常规用物：11 号刀片、28 mm 胖圆针、32 mm 角针、0 号慕丝线、2-0 号慕丝线、3-0 号慕丝线、备皮球、一次性吸引器管、20 mL 注射器、石蜡油球、180 cm × 30 cm 保护套。

特殊用物：一次性穿刺器套装、肝射频消融针。

【手术步骤及护理操作配合】见表 7-2-4

表 7-2-4　腹腔镜下肝肿瘤射频消融术手术步骤及护理操作配合

手术步骤	护理操作配合
1. 常规消毒皮肤，铺无菌巾	递无菌卵圆钳及碘伏备皮球消毒皮肤；常规铺无菌巾
2. 连接各管路	吸引器管和电凝线固定在上方，气腹管、摄像导线、光源线和超声刀固定在下方
3. 立人工气腹	递碘伏棉球消毒皮肤，11 号刀片脐打孔，2 把巾钳提起腹壁，递气腹穿刺针，用装有生理盐水的 5 mL 注射器与气腹针连接，证实气腹针已经进入腹腔，连接 CO_2 气腹机，依次置入 trocar
4. 探查腹腔	备碘伏纱布擦镜头，备 70 ℃ 生理盐水烫镜头，探查腹腔
5. 游离肝韧带	递无损伤钳、电凝钩或超声刀游离，充分显露肝段肿瘤
6. 定位肝肿瘤	腔镜 B 超确认肿瘤具体位置
7. 连接肝射频消融管路	蓝色管路对接、白色管路对接，递 20 mL 针头给台下连接生理盐水
8. 肝肿瘤射频消融	B 超引导下进行穿刺，递穿刺针时注意及时回套保护套，避免发生锐器伤
9. 关闭气腹，缝合切口	清点器械敷料无误，排尽 CO_2，28 mm 胖圆针、0 号慕丝线缝合观察孔，32 mm 角针、3-0 号慕丝线缝合其他穿刺孔，消毒皮肤擦干，覆盖敷料；穿刺针在保护套下掰断，扔至锐器盒内

五、腹腔镜下胰体尾切除术

【麻醉方式】全身麻醉

【手术体位】"大"字位

【仪器设备】腹腔镜、高频电刀、吸引器、超声刀、马镫型腿架

【用物准备】

敷料：手术衣、底包、大碗、大口、直肠敷料、腔镜器械搭袋。

常规器械：剖腹器械、低温腹腔镜器械、气腹管、30º 镜头、超声刀线。

特殊器械：小号血管夹钳、中号血管夹钳、钛夹钳、胰十二指肠零件。

常规用物：11 号刀片、23 号刀片、28 mm 胖圆针、36 mm 圆针、36 mm 角针、0 号慕丝线、2-0 号慕丝线、3-0 号慕丝线、备皮球、电刀笔、一次性吸引器管、引流管（硅胶扁管）、8 号红色尿管、纱条、石蜡油球、180 cm × 30 cm 保护套、保温杯。

特殊用物：长超声刀头、一次性穿刺器套装、一次性 12 mm 穿刺器、12 mm 穿刺套筒、中、小号血管夹、可吸收夹、钛夹、腔镜切割闭合系统及钉仓、腔镜手术标本收集器、止血材料（根据手术需要使用）。

【手术步骤及护理操作配合】见表 7-2-5

表 7-2-5　腹腔镜下胰体尾切除术手术步骤及护理操作配合

手术步骤	护理操作配合
1. 常规消毒皮肤，铺无菌巾	递无菌卵圆钳及碘伏备皮球消毒皮肤；常规铺无菌巾
2. 连接各管路	吸引器管和电凝线固定在上方，气腹管、摄像导线、光源线和超声刀固定在下方
3. 建立人工气腹	递碘伏棉球消毒皮肤，11 号刀片脐打孔，2 把巾钳提起腹壁，递气腹穿刺针，用装有生理盐水的 5 mL 注射器与气腹针连接，证实气腹针已经进入腹腔，连接 CO_2 气腹机，依次置入 trocar
4. 探查腹腔	备碘伏纱布擦镜头，备 70 ℃ 生理盐水烫镜头，探查腹腔
5. 悬吊胃	递分离钳和红色尿管套过胃体，递 23 号刀片切皮，递中号钳经皮取出固定于皮肤，递湿盐水纱布覆盖周围，防止漏气
6. 分离出脾动脉后结扎	递超声刀、大直角钳，10 mm 血管夹夹闭脾动脉
7. 断胰腺	沿胰腺上、下方游离，递腔镜切割闭合系统及钉仓横断胰腺，递电凝勾于胰腺断端止血，（如保留脾，需分离脾静脉远端 10 mm 血管夹夹闭结扎）
8. 结扎切断胃短血管	递超声刀、分离钳分离脾结肠韧带及脾肾韧带，10 mm 血管夹夹闭结扎血管（如保留脾，需保留胃短血管）
9. 切除胰尾部脾	递超声刀、无损伤钳
10. 取出标本	递腔镜手术标本收集器盛装标本，递圆刀脐下切口取出，物品清点无误后，缝合切口
11. 缝合胰腺断端	4-0 号滑线间断缝合胰体断端
12. 冲洗腹腔、置引流管	将止血材料纱卷成球状，分离钳和无损伤钳将引流管从 trocar 孔引出
13. 关闭气腹、缝合腹腔	清点器械物品无误，排尽 CO_2，28 mm 胖圆针、0 号慕丝线缝合脐，36 mm 角针、3-0 号慕丝线缝合皮肤，消毒皮肤，擦干，覆盖敷料

六、腹腔镜下胰十二指肠切除术

【麻醉方式】全身麻醉

【手术体位】"大"字位

【仪器设备】腹腔镜（双气腹机）、高频电刀、吸引器、超声刀、马镫型腿架

【用物准备】

敷料：手术衣、底包、大碗、大口、直肠敷料、侧位搭袋、双单、中单。

常规器械：剖腹器械、低温腹腔镜器械、气腹管、30º镜头、超声刀线。

特殊器械：小号血管夹钳、中号血管夹钳、钛夹钳、胰十二指肠零件、腔镜哈巴狗钳。

常规用物：11号刀片、23号刀片、0号慕丝线、2-0号慕丝线、3-0号慕丝线、3-0号滑线、28 mm圆胖针、36 mm圆针、36 mm角针、荷包针、备皮球、电刀笔、一次性吸引器管、粗/细脑室引流管、引流管（硅胶扁管）、纱条、石蜡油球、180 cm×30 cm保护套、手套、无菌标尺、保温杯。

特殊用物：4-0号可吸收缝合线、长超声刀头、一次性穿刺器套装、一次性12 mm穿刺器、一次性12 mm穿刺套筒、中号血管夹、小号血管夹、可吸收钛夹、腔镜切割闭合系统及钉仓、切口保护套、止血材料（根据手术情况使用）。

【手术步骤及护理操作配合】见表7-2-6

表7-2-6　腹腔镜下胰十二指肠切除术手术步骤及护理操作配合

手术步骤	护理操作配合
1. 常规消毒皮肤，铺无菌巾	递无菌卵圆钳及碘伏备皮球消毒皮肤；常规按顺序铺无菌巾，在患者左侧加铺操作车，备术中操作用物
2. 连接各管路	吸引器管和电凝线固定在上方，气腹管、摄像导线、光源线和超声刀固定在下方
3. 建立人工气腹	递碘伏棉球消毒皮肤，11号刀片脐打孔，2把巾钳提起腹壁，递气腹穿刺针，用装有生理盐水的5 mL注射器与气腹针连接，证实气腹针已经进入腹腔，连接CO_2气腹机，依次置入trocar
4. 探查腹腔	备碘伏纱布擦镜头，备70 ℃生理盐水烫镜头，探查腹腔
5. 悬吊胃	递开腹针持夹荷包针，再递腔镜针持引出体外，递10 mm血管夹夹闭荷包线于肝圆韧带
6. 游离胃结肠韧带	递胃抓钳、无损伤钳、超声刀游离胃结肠韧带
7. 分离显露肝总动脉、肝固有动脉	递分离钳、大直角钳、胃抓钳、超声刀分离显露肝总动脉、肝固有动脉，备红吊带10 cm悬吊肝总动脉
8. 结扎胃右动脉和胃十二指肠动脉	递分离钳、针持、2-0号慕丝线10 cm结扎胃十二指肠动脉，10 mm血管夹夹闭血管，递无菌剪刀剪断
9. 剥离胆囊、清扫肝十二指肠韧带、肝动脉旁淋巴结	解剖胆囊三角，递超声刀、分离钳、血管夹剥离胆囊，清扫肝十二指肠韧带、肝动脉旁淋巴结
10. 断胃体	腔镜切割闭合系统及金钉断胃体
11. 断胰腺	递超声刀断胰腺
12. 断空肠	递超声刀离断网膜，腔镜切割闭合系统60白钉断空肠

表 7-2-6（续）

手术步骤	护理操作配合
13. 游离十二指肠及胰头	递超声刀，游离十二指肠及胰头
14. 断钩突	递超声刀，3-0 号慕丝线结扎血管
15. 断胆管	递超声刀，备血管夹、钛夹、可吸收钛夹，递腔镜哈巴狗抓钳夹闭胆管
16. 取出标本	递标尺和记号笔，作 5 cm 切口，放置切口保护套，递卵圆钳取出标本，选择合适的支架管置入胰管，递 4-0 号滑线固定支架管，递 6 号手套建立气腹
17. 胰肠吻合	递针持、分离钳、无菌剪刀，3-0 号滑线（先递 3 根直针进行后壁缝合）
18. 胆肠吻合	递针持、分离钳、无菌剪刀，3-0 号滑线胆肠吻合
19. 胃肠吻合	保留幽门：4-0 号可吸收缝合线间断吻合；不保留幽门：腔镜切割闭合系统及蓝钉胃肠侧侧吻合，4-0 号可吸收缝合线缝合吻合口
20. 建立气腹、冲洗引流	将止血材料纱卷成球状备用，腔镜针持缝合出血点；分离钳和无损伤钳将引流管从 trocar 孔引出
21. 关闭气腹、缝合腹腔	清点器械物品无误，28 mm 胖圆针、0 号慕丝线缝合腹膜前鞘，36 mm 角针、3-0 号慕丝线缝合皮下、皮肤，消毒皮肤，擦干，覆盖敷料

七、胆囊切除 + 胆总管切开取石 T 型引流管引流 + 术中胆道镜取石术

【麻醉方式】全身麻醉

【手术体位】平卧位

【仪器设备】胆道镜、高频电刀、吸引器

【用物准备】

敷料：手术衣、底包、大口、大碗。

常规器械：剖腹器械、胆道镜。

特殊器械：框架拉钩、胆囊零件。

常规用物：11 号刀片、23 号刀片、21 mm 圆针、36 mm 圆针、36 mm 角针、0 号慕丝线、2-0 号慕丝线、3-0 号慕丝线、4-0 号慕丝线、备皮球、一次性吸引器管、冲洗球、双路冲洗管、18-24 号 T 型引流管、引流管（硅胶扁管）、电刀笔、长电刀头、电刀擦、5 mL 注射器、50 mL 注射器、45 cm × 45 cm 手术薄膜（B-P）、切口保护套、180 cm × 30 cm 保护套。

特殊用物：4-0 号可吸收缝合线、止血材料（根据手术情况使用）。

【手术步骤及护理操作配合】见表 7-2-7

表 7-2-7　胆囊切除 + 胆总管切开取石 T 型引流管引流 + 术中胆道镜取石术手术步骤及护理操作配合

手术步骤	护理操作配合
1. 常规消毒皮肤，铺无菌巾	递无菌卵圆钳及碘伏备皮球消毒皮肤；常规铺无菌巾
2. 开腹	贴护皮膜，切口边缘各置一干盐水垫，递 23 号刀片切开皮肤，递电刀、中号钳逐层切开皮下、肌肉、腹膜进入腹腔，递切口保护套保护切口
3. 探查腹腔是否粘连	探查腹腔是否粘连
4. 切胆囊	递框架拉钩，垫湿纱布牵开双侧腹壁，暴露手术野，递血管镊、电刀解剖肝十二指肠韧带，游离出胆囊动脉和胆囊管，递大弯钳、无菌剪刀离断，5 根针缝扎，递组织钳抓胆囊体，剥离胆囊
5. 切开胆总管取石	递 5 mL 注射器穿刺胆总管抽出胆汁确认；递 5 根针在胆总管两侧各悬吊一针，递蚊氏钳夹住线尾；递 11 号刀切开胆总管，递最细取石钳，准备湿纱布平铺置于弯盘中，放置结石
6. 胆道镜探查	连接胆道镜和取石网篮，胆道镜探查
7. 放置 T 型引流管，缝合胆总管	选择合适型号 T 型引流管，递 4-0 号可吸收缝合线缝合胆总管，递 50 mL 注射器注水测试吻合口是否漏水
8. 冲洗腹腔、放置引流管	温生理盐水冲洗腹腔，固定腹腔引流管及 T 型引流管
9. 缝合腹腔	清点器械物品无误，递 0 号慕丝线缝合腹膜、肌肉及前鞘，36 mm 角针、3-0 号慕丝线缝合皮下、皮肤，消毒皮肤擦干，覆盖敷料

八、胰十二指肠切除术

【麻醉方式】全身麻醉

【手术体位】平卧位

【仪器设备】高频电刀、吸引器、超声刀

【用物准备】

敷料：手术衣、底包、大碗、大口。

常规器械：剖腹器械、超声刀线。

特殊器械：框架拉钩、肝零件或血管器械。

常规用物：11 号刀片、23 号刀片、21 mm 圆针、36 mm 圆针、36 mm 角针、0 号慕丝线、2-0 号慕丝线、3-0 号慕丝线、4-0 号慕丝线、3-0 号滑线、4-0 号滑线、5-0 号滑线、备皮球、电刀笔、长电刀头、电刀擦、一次性吸引器管、冲洗球、粗 / 细脑室引流管、引流管（硅胶扁管）、8 号红尿管、12 号红尿管、大棉球、石蜡油球、45 cm × 45 cm 手术薄膜（B-P）、切口保护套、血管吊带。

特殊用物：4-0 号可吸收缝合线、短超声刀头、切割缝合器、管状吻合器、止血材料（根据手术情况使用）。

【手术步骤及护理操作配合】见表 7-2-8

表 7-2-8　胰十二指肠切除术手术步骤及护理操作配合

手术步骤	护理操作配合
1. 常规消毒皮肤，铺无菌巾	递无菌卵圆钳及碘伏备皮球消毒皮肤；常规铺无菌巾
2. 开腹	贴护皮膜，切口边缘各置一干盐水垫，递 23 号刀片切开皮肤，递电刀、中号钳逐层切开皮下、肌肉、腹膜进入腹腔，递切口保护套保护切口
3. 探查腹腔是否有淋巴结转移	探查腹腔是否有淋巴结转移
4. 游离十二指肠及胰头，探查肿瘤是否侵袭门静脉、下腔静脉、腹主动脉等	递框架拉钩垫湿纱布牵开双侧腹壁，暴露手术野；湿纱布垫保护肠管；递血管镊、大弯钳、超声刀或电刀游离，3-0 号慕丝线结扎或缝扎止血
5. 切胆囊	递电刀解剖胆囊三角，血管钳钳夹并切断胆囊动脉及胆囊管，慕丝线结扎或缝扎；递组织钳夹胆囊底部，电刀分离胆囊浆膜层；递电刀给予胆囊床止血
6. 分离显露肝总动脉及肝固有动脉，分离并结扎胃右动脉及胃十二指肠动脉	递电刀、超声刀、血管镊游离血管，先递 2-0 号慕丝线结扎胃十二指肠动脉，再递大弯钳、无菌剪刀，3-0 号慕丝线结扎
7. 清扫肝总动脉、肝动脉旁、门静脉旁淋巴结（8、12 组）	递超声刀、血管镊、大弯钳、无菌剪刀，清扫下来的标本固定位置放置，并及时与巡回护士沟通，装标本盒内
8. 断胃体	递电刀或超声刀分离胃结肠韧带，游离胃大、小网膜，递切割闭合器于靠近胃窦处（如有癌细胞浸润，应行胃大部切除）断胃体
9. 断胰腺	递消毒棉球消毒残端，污染棉球放弯盘，递 8 号红尿管或丝带套过胰腺并提拉 5 根针缝扎胰腺并提拉，递超声刀断胰腺，主胰管处用 23 号刀片切断
10. 断空肠	递电刀离断网膜，切割闭合器断空肠，递消毒棉球消毒残端，污染棉球放弯盘
11. 断钩突	递超声刀、3-0 号慕丝线结扎血管
12. 断胆管	递哈巴狗抓钳夹闭胆管
13. 取出标本	放置大碗内
14. 胰肠吻合	根据胰管粗细选择合适的支架管，递 4-0 号滑线固定支架管；递针持、血管镊、无菌剪刀、缝合线间断缝合胰管黏膜，再缝合胰肠前后壁（缝合线选择根据手术医生习惯），递蚊氏钳夹线尾，打结时，向主刀医生手里注水
15. 胆肠吻合	递针持、血管镊、无菌剪刀，4-0 号 PDS-Ⅱ端侧连续缝合（不剪断），递皮管蚊氏钳夹线尾，打结时，向主刀医生手里注水

表 7-2-8（续）

手术步骤	护理操作配合
16. 胃肠吻合	保留幽门：4-0 号可吸收缝合线间断吻合；不保留幽门：空肠缝荷包（递 21 mm 圆针、2-0 号慕丝线，液状石蜡润滑），递电刀切开肠管，递消毒棉球消毒，递吻合器抵钉座置入肠管扎紧荷包，依次递 3 把组织钳提拉残胃，递消毒棉球消毒，递吻合器枪端侧胃肠吻合，递切割闭合器闭合残端，递消毒棉球消毒或腔镜切割闭合系统 60 蓝钉胃肠侧侧吻合（根据手术医生习惯），4-0 号可吸收缝合线缝合包埋吻合口
17. 冲洗，放止血材料，置引流管	用温生理盐水冲洗腹腔，观察有无出血点，放止血材料纱，置 3 根引流管
18. 缝合腹腔	清点器械、物品无误，0 号慕丝线缝合腹膜、肌肉及前鞘，3-0 号慕丝线缝合皮下、皮肤，消毒皮肤擦干，覆盖敷料

九、肝切除术

【麻醉方式】全身麻醉

【手术体位】平卧位

【仪器设备】高频电刀、吸引器、超声刀、B 超机

【用物准备】

敷料：手术衣、底包、大碗、大口。

常规器械：剖腹器械、超声刀线。

特殊器械：框架拉钩、肝零件或血管器械。

常规用物：11 号刀片、23 号刀片、21 mm 圆针、36 mm 圆针、36 mm 角针、0 号慕丝线、2-0 号慕丝线、3-0 号慕丝线、4-0 号慕丝线、备皮球、电刀笔、长电刀头、电刀擦、一次性吸引器管、冲洗球、22 号胸腔引流管、引流管（硅胶扁管）、12 号红尿管、45 cm×45 cm 手术薄膜、切口保护套、血管吊带、丝带。

特殊用物：4-0 号可吸收缝合线、短超声刀头、止血材料纱、中号结扎夹（根据手术情况使用）。

【手术步骤及护理操作配合】见表 7-2-9

表 7-2-9　肝切除术手术步骤及护理操作配合

手术步骤	护理操作配合
1. 常规消毒皮肤，铺无菌巾	递无菌卵圆钳及碘伏备皮球消毒皮肤；常规铺无菌巾
2. 开腹	贴护皮膜，切口边缘各置一干盐水垫，递 23 号刀片切开皮肤，递电刀、中号钳逐层切开皮下、肌肉、腹膜进入腹腔，递切口保护套保护切口

表 7-2-9（续）

手术步骤	护理操作配合
3. 探查腹腔	递框架拉钩，垫湿纱布牵开双侧肋弓，暴露手术野；湿纱布垫保护肠管，探查腹腔
4. 游离肝周围韧带	递血管镊、大弯钳、超声刀游离肝圆韧带、镰状韧带、三角韧带、冠状韧带
5. 切除胆囊	根据手术需要决定是否切除胆囊
6. 切断所切除肝段供应血管	解剖第一肝门，沿肝十二指肠韧带分离，打开间隙，游离血管，递大弯钳分离，递血管钳夹闭，丝线结扎
7. 备第一肝门阻断	递血管镊、丝带，将鲁米尔套入剪好的 22 号胸腔引流管（＜ 5 cm）中，递小号钳夹住丝带尾端，备好第一肝门阻断
8. B 超定位肿瘤确切位置	提前连接术中超声，套无菌保护套
9. 标记肝缺血线	电凝调至 80 ～ 100 W，电刀标记肝缺血线
10. 阻断第一肝门	递 36 mm 圆针、0 号慕丝线缝扎肝实质，递小号钳提拉，提醒巡回护士阻断计时，15 min 提醒手术医生，若需要再次阻断，中间计时间隔 5 min
11. 离断肝实质	递 4-0 号可吸收缝合线缝扎，超声刀、中号钳或欧文钳（根据组织深浅），丝线结扎，组织剪，离断肝实质
12. 取出标本	取出标本，放置大碗内
13. 肝创面止血、缝合	备结扎线，肝创面止血、缝合
14. 冲洗，放止血材料，置引流管	用温生理盐水冲洗腹腔，观察有无出血点，放止血材料纱，置引流管
15. 缝合腹腔	清点器械、物品无误，0 号慕丝线缝合腹膜、肌肉及前鞘，3-0 号慕丝线缝合皮下、皮肤，消毒皮肤擦干，覆盖敷料

十、肝门胆管癌根治术

【麻醉方式】全身麻醉

【手术体位】平卧位

【仪器设备】高频电刀、吸引器、超声刀

【用物准备】

敷料：手术衣、底包、大碗、大口。

常规器械：剖腹器械、超声刀线。

特殊器械：框架拉钩、肝零件或血管器械。

常规用物：11 号刀片、23 号刀片、21 mm 圆针、36 mm 圆针、36 mm 角针、0 号慕丝线、2-0 号慕丝线、3-0 号慕丝线、4-0 号慕丝线、备皮球、电刀笔、长电刀头、电刀擦、一次性吸引器管、冲洗球、引流管（硅胶扁管）、12号红尿管、大棉球、石蜡油球、45 cm×45 cm手术薄膜、切口保护套、血管吊带。

特殊用物：4-0号可吸收缝合线、短超声刀头、切割缝合器、管状吻合器、止血材料（根据手术情况使用）。

【手术步骤及护理操作配合】见表7-2-10

表7-2-10　肝门胆管癌根治术手术步骤及护理操作配合

手术步骤	护理操作配合
1. 常规消毒皮肤，铺无菌巾	递无菌卵圆钳及碘伏备皮球消毒皮肤；常规铺无菌巾
2. 开腹	贴护皮膜，切口边缘各置一干盐水垫，递23号刀片切开皮肤，递电刀、中号钳逐层切开皮下、肌肉、腹膜进入腹腔，递切口保护套保护切口
3. 探查腹腔：是否有转移	递框架拉钩，垫湿纱布牵开双侧腹壁，暴露手术野；湿纱布垫保护肠管，探查腹腔是否有肿瘤转移
4. 游离肝	递血管镊、大弯钳、超声刀游离并断肝圆韧带、丝线缝扎，游离镰状韧带，游离肝，递切口保护套保护切口
5. 切除胆囊	递电刀解剖胆囊三角，血管钳钳夹并切断胆囊动脉及胆囊管，慕丝线结扎或缝扎；递组织钳钳夹胆囊底部，电刀分离胆囊浆膜层；递电刀给予胆囊床止血
6. 横断胆总管	递血管钳、组织剪在靠近十二指肠上缘横断胆总管，送检：胆管下切缘，递慕丝线或者4-0号可吸收缝合线将远端胆总管缝合
7. 清扫肝门淋巴结	递血管镊、分离钩，游离肝动脉、门静脉旁淋巴结、肝十二指肠韧带内淋巴结，固定位置放置，及时封装
8. 提胆总管近端向上分离，标记肝缺血线	递大弯钳，游离出门静脉左右支及分叉处，断有肿瘤浸润的肝段的血管，递电刀沿肝段缺血线做预切线
9. 切除浸润肝段及肝门胆管肿瘤	递血管镊、血管钳、超声刀、丝线结扎或缝扎、无菌剪刀，切除浸润肝段及肝门胆管肿瘤
10. 取出标本	取出标本，放置大碗内，取肝管上切缘送检
11. 断空肠	递切割缝合器距屈氏韧带15 cm处断空肠
12. 近端空肠与远端空肠端侧吻合	递湿纱布垫提起远端空肠，空肠缝荷包（递21 mm圆针、2-0号慕丝线，石蜡油润滑），递电刀切开肠管，递消毒棉球消毒，递吻合器抵钉座置入肠管扎紧荷包，递电刀切开空肠断端，依次递3把组织钳提拉肠管，递消毒棉球消毒，递吻合器枪端侧肠肠吻合，递切割闭合器闭合残端，递消毒棉球消毒，递4-0号可吸收缝合线、5根针缝合包埋吻合口；递4-0号可吸收缝合线关闭小肠系膜孔及结肠系膜孔
13. 肝门胆管-空肠吻合	根据肝管开口的数量决定吻合几个口，递4-0号PDS-Ⅱ线距远端空肠断端约3 cm处连续缝合，递皮管蚊氏钳夹线尾，打结时，向主刀医生手里注水

表 7-2-10（续）

手术步骤	护理操作配合
14. 冲洗腹腔，放止血材料，置引流管	用温生理盐水冲洗腹腔，观察有无出血点，放止血材料纱，置引流管
15. 缝合腹腔	清点器械物品无误，递 0 号 PDS-Ⅱ 或 0 号慕丝线缝合腹膜、肌肉、前鞘，3-0 号慕丝线缝合皮下、皮肤，消毒皮肤擦干，覆盖敷料

十一、贲门周围血管离断术

【麻醉方式】全身麻醉

【手术体位】平卧位

【仪器设备】高频电刀、吸引器、超声刀

【用物准备】

敷料：手术衣、底包、大碗、大口。

常规器械：剖腹器械、超声刀线。

特殊器械：框架拉钩、肝零件或血管器械。

常规用物：11 号刀片、23 号刀片、21 mm 圆针、36 mm 圆针、36 mm 角针、0 号慕丝线、2-0 号慕丝线、3-0 号慕丝线、4-0 号慕丝线、备皮球、电刀笔、长电刀头、电刀擦、一次性吸引器管、冲洗球、引流管（硅胶扁管）、12 号红尿管、45 cm × 45 cm 手术薄膜、切口保护套、血管吊带。

特殊用物：4-0 号可吸收缝合线、短超声刀头、止血材料纱、腔镜切割闭合系统（根据手术情况使用）。

【手术步骤及护理操作配合】见表 7-2-11

表 7-2-11　贲门周围血管离断术手术步骤及护理操作配合

手术步骤	护理操作配合
1. 常规消毒皮肤，铺无菌巾	递无菌卵圆钳及碘伏备皮球消毒皮肤；常规铺无菌巾
2. 开腹	贴护皮膜，切口边缘各置一干盐水垫，递 23 号刀片切开皮肤，递电刀、中号钳逐层切开皮下、肌肉、腹膜进入腹腔，递切口保护套保护切口
3. 探查腹腔	递框架拉钩垫湿纱布牵开双侧肋弓，暴露手术野；湿纱布垫保护肠管，探查腹腔
4. 脾切除：结扎脾动脉，离断脾周围韧带，切断脾蒂	递血管镊、电刀，游离胃结肠韧带，沿胰腺上缘找到脾动脉，递大弯钳、无菌剪刀、3-0 号慕丝线结扎，递大弯钳、欧文钳、长剪刀结扎离断脾蒂，提前备血管阻断钳，预防紧急断脾；或腔镜切割闭合系统闭合血管

表 7-2-11（续）

手术步骤	护理操作配合
5. 离断贲门周围血管：胃后静脉-左膈下静脉-食管旁静脉-胃左静脉	递血管镊、分离钩、无菌剪刀，备好血管缝合线缝扎血管
6. 检查手术创面	备好结扎线
7. 冲洗，放止血材料，置引流管	用温生理盐水冲洗腹腔，放止血材料纱，置引流管
8. 缝合腹腔	清点器械物品无误，0 号 PDS- Ⅱ或 0 号慕丝线缝合腹膜、肌肉、前鞘，3-0 号慕丝线缝合皮下、皮肤，消毒皮肤擦干，覆盖敷料

第三节　心胸外科篇

一、二尖瓣瓣膜置换术

【麻醉方式】全身麻醉

【手术体位】平卧位，头部垫头圈，胸骨后垫一方枕，软枕上缘平肩上 2 cm，臀部垫硅胶垫，腘窝垫一长枕，双足跟垫足跟垫

【手术切口】胸骨正中切口

【仪器设备】高频电刀、吸引器、除颤监护仪、食管超声机、自体血回输仪

【用物准备】

敷料：手术衣、底包、大碗、体外转机敷料、体外敷料。

常规器械：体外基础器械、体二器械、体外小锯、体外穿刺包、体外转机、除颤板、持物钳。

特殊器械：测瓣器 14 件、体外换瓣零件二、体外挂线撑开、低温二尖瓣测瓣环、低温三尖瓣测瓣环、低温持瓣器。

常规用物：11 号刀片、15 号刀片、23 号刀片、40 mm 圆针、2-0 号无损伤缝合线、0 号慕丝线、1 号慕丝线、3-0 号无损伤缝合线、3-0 号滑线、5-0 号滑线、2-0 号插管线（70 岁以上用 4-0 号滑线、5-0 号滑线）、备皮球、电刀笔、冲洗球、16 号胸腔引流管、30 号胸腔引流管、26 号血浆引流管、自体血回输管、14 号红色导尿管、16 号红色导尿管、50 mL 注射器、45 cm×45 cm 手术薄膜、骨蜡、手套、输液器、24 G 穿刺针、盐水垫、纱布、保温杯、花生米剥离子。

特殊用物：0号可吸收缝合线、3-0号可吸收缝合线、止血材料、二尖瓣生物瓣膜、机械瓣膜、MC3"C"形环、2-0号瓣膜线、成人起搏导线、2-0号插管线（根据手术情况使用）。

【手术步骤及护理操作配合】见表7-3-1

表7-3-1　二尖瓣瓣膜置换术手术步骤及护理操作配合

手术步骤	护理操作配合
1. 常规消毒皮肤，铺单	递无菌卵圆钳持碘伏纱布一包消毒皮肤，递中单、双单铺置盖单，贴45 cm×45 cm手术薄膜，麻醉护架、器械托盘加铺中单
2. 切皮，胸骨锯劈胸骨	递23号刀片、电刀自胸骨切迹至剑突下切开皮肤、皮下组织及肌层，干纱布拭血，胸骨锯劈开胸骨，干盐水垫长条塞切口中间，骨蜡垫纱布整块抹胸骨骨髓腔止血，骨膜电凝60 W止血
3. 显露胸腺、前纵隔及心包	递胸骨撑开器显露手术野，递血管镊、电刀分离心包表面的疏松结缔组织及胸腺至主动脉心包反折处，打开心包后递40 mm圆针、0号慕丝线悬吊心包5针，缝输液器排气管于胸腔，尾部接台下CO_2管进行排气
4. 静脉给肝素，建体外循环 　a. 缝合升主动脉插管荷包	递2-0号插管线全长单针正反两针缝主动脉插管双层荷包，递长度10 cm左右红色硅胶管及鲁米尔将缝合线通过硅胶管，供收紧用，递蚊氏钳固定荷包线
b. 缝合灌注针荷包	递2-0号插管线全长单针正针在主动脉根部缝合灌注针荷包，同时递蚊氏钳、0号线穿过荷包线做标记
c. 游离主动脉外膜、上腔静脉外膜	递镊子、组织剪游离主动脉荷包内的主动脉外膜并游离上腔静脉
d. 套上腔静脉阻断带	递上腔游离钳，绕过上腔静脉后壁，阻断带拉出，递15 cm透明硅胶管及鲁米尔套上腔静脉，蚊氏钳固定阻断带
e. 缝上腔静脉插管荷包	递4-0号滑线全长单针正针缝上腔静脉荷包，递鲁米尔套红色硅胶管，蚊氏钳固定
f. 套下腔静脉阻断带	递下腔游离钳，绕过下腔静脉引出阻断带，递18 cm透明硅胶管及鲁米尔套下腔静脉，蚊氏钳固定阻断带
g. 肝素化后插主动脉管	递11号刀片切开主动脉，插入主动脉管，收紧两边荷包线，剪线，递线绳结扎固定荷包线上的阻断管与主动脉管，再递40 mm圆针、7号线将主动脉管固定于胸壁上，排气后连接体外循环机主动脉管道，2把中号钳再次将主动脉管固定于布单处
h. 插上腔静脉管	递11号刀片切开上腔静脉，中号钳扩口，插入上腔直角管，收紧荷包线，递1号慕丝线结扎固定，连接管道，撤管道钳单管转机
i. 插主动脉灌注针	递灌注针头同时递一助灌注连接管蚊氏钳固定，主刀提线插入灌注针头，收紧荷包线，蚊氏钳固定，剪标志线，灌注管排气后连接灌注针头
j. 插下腔静脉管	递血管镊、11号刀片切开右心房前壁，插入下腔静脉管，收紧荷包线，递线绳结扎固定，连接管道，撤管道钳双管转机，中号钳固定线绳于布单

表 7-3-1（续）

手术步骤	护理操作配合
k. 缝合右上肺静脉插管荷包	递 2-0 号插管线带垫片、双针持、双反针、双垫片缝合右上肺静脉插管荷包，递鲁米尔套 18 cm 红色硅胶管、蚊氏钳固定
l. 插左心引流管	递血管镊暴露右上肺静脉，尖刀片切开，长欧文钳扩口插入左心引流管，收紧荷包线，左心分叉另一端与灌注针头侧孔连接
5. 阻断升主动脉	递阻断钳，并行循环降温，至鼻咽温度 32 ℃时分别阻断上腔静脉、升主动脉、下腔静脉，心脏灌注停跳液
6. 切开右心房-房间隔，心内探查	递血管镊提右心室前壁，尖刀片斜切开右心房，长剪刀扩大切口，打开房间隔，用两针 3-0 号牵引线正反 3 针吊心房壁，暴露左心房
7. 探查左心房有无血栓	左心房内若有血栓，递长镊或大勺取血栓，50 mL 生理盐水冲洗，4-0 号滑线连续缝合扎闭左心耳
8. 探查二尖瓣（置换瓣膜）	
a. 切除瓣膜，测瓣环直径	递长血管镊探查二尖瓣瓣环钙化、瓣口狭窄，长组织剪、尖刀片交替使用剪除瓣膜，50 mL 生理盐水冲洗心腔。递测瓣器测量瓣口直径，确定瓣膜型号，分为机械瓣和生物瓣
b. 缝合瓣膜、试瓣	递 2 块治疗巾，长轴对折放置在切口周围，2-0 号瓣膜线（一针绿线、一针白线）从瓣环上间断缝合人工瓣膜，递尖刀片切断瓣膜上的固定线，退出瓣膜支架，收紧缝合线打结，大神经钩探查瓣膜位置和结的情况，测试瓣叶活动度
9. 探查二尖瓣（若为二尖瓣环成形）	递 14 号红尿管连 50 mL 注射器两套，经二尖瓣口插入左心室，交替注入生理盐水充盈左心室，观察瓣膜状况：瓣环扩张，中度关闭不全
a. 测二尖瓣瓣环	递二尖瓣测瓣环测量二尖瓣前叶基部长度以选择人工瓣环大小
b. 缝合瓣环并观察二尖瓣关闭状态	递 2 块治疗巾，长轴对折放置在切口周围，用 2-0 号插管线双头针单针持沿瓣叶附着部间断 "U" 形缝合，尖刀片去掉持瓣环器，打结固定，再次注水试验二尖瓣关闭满意
10. 缝合房间隔，同时复温、充分排左心系统气体	递 3-0 号滑线、24 cm 长针持单针正针关房间隔，先不打结，左心轻轻吸引后中号钳夹闭左心吸引管，停左心吸引，膨肺排气后，打结关闭房间隔
11. 开放升主动脉阻断钳，恢复心脏血液循环	开放阻断钳，同时松开上下腔静脉阻断带，心脏自动复跳，为窦性心律（若为室颤心律，进行心内 10 J 除颤；若心率慢，可在右心室植入成人临时起搏导线）
12. 缝合右心房切口	递 5-0 号滑线长针持正针关右心房口，并行循环复温，还氧债
13. 停体外循环机	患者温度正常，BP、HR、SpO_2 平稳后减流量并停体外循环机
14. 鱼精蛋白中和，拔管撤机	检查无活动性出血后鱼精蛋白中和肝素并拔管，拔管顺序：管道钳夹下腔管，拔下腔管、上腔管、左心引流管、灌注管、主动脉管
15. 清点用物，冲洗，放置引流管，关胸	清点器械、纱布、缝合针等无误后，置入心包纵隔及胸骨后引流管，递钢丝缝合胸腔，逐层缝合皮下组织及皮肤

二、主动脉瓣瓣膜置换术

【麻醉方式】全身麻醉

【手术体位】平卧位，头部垫头圈，胸骨后垫一方枕，软枕上缘平肩上 2 cm，臀部垫硅胶垫，腘窝处垫一长枕，双足跟垫足跟垫

【手术切口】胸骨正中切口

【仪器设备】高频电刀、吸引器、除颤监护仪、食管超声机、自体血回输仪

【用物准备】

敷料：手术衣、底包、大碗、体外转机敷料、体外敷料。

常规器械：体外基础器械、体一器械、体外小锯、体外穿刺包、体外转机、美敦力除颤板、持物钳。

特殊器械：测瓣器 14 件、体外挂线撑开。

常规用物：11 号刀片、15 号刀片、23 号刀片、40 mm 圆针、0 号慕丝线、1 号慕丝线、2-0 号无损伤缝合线、3-0 号无损伤缝合线、2-0 号插管线（70 岁以上用 4-0 号 75 cm 滑线、5-0 号滑线）、5-0 号滑线、备皮球、普通电刀笔、冲洗球、26 号血浆引流管、30 号胸腔引流管、自体血回输管、14 号红色导尿管、16 号红色导尿管、50 mL 注射器、24 号穿刺针、盐水垫、45 cm × 45 cm 手术薄膜、骨蜡、手套、输液器、保温杯、纱布。

特殊用物：0 号可吸收缝合线、3-0 号可吸收缝合线、止血材料、主动脉生物瓣膜、机械瓣膜、2-0 号瓣膜线、成人起搏导线（根据手术情况使用）。

【手术步骤及护理操作配合】见表 7-3-2

表 7-3-2 主动脉瓣瓣膜置换术手术步骤及护理操作配合

手术步骤	护理操作配合
1. 常规消毒皮肤，铺单	递无菌卵圆钳持碘伏纱布一包消毒皮肤，递中单、双单铺置盖单，贴 45 cm × 45 cm 手术薄膜，麻醉护架、器械托盘加铺中单
2. 切皮，胸骨锯劈胸骨	递 23 号刀片、电刀自胸骨切迹至剑突下切开皮肤、皮下组织及肌层，干纱布拭血，胸骨锯劈开胸骨，干盐水垫长条塞切口中间，骨蜡垫纱布整块抹胸骨骨髓腔止血，骨膜电凝 60 W 止血
3. 显露胸腺、前纵隔及心包	递胸骨撑开器显露手术野，递血管镊、电刀分离心包表面的疏松结缔组织及胸膜至主动脉心包反折处，打开心包后递 40 mm 圆针、0 号慕丝线悬吊心包 5 针，缝输液器排气管于胸腔，尾部接台下 CO_2 管进行排气

表 7-3-2（续）

手术步骤	护理操作配合
4. 静脉给肝素，建体外循环	
a. 缝合升主动脉插管荷包	递 2-0 号插管线全长单针正反两针缝主动脉插管双层荷包，递长度 10 cm 左右红色硅胶管及鲁米尔将缝合线通过硅胶管，供收紧用，递蚊氏钳固定荷包线
b. 缝合灌注针荷包	递 2-0 号插管线全长单针正针在主动脉根部缝合灌注针荷包，同时递蚊氏钳、0 号线穿过荷包线做标记
c. 游离主动脉外膜	递镊子、组织剪游离主动脉荷包内的主动脉外膜
d. 缝房管插管荷包	递 4-0 号滑线全长单针正针缝右心耳荷包，递鲁米尔套 15 cm 红色硅胶管，蚊氏钳固定
e. 肝素化后插主动脉管	递 11 号刀片切开主动脉，插入主动脉管，收紧两边荷包线，剪线，递线绳结扎固定荷包线上的阻断管与主动脉管，再递 40 mm 圆针、0 号慕丝线将主动脉管固定于胸壁上，排气后连接体外循环机主动脉管道，2 把中号钳再次主动脉管于布单处
f. 插房管	递 11 号刀片切开右心耳，中号钳扩口，插入房管，收紧荷包线，递 1 号慕丝线结扎固定，连接管道，撤管道钳转机
g. 插主动脉灌注针	递灌注针头同时递一助灌注连接管蚊氏钳固定，主刀提线插入灌注针头，收紧荷包线蚊氏钳固定，剪标志线，灌注管排气后连接灌注针头
h. 缝合右上肺静脉插管荷包	递 2-0 号插管线带垫片，双针持、双反针、双垫片缝合右上肺静脉插管荷包，递鲁米尔套 18 cm 红色硅胶管，蚊氏钳固定
i. 插左心引流管	递血管镊暴露右上肺静脉，尖刀片切开，长欧文钳扩口插入左心引流管，收紧荷包线，0 号慕丝线固定，左心分叉另一端与灌注针头侧孔连接
5. 阻断升主动脉，切开主动脉，暴露主动脉瓣	递阻断钳，并行循环降温，至鼻咽温度 32 ℃时阻断升主动脉，尖刀片切开主动脉，短脑膜剪扩大切口，先左右冠脉直接灌注，心脏灌停，递 3-0 号无损伤线正反反三针牵引主动脉壁，暴露主动脉瓣
6. 探查主动脉瓣（置换瓣膜）	
a. 切除瓣膜测瓣环直径	递短血管镊探查主瓣呈 3 叶，增厚、钙化，瓣口狭窄、关闭不全，递短组织剪、尖刀片交替使用，剪除瓣膜，50 mL 生理盐水冲洗心腔。递测瓣器测量瓣口直径，确定瓣膜型号，分为机械瓣和生物瓣
b. 缝合瓣膜、试瓣	递 2 块治疗巾，长轴对折放置在切口周围，2-0 号瓣膜线（一针绿线、一针白线）从瓣环上间断缝合人工瓣膜，递尖刀片切断瓣膜上的固定线，退出瓣膜支架，收紧缝合线打结，大神经钩探查瓣膜位置和结的情况，测试瓣叶活动度
7. 缝主动脉切口	递 2 根 5-0 号滑线连续往返交叉缝合主动脉（第一针反针，第二针正针）

表 7-3-2（续）

手术步骤	护理操作配合
8. 复温、充分排左心系统气体	递中号钳，左心轻轻吸引后中号钳夹闭左心吸引管，停左心吸引，膨肺排气
9. 开放升主动脉阻断钳，恢复心脏血液循环	开放阻断钳，同时松开上下腔静脉阻断带，心脏自动复跳，为窦性心律（若为室颤心律，进行心内 10 J 除颤；若心率慢，可在右心室植入成人临时起搏导线）
10. 停体外循环机	并行循环复温，还氧债。至患者温度正常，BP、HR、SpO$_2$ 平稳后减流量并停体外循环机
11. 鱼精蛋白中和，拔管撤机	检查无活动性出血后鱼精蛋白中和肝素并拔管，拔管顺序：管道钳夹房管、拔房管、左心引流管、灌注管、主动脉管
12. 清点用物，冲洗，放置引流管，关胸	清点器械、纱布、缝合针等无误后，置入心包纵隔及胸骨后引流管，递钢丝缝合胸腔，逐层缝合皮下组织及皮肤

三、双瓣瓣膜置换 + 三尖瓣成形术

【麻醉方式】全身麻醉

【手术体位】平卧位，头部垫头圈，胸骨后垫一方枕，软枕上缘平肩上 2 cm，臀部垫硅胶垫，腘窝垫一长枕，双足跟垫足跟垫

【手术切口】胸骨正中切口

【仪器设备】高频电刀、吸引器、除颤监护仪、食管超声机、自体血回输仪

【用物准备】

敷料：手术衣、底包、大碗、体外转机敷料、体外敷料。

常规器械：体外基础器械、体二器械、体外小锯、体外穿刺包、体外转机、除颤板、持物钳。

特殊器械：测瓣器 16 件、体外新撑开器、低温三尖瓣测瓣环 + 低温持瓣器。

常规用物：11 号刀片、15 号刀片、23 号刀片、40 mm 圆针、0 号慕丝线、1 号慕丝线、2-0 号无损伤缝合线、3-0 号无损伤缝合线、2-0 号插管线（70 岁以上用 4-0 号 75 cm 滑线、5-0 号滑线）、3-0 号滑线、5-0 号滑线、备皮球、电刀笔、冲洗球、16 号胸腔引流管、30 号胸腔引流管、26 号血浆引流管、自体血回输管、14 号红色导尿管、16 号红色导尿管、50 mL 注射器、24 号穿刺针、输液器、盐水垫、骨蜡、45 cm × 45 cm 手术薄膜、手套、花生米剥离子、纱布、保温杯。

特殊用物：0 号可吸收缝合线、3-0 号可吸收缝合线、止血材料、二尖瓣、主动

脉瓣生物瓣膜、机械瓣膜、三尖瓣MC 3 "C"形环、2-0号瓣膜线、成人起搏导线、3-0号插管线（根据手术情况使用）。

【手术步骤及护理操作配合】见表7-3-3

表7-3-3　双瓣瓣膜置换＋三尖瓣成形术手术步骤及护理操作配合

手术步骤	护理操作配合
1. 常规消毒皮肤，铺单	递无菌卵圆钳持碘伏纱布一包消毒皮肤，递中单、双单铺置盖单，贴45 cm×45 cm手术薄膜，麻醉护架、器械托盘加铺中单
2. 切皮、胸骨锯劈胸骨	递23号刀片、电刀自胸骨切迹至剑突下切开皮肤、皮下组织及肌层，干纱布拭血，胸骨锯劈开胸骨，干盐水垫长条塞切口中间，骨蜡垫纱布整块抹胸骨骨髓腔止血，骨膜电凝60 W止血
3. 显露胸腺、前纵隔及心包	递胸骨撑开器显露手术野，递血管镊、电刀分离心包表面的疏松结缔组织及胸腺至主动脉心包反折处，打开心包后40 mm圆针、0号慕丝线悬吊心包5针，缝输液器排气管于胸腔，尾部接台下CO$_2$管进行排气
4. 静脉给肝素，建体外循环	
a. 缝合升主动脉插管荷包	递2-0号插管线全长单针正反两针缝主动脉插管双层荷包，递长度10 cm左右红色硅胶管及鲁米尔将缝合线通过硅胶管，供收紧用，递蚊氏钳固定荷包线
b. 缝合灌注针荷包	递2-0号插管线全长单针正针在主动脉根部缝合灌注针荷包，同时递蚊氏钳、0号慕丝线穿过荷包线做标记
c. 游离主动脉外膜、上腔静脉外膜	递镊子、组织剪游离主动脉荷包内的主动脉外膜并游离上腔静脉外膜
d. 套上腔静脉阻断带	递上腔游离钳，绕过上腔静脉后壁，阻断带拉出，递15 cm透明硅胶管及鲁米尔套上腔静脉，蚊氏钳固定阻断带
e. 缝上腔静脉插管荷包	递4-0号滑线全长单针正针缝上腔静脉荷包，递鲁米尔套红色硅胶管，蚊氏钳固定
f. 套下腔静脉阻断带	递下腔游离钳，绕过下腔静脉引出阻断带，递18 cm透明硅胶管及鲁米尔套下腔静脉，蚊氏钳固定阻断带
g. 肝素化后插主动脉管	递11号刀片切开主动脉，插入主动脉管，收紧两边荷包线，剪线，递线绳结扎固定荷包线上的阻断管与主动脉管，再递40 mm圆针、7号线将主动脉管固定于胸壁上，排气后连接体外循环机主动脉管道，2把中号钳再次固定主动脉管于布单处
h. 插上腔静脉管	递11号刀片切开上腔静脉，中号钳扩口，插入上腔直角管，收紧荷包线，递1号慕丝线结扎固定，连接管道，撤管道钳单管转机
i. 插主动脉灌注针	递灌注针头，同时递一助灌注连接管蚊氏钳固定，主刀提线插入灌注针头，收紧荷包线蚊氏钳固定，剪标志线，灌注管排气后连接灌注针头
j. 插下腔静脉管	递血管镊、11号刀片切开右心房前壁，插入下腔管，收紧荷包线，递线绳结扎固定，连接管道，撤管道钳双管转机，中号钳固定线绳于布单

表 7-3-3（续）

手术步骤	护理操作配合
k. 缝合右上肺静脉插管荷包	递 2-0 号插管线带垫片，双针持、双反针、双垫片缝合右上肺静脉插管荷包，递鲁米尔套 18 cm 红色硅胶管，蚊氏钳固定
l. 插左心引流管	递血管镊暴露右上肺静脉，尖刀片切开，长欧文钳扩口，插入左心引流管，收紧荷包线，0 号慕丝线固定，左心分叉另一端与灌注针头
5. 阻断升主动脉，切开主动脉，左右冠脉灌注	侧孔连接递阻断钳，并行循环降温，至鼻咽温度 32 ℃时阻断升主动脉，尖刀片切开主动脉，短脑膜剪扩大切口，先左右冠脉直接灌注，心脏灌停
6. 切开右心房 - 房间隔，心内探查	递血管镊提右心室前壁，尖刀片斜切开右心房，长剪刀扩大切口，打开房间隔，用两针 3-0 号牵引线正反 3 针吊心房壁，暴露左心房
7. 探查二尖瓣，切除瓣膜，测瓣环直径	递长血管镊探查二尖瓣瓣环钙化、瓣口狭窄，长组织剪、尖刀片交替使用剪除瓣膜，50 mL 生理盐水冲洗心腔。递测瓣器测量瓣口直径，确定瓣膜型号，分为机械瓣和生物瓣
8. 缝合二尖瓣瓣膜、试瓣	递 2 块治疗巾长轴对折放置在切口周围，2-0 号瓣膜线（一针绿线、一针白线）从瓣环上间断缝合人工瓣膜，递 11 号刀片切断瓣膜上的固定线，退出瓣膜支架，收紧缝合线打结，大神经钩探查瓣膜位置和结的情况，测试瓣叶活动度
9. 缝合房间隔	递 3-0 号滑线、24 cm 长针持单针正针关房间隔，先不打结
10. 探查主瓣	递 3-0 号无损伤线正反正三针牵引主动脉壁，暴露主瓣，递短血管镊探查主瓣呈 3 叶，增厚、钙化，瓣口狭窄关闭不全
11. 切除瓣膜、测瓣环直径	递短组织剪、尖刀片交替使用剪除瓣膜，50 mL 生理盐水冲洗心腔。递测瓣器测量瓣口直径，确定瓣膜型号，分为机械瓣膜和生物瓣膜
12. 缝合主动脉瓣膜、试瓣	递 2 块治疗巾，长轴对折放置在切口周围，2-0 号瓣膜线（一针绿线、一针白线）从瓣环上间断缝合人工瓣膜，递尖刀片切断瓣膜上的固定线，退出瓣膜支架，收紧缝合线打结，大神经钩探查瓣膜位置和结的情况，测试瓣叶活动度
13. 缝合主动脉	递 2 根 5-0 号滑线连续往返交叉缝合主动脉（第一针反针，第二针正针）
14. 复温排气，开放升主动脉阻断钳，恢复心脏血液循环	递中号钳，左心轻轻吸引后中号钳夹闭左心吸引管，停左心吸引，膨肺排气后，打结关闭房间隔，开放阻断钳，同时松开上下腔静脉阻断带，心脏自动复跳，为窦性心律（若为室颤心律，进行心内 10 J 除颤；若心率慢，可在右心室植入成人临时起搏导线）
15. 探查三尖瓣并成形	递长镊子探查三尖瓣环扩大，瓣叶发育可，轻中度关闭不全，笔式针持夹 5-0 号滑线、双头针带垫片褥式编织缝合改良 De Vega 术环缩三尖瓣，另三尖瓣重度关闭不全放成型环，用 3-0 号插管线双头针间断缝合，保持三尖瓣正常形态

表 7-3-3（续）

手术步骤	护理操作配合
16. 缝合右心房切口	递 5-0 号滑线，长针持正针关右心房口
17. 停体外循环机	并行循环复温，还氧债。至患者温度正常，BP、HR、SpO_2 平稳后减流量并停体外循环机
18. 鱼精蛋白中和，拔管撤机	检查无活动性出血后鱼精蛋白中和肝素并拔管，拔管顺序：管道钳夹下腔管、拔下腔管、上腔管、左心引流管、灌注管、主动脉管
19. 清点用物，冲洗，放置引流管，关胸	清点器械、纱布、缝合针等无误后，置入心包纵隔及胸骨后引流管，递钢丝缝合胸腔，逐层缝合皮下组织及皮肤

四、Bentall+ 全弓置换 + 象鼻子术

【麻醉方式】全身麻醉

【手术体位】平卧位，头部垫头圈，胸骨后垫一方枕，软枕上缘平肩上 2 cm，臀部垫硅胶垫，腘窝垫一长枕，双足跟垫足跟垫

【手术切口】胸骨正中切口、腋动脉切口、备股动脉切口，备下肢静脉

【仪器设备】高频电刀、吸引器、除颤监护仪、食管超声机、自体血回输仪

【用物准备】

敷料：手术衣、底包、大碗、体外转机敷料、体外敷料。

常规器械：体外基础器械、体一器械、体外小锯、体外穿刺包、体外转机、除颤板、持物钳。

特殊器械：测瓣器 16 件、体外换瓣零件二、体外挂线撑开器、全弓器械。

常规用物：11 号刀片、15 号刀片、23 号刀片、40 mm 圆针、0 号慕丝线、1 号慕丝线、2-0 号无损伤缝合线、3-0 号无损伤缝合线、4-0 号滑线、5-0 号滑线、备皮球、电刀笔、一次性吸引器头、吸引器管、冲洗球、24 号穿刺针、22 号血浆引流管、26 号血浆引流管、30 号胸腔引流管、自体血回输管、14 号红色导尿管、16 号红色导尿管、5 mL 注射器、50 mL 注射器、输液器、盐水垫、骨蜡、手套、45 cm×45 cm 手术薄膜、纱布、毛毡片、电烧笔、丝带、中号钛夹、体外托盘、保温杯。

特殊用物：0 号可吸收缝合线、2-0 号可吸收缝合线、3-0 号可吸收缝合线、止血材料、主动脉生物瓣膜、机械瓣膜、2-0 号瓣膜线、成人起搏导线、四分支人工血管 28/30 号、术中支架 28 号、带瓣人工血管 25/27 号、牛心包片、冰帽（根据手术情况使用）。

【手术步骤及护理操作配合】见表 7-3-4

表 7-3-4　Bentall+ 全弓置换 + 象鼻子术手术步骤及护理操作配合

手术步骤	护理操作配合
1. 常规消毒皮肤，铺单	递无菌卵圆钳持碘伏纱布消毒全身皮肤，递中单、双单铺置盖单，贴 45 cm × 45 cm 手术薄膜
2. 游离右侧腋动脉	递 23 号刀片于右侧锁骨外 1/3 切开皮肤、皮下，长 6 cm，乳突撑开器牵开切口，先游离出腋静脉套 7 号线向下牵引，腋动脉即位于腋静脉的后上方。将腋动脉游离约 3 cm，结扎该段的分肢，小直角钳在腋动脉近心端鲁米尔套 1 号慕丝线，夹蚊氏钳备用，用湿纱布塞住切口
3. 常规开胸、游离主动脉三大分支	递 23 号刀片，正中开胸，同常规体外循环手术，但上缘皮肤达胸骨上窝偏左，电锯劈胸骨，撑开器撑开，切除残条胸腺，丝带牵引无名静脉，蚊氏钳固定，分别游离无名动脉、左颈总动脉、左锁骨下动脉，每支血管套丝带，蚊氏钳固定
4. 打开心包	递镊子、电刀打开心包，40 mm 圆针 0 号慕丝线悬吊心包 5 针，缝输液器排气管于胸腔，尾部接台下 CO_2 管进行排气
5. 静脉给肝素，建体外循环 　a. 腋动脉插管	动脉泵管为单泵双管 递 2 把小阻断钳夹股动脉两端，11 号刀片切开腋动脉，小组织剪扩大切口，插入腋动脉，接管，1 号慕丝线固定，40 mm 圆针 0 号慕丝线固定两针，湿纱布塞切口
b. 缝房管插管荷包，插房管	递 4-0 号滑线全长单针正针缝右心耳荷包，递鲁米尔套 15 cm 红色硅胶管，蚊氏钳固定。递 11 号刀片切开右心耳，中号钳扩口，插入房管，收紧荷包线，递 1 号慕丝线结扎固定，连接管道，撤管道钳转机
c. 缝左心荷包	递 2-0 号插管线带垫片，双针持、双反针、双垫片缝合右上肺静脉插管荷包，递鲁米尔套 18 cm 红色硅胶管，蚊氏钳固定
d. 插左心引流管	递血管镊暴露右上肺静脉，尖刀片切开，长欧文钳扩口插入左心引流管，收紧荷包线，左心分叉另一端与灌注针头侧孔连接
6. 阻断升主动脉，切开主动脉，暴露主动脉瓣	递大阻断钳，并行循环降温，阻断升主动脉，尖刀片切开主动脉，组织剪扩大切口，先左右冠脉直接灌注，心脏灌停，再 3 针 3-0 号无损伤线牵引主动脉壁，暴露主动脉瓣
7. 切除瓣膜测瓣环直径	递短脑膜剪剪掉坏瓣，测瓣确定型号，4-0 号滑线做内分流，起始部分蚊氏钳夹住备用，打四分支血管及带瓣管道
8. 缝合瓣膜、试瓣	递治疗巾 2 块置切口两边，2-0 号瓣膜线间断缝主动脉瓣，测试瓣膜启闭正常
9. 左右冠脉移植	夹层累及左右冠状动脉开口，游离左右冠状动脉口，电烧笔打孔带瓣血管两侧，5-0 号滑线分别将左右冠状动脉口吻合于带瓣管道，经人造血管灌注心肌保护液检查冠脉吻合口是否漏血
10. 深低温停循环，选择性脑灌注	鼻咽温、肛温降到 20 ~ 25 ℃，阻断三大分支，分别自开口处切断，停循环，开放主动脉钳，选择性脑灌注，头部放置冰帽

表 7-3-4（续）

手术步骤	护理操作配合
12. 封闭左锁骨下动脉近心端	递组织剪剪开主动脉至左颈总动脉与左锁骨下动脉之间，切断三大分支，清除血栓，用 4-0 号滑线带垫片将主动脉上左锁骨下动脉断口缝合，蚊氏钳夹线备用
13. 放术中支架，吻合远端降主动脉，恢复下半身灌注	递象鼻子支架置入降主动脉，释放，展开近端支架覆膜，修剪四分支人造血管，4-0 号滑线吻合四分支血管远端、象鼻子支架近端。经第四分支 10 mm 血管接主动脉第二插管恢复下半身灌注，3 把小号钳夹住人工血管三个分支，排气后大阻断钳夹住四分支血管主干，全身血流恢复，复温
14. 吻合三大分支	5-0 号滑线分别行人工血管 3 分支与左颈总动脉（恢复双侧脑灌注）、左锁骨下动脉、无名动脉端端吻合，5 mL 注射器扎眼排气
15. 吻合近端主动脉	递 4-0 号滑线行人工血管近端与近端主动脉端端吻合，松阻断钳
16. 充分排左心气体	递中号钳，左心轻轻吸引后中号钳夹闭左心吸引管，停左心吸引。人工血管扎 10 mL 空枕头，膨肺排气，心脏自动复跳，为窦性心律（若为室颤心律，进行心内 10 J 除颤）
17. 做内分流通道	检查无活动性出血，取牛心包片，用术中保留的主动脉上左锁骨下动脉断口缝合处的 4-0 号滑线和主动脉根部的 4-0 号滑线缝合主动脉外膜，包裹主动脉近端吻合口，右心房开窗 2 cm，连续缝合主动脉外膜与右心房切口，形成包裹腔与右心房内分流通道，缝合过程中切断四分支上的灌注分支（先用双股 0 号慕丝线结扎再用单股 0 号慕丝线结扎）
18. 停体外循环机	并行循环复温，还氧债。至患者温度正常，BP、HR、SpO$_2$ 平稳后减流量并停机，停机后需要输入大量血液制品，止血药物
19. 鱼精蛋白中和，拔管撤机	检查无活动性出血后鱼精蛋白中和肝素并拔管，拔管顺序：管道钳夹房管，拔房管、左心引流管、腋动脉管
20. 清点用物，冲洗，放置引流管，关胸	清点器械、纱布、缝合针等无误后，置入心包纵隔及胸骨后引流管，递钢丝缝合胸腔，逐层缝合皮下组织及皮肤

五、非体外循环冠状动脉搭桥术

【麻醉方式】全身麻醉

【手术体位】平卧位，头部垫头圈，胸骨后垫一方枕，软枕上缘平肩上 2 cm，臀部垫硅胶垫，腘窝垫一长枕，双足跟垫足跟垫

【手术切口】胸骨正中切口，下肢沿静脉走向切口

【仪器设备】高频电刀、吸引器、冠脉流量检测仪、除颤仪、自体血回输仪

【用物准备】

敷料：手术衣、底包、大碗、体外敷料。

常规器械：体外基础器械、体外器械、体外小锯、体外穿刺包、除颤板、持物钳、体外灯把。

特殊器械：搭桥器械、取静脉器械、乳内牵开器、体外新撑开器、冠脉流量仪探头。

常规用物：11 号刀片、23 号刀片、40 mm 圆针、0 号慕丝线、2-0 号慕丝线、0 号无损伤缝合线、2-0 号无损伤缝合线、5-0 号滑线、6-0 号滑线、7-0 号滑线、0 号可吸收缝合线、电刀笔、电刀擦、26 号血浆引流管、30 号胸腔引流管、血液回收管、12 号红尿管（做蚊氏钳 2 个）、16 号红尿管、20 mL 注射器、50 mL 注射器、24 号穿刺针、冠状动脉尖刀、冠状动脉圆刀、阻断带、小号钛夹、中号钛夹、无菌弹力绷带、无菌绷带、无菌记号笔、盐水垫、纱布、骨蜡、45 cm × 45 cm 手术薄膜、手套、灯把、保温杯。

特殊用物：2-0 号可吸收缝合线、3-0 号可吸收缝合线、心脏固定器、呼雾管、打孔器、分流栓。

【手术步骤及护理操作配合】见表 7-3-5

表 7-3-5　非体外循环冠状动脉搭桥术手术步骤及护理操作配合

手术步骤	护理操作配合
1. 常规消毒皮肤，铺单	递无菌卵圆钳持碘伏纱布两包消毒皮肤，包括胸部、腹部、会阴部和双下肢，铺无菌单
2. 取大隐静脉	取静脉器械台上放置物品：丝带、3-0 号可吸收缝合线、2-0 号可吸收缝合线、2-0 号慕丝线、纱布、无菌记号笔。沿大隐静脉走行取静脉，放置于肝素盐水中，远端放置橄榄头，2-0 号慕丝线固定，静脉内注入肝素盐水，检查静脉质量备用
3. 切皮，胸骨锯劈胸骨	递 23 号刀片、电刀自胸骨切迹至剑突下切开皮肤、皮下组织及肌层，干纱布拭血，胸骨锯劈开胸骨，干盐水垫长条塞切口中间，骨蜡垫纱布整块抹胸骨骨髓腔止血，骨膜电凝 60 W 止血
4. 取乳内动脉	
a. 游离乳内动脉	放置乳内牵开器，递乳内镊子、电刀，电凝设置为 20 W，给主刀凳子坐下，电刀游离乳内动脉，动脉分支用小钛夹夹闭
b. 离断乳内动脉远端	2 个中号钛夹夹住乳内动脉远端，无菌剪刀断开乳内动脉，弯血管夹夹住乳内动脉，罂粟碱纱布包裹动脉，20 mL 注射器向血管表面注射罂粟碱
5. 吊心包	取完乳内动脉后，治疗巾两块垫胸骨，更换常规开胸撑开器，递粗镊子、电刀打开心包，用 40 mm 圆针、0 号慕丝线吊心包 5 针，乳内侧 2 针用一把蚊氏钳牵引固定
6. 检查、修剪乳内动脉	湿纱布一块，2 把蚊氏钳固定血管，游离乳内动脉外脂，黑剪刀分离血管外膜后剪口

表 7-3-5（续）

手术步骤	护理操作配合
7. 左乳内动脉-前降支吻合	纱布一块探查冠脉血管，放置心肌固定器，行乳内动脉桥吻合。粗镊子，盐水垫 1～2 块将心尖垫高，沿室间沟找到前降支，湿纱布，大尖刀片挑开心脏外膜，缝 2 根阻断带，夹 2 把蚊氏钳，放心肌固定器，吹气，左手持搭桥镊子，右手持冠脉圆刀切开脂肪，冠脉尖刀片切开血管，收紧两侧阻断带，先用前弯剪刀，再用后弯扩大切口，放置分流栓，笔式针持夹 7-0 号滑线吻合血管，另一头夹蚊氏钳，用湿纱布包裹。吻合完毕，剪掉一根针，松哈巴狗抓钳排气打结，去掉哈巴狗抓钳和心肌固定器后，打水观察吻合口有无漏血，粗镊子取出垫高心尖的两块盐水垫
8. 根据病情吻合冠状动脉 　a. 修剪大隐静脉	20 mL 注射器水接橄榄针头检查并修剪大隐静脉，小钛夹夹闭侧支，修剪静脉吻合口备用
b. 大隐静脉—近端主动脉吻合	电凝设置到 20 W，主刀拿镊子电刀游离主动脉外膜，夹侧壁钳，治疗巾一块折叠后进行衬垫，纱布缠绕，2 把中号钳固定，电刀烧灼打孔部位的外膜后，尖刀片切开主动脉，3.5 打孔器打孔，用小治疗碗盛水冲洗打孔器。主刀用搭桥镊、笔式针持 6-0 号滑线吻合大隐静脉与升主动脉，另一头夹皮管文钳，湿纱布包裹。吻合完毕打结（如两根桥血管，哈巴狗抓钳夹住一根血管，松侧壁钳子，排气后哈巴狗抓钳夹另一根桥血管）
c. 大隐静脉—远端支吻合及序灌搭桥	抬高血压后吊后心包，0 号无创线全长单针正针，出针后放入纱条，套 18 cm 长鲁米尔，收紧鲁米尔后，2 把中号钳固定纱条。冠脉尖刀片挑开心脏外膜，缝 2 根阻断带，蚊氏钳固定，放心肌固定器，吹气，搭桥镊子、冠脉圆刀切开脂肪，冠脉尖刀切开血管，收紧两侧阻断带，先用前弯，再用后弯扩大切口，弯哈巴狗抓钳一个夹住大隐静脉，冠脉尖刀片在大隐静脉相应位置切口，前弯剪刀扩大切口，用笔式 7-0 号滑线吻合血管，另一头夹皮管文钳，用湿纱布包裹。吻合完毕，松哈巴狗抓钳排气打结
9. 检查搭桥血管吻合口	取出牵引线及盐水垫，50 mL 注射器温盐水冲洗吻合口，检查吻合口情况。流量检测仪测量血流量及 PI 值，保存波形
10. 清点用物，冲洗放置引流管关胸	清点器械、纱布、缝合针等无误后，置入心包纵隔及胸骨后引流管，递钢丝缝合胸腔，逐层缝合皮下组织及皮肤

六、小切口房间隔修补术（成人）

【麻醉方式】全身麻醉

【手术体位】平卧位，头部垫头圈，右侧胸骨后垫一方枕，软枕上缘平肩上 2 cm，臀部垫硅胶垫，腘窝垫一长枕，双足跟垫足跟垫

【手术切口】右前外侧小切口

【仪器设备】高频电刀、吸引器、除颤监护仪、食管超声机、自体血回输仪

【用物准备】

敷料：手术衣、底包、大碗、体外转机敷料、体外敷料。

常规器械：体外基础器械、体二器械、体外穿刺包、体外转机、除颤板、持物钳。

特殊器械：单包撑开器、心外腔镜器械、体外全弓器械。

常规用物：11号刀片、15号刀片、23号刀片、40 mm圆针、2-0号无损伤缝合线、4-0号无损伤缝合线、5-0号滑线、0号慕丝线、1号慕丝线、备皮球、电刀笔、长电刀头、16号胸腔引流管（鲁米尔）、自体血回输管、14号红色导尿管、16号红色导尿管（鲁米尔）、50 mL注射器、24号穿刺针、输液器、纱布、盐水垫、45 cm×45 cm手术薄膜、手套、保温杯。

特殊用物：2-0号可吸收缝合线、3-0号可吸收缝合线、涤纶片（针织型）、止血材料（根据手术情况使用）。

【手术步骤及护理操作配合】见表7-3-6

表7-3-6　小切口房间隔修补术（成人）手术步骤及护理操作配合

手术步骤	护理操作配合
1. 右颈内静脉插管	全麻后，患者取平卧位，右侧垫高，右颈消毒铺单，全身肝素化，经右颈内静脉置入上腔静脉引流管，管道钳夹闭管道
2. 常规消毒皮肤，铺单	碘伏纱布消毒皮肤，递中单、双单铺置盖单，贴45 cm×45 cm手术薄膜，麻醉护架、器械托盘加铺中单
3. 取右前外侧切口	在腋中线与腋前线间左一长切口，经第三肋下缘进胸，放切口保护套
4. 显露心包及右侧膈神经	递撑开器显露手术野，沿右膈神经前2 cm纵向切开心包打开心包，沿膈肌水平向前呈"L"型切开，2-0号无损伤缝合线悬吊8针充分暴露心包，缝输液器排气管于胸腔，尾部接台下CO_2管进行充分排气
5. 股动静脉插管，建立体外循环	切开皮肤，乳突撑开器撑开游离出股动静脉，分别近、远端套10号慕丝线套鲁米尔
a. 插股动脉	递2把小阻断钳阻断近、远端，尖刀片切股动脉，脑膜剪扩剪插管，导丝撤出后递管道钳夹闭管道与动脉连接管连接后撤阻断钳，1号慕丝线固定管道，用40 mm圆针、0号慕丝线缝一针固定于皮肤
b. 插股静脉	递5-0号滑线缝股静脉荷包套鲁米尔，用股静脉管测量到右心房长度，阻断后插静脉管，与静脉连接管连接后撤阻断钳，1号慕丝线固定管道并40 mm圆针、0号慕丝线缝一针固定于皮肤，转体外循环机
6. 套上腔静脉阻断带	递长把组织剪游离上腔静脉与肺静脉隐窝处心包膜反折，递腔镜蓝把上腔游离钳，套上腔阻断带，中号钳固定
7. 套下腔静脉阻断带	递腔镜蓝把下腔游离钳，游离右肺下静脉与下腔静脉之间小隐窝处的鞘膜，套下腔阻断带，中号钳固定

表 7-3-6（续）

手术步骤	护理操作配合
8. 阻上、下腔静脉，切开右心房，探查缺损房间隔，同时复温	调手术床头低位 10º，阻断上下腔静脉，心脏跳动下切开右心房，4-0 号无损伤线悬吊 6 针，右心吸血，查看房缺大小，涤纶片减合适大小，4-0 号滑线连续缝合修补房缺，膨肺排气
9. 缝合右心房切口	5-0 号滑线长针持关右心房口，推节器打结并开放上下腔阻断带
10. 停体外循环机	至患者温度正常，BP、HR、SpO_2 平稳后减流量并停机
11. 鱼精蛋白中和，拔管撤机	检查无活动性出血后鱼精蛋白中和肝素并拔管，拔管顺序：下腔管、上腔管、股静脉管、股动脉管
12. 清点用物，冲洗放置引流管关胸	清点器械、纱布、缝合针等无误后，置入胸腔引流管，逐层缝合皮下组织及皮肤

七、胸腔镜下肺叶切除术

【麻醉方式】全身麻醉

【手术体位】侧卧位

【仪器设备】胸腔镜、超声刀、高频电刀、吸引器、腔镜切割闭合系统及钉仓

【用物准备】

敷料：手术衣、底包、胸包、大碗、中单、持物钳。

常规器械：高压胸腔镜、高压肺腔镜、30°镜头、超声刀线。

特殊器械：无。

常规用物：23 号刀片、24 mm 圆针、28 mm 胖圆针、36 mm 角针、0 号慕丝线、2-0 号慕丝线、3-0 号慕丝线、超声刀线、备皮球、电刀笔、电刀擦、长电刀头、一次性吸引器管、24 号胸腔引流管、26 号胸腔引流管、16 号红尿管、纱条、180 cm×30 cm 保护套、45 cm×45 cm 手术薄膜、手套、灯把、保温杯、纱布。

【特殊用物】一次性切口保护套、一次性 10 mm 穿刺器，止血材料（根据手术情况使用）。

【手术步骤及护理操作配合】见表 7-3-7

表 7-3-7 胸腔镜下肺叶切除术手术步骤及护理操作配合

手术步骤	护理操作配合
1. 常规消毒皮肤，铺无菌巾	递无菌卵圆钳及碘伏备皮球消毒皮肤，常规铺无菌巾，两侧腋后线铺 2 个中单，头部铺中单，4 块治疗巾，医生穿好手术衣戴好手套后铺大口，贴手术薄膜

表 7-3-7（续）

手术步骤	护理操作配合
2. 建立操作孔	递无菌刀开皮，递卵圆钳及电刀分离肌层，递 10 mm 穿刺器于腋中线第七肋间 2 cm 切口为腔镜入口。于腋前线第四肋间作 4 cm 切口建立操作孔，置入一次性切口保护套
3. 胸腔探查，处理胸膜肺裂	探查有无胸腔积液及粘连，探查肺裂发育情况，探查肿物位置，决定手术方式。递电凝钩，胸腔镜吸引器及海绵钳分离胸腔粘连，解剖肺裂，暴露手术部位
4. 胸膜和肺裂处理	递电凝钩游离肺下韧带，中下叶游离解剖中叶及下叶静脉下肺静脉、下叶背段及基底段动脉、上叶游离解剖后生支动脉及舌段动脉等，递切割闭合器 + 白钉或灰钉闭合切割。备长扁钳带 0 号慕丝线，若有出血可递电凝钳接电凝线止血。游离支气管，递长扁钳、长卵圆钳分离，递切割闭合器及黑钉或绿钉予以闭合切割
5. 清扫淋巴结	递电凝钩分离淋巴结，递淋巴结钳或舌头钳取出，使用湿纱布接过淋巴结，用专用夹取标本、小号钳将淋巴结标本放于指定位置。根据手术部位分别清扫 2、4、5、7、8、9、10、11、12、13 组淋巴结
6. 切除肺叶	递长卵圆钳夹住肺组织，递切割闭合器 + 金钉或紫钉切割闭合，移除肺叶组织，将大碗里铺治疗巾接肺叶组织标本，如若解剖，递 23 号刀片切开，纱布止血，递 2 把中号钳或大弯钳夹提，观察肿瘤情况
7. 冲洗胸腔，膨肺检查	递无菌温蒸馏水 2 瓶及温盐水 2 瓶冲洗胸腔，膨肺（不超过 25 cmH$_2$O），检查支气管残端有无漏气，如有漏气递小圆针、1 号慕丝线缝扎。彻底止血，放置止血材料
8. 消毒、放置引流管	用组织钳夹取碘伏球消毒皮肤，递干净纱布，放置引流管于腋中线第七肋间置于胸顶，递 36 mm 角针、0 号慕丝线 2 针固定引流管
9. 清点物品、关闭胸腔	与巡回护士清点所有物品无误，递 28 mm 胖圆针、0 号慕丝线，28 mm 胖圆针、3-0 号慕丝线，再次清点物品，递碘伏备皮球消毒，干纱布擦拭，36 mm 角针、3-0 号慕丝线逐层关闭胸腔。再次清点物品。用组织钳夹取碘伏球，换干净纱布。递 10 cm × 10 cm 敷料贴、10 cm × 15 cm 敷料贴覆盖切口，水封瓶连接引流管

八、胸腔镜下食管癌切除术（三切口）

【麻醉方式】全身麻醉

【手术体位】平卧位 + 左侧卧位

【仪器设备】胸腔镜、超声刀、高频电刀、吸引器、暖风机

【用物准备】

敷料：手术衣、底包、胸包、大碗、中单、双单、治疗巾。

常规器械：胸科 A+B 包 74 件、高压肺腔镜、高压食管腔镜、30° 镜头、超声刀线、气腹管、小荷包、中号血管夹钳、保温杯、持物钳。

特殊器械：剖腹包。

常规用物：11 号刀片、23 号刀片、24 mm 圆针、28 mm 胖圆针、32 mm 圆针、36 mm 角针、电刀笔、电刀擦、长电刀头、0 号慕丝线、2-0 号慕丝线、3-0 号慕丝线、4-0 号可吸收缝合线、荷包线、超声刀线、备皮球、一次性吸引器管、22 号血浆引流管、24 号胸腔引流管、26 号胸腔引流管、16 号红尿管、50 mL 注射器、花生米剥离子、石蜡油球、180 cm×30 cm 保护套、45 cm×45 cm 手术薄膜、纱条、灯把、手套、10 cm×10 cm 敷料贴、10 cm×15 cm 敷料贴、纱布。

特殊用物：一次性穿刺器套装、一次性 12 mm 穿刺器、一次性使用切口保护套、中号血管夹、长超声刀、管状吻合器（型号根据食管要求）、腔镜切割闭合系统及钉仓（根据手术情况使用）。

【手术步骤及护理操作配合】见表 7-3-8

表 7-3-8　胸腔镜下食管癌切除术（三切口）手术步骤及护理操作配合

手术步骤	护理操作配合
1. 常规消毒皮肤，铺无菌巾	无菌卵圆钳或大弯钳夹取碘伏备皮球消毒皮肤；常规铺无菌巾，两侧腋后线铺 2 个中单，头部铺中单，4 块治疗巾，医生穿好手术衣戴好手套后铺大口，贴手术薄膜
2. 建立操作孔	递 23 号刀片切皮，递无菌卵圆钳及电刀分离肌层，递 10 mm 穿刺器于腋中线第七肋间 1 cm 切口处建立腔镜入口置入胸腔镜，取腋中线第四肋间 4 cm 切口递 70 保护套（保护套沾水）为主操作孔，取腋后线第七肋间 2 cm 切口递 50 保护套为辅助操作孔
3. 胸腔探查	递电凝钩、海绵钳及吸引器探查有无胸腔粘连，肿瘤位置及淋巴结情况，解剖纵隔胸膜，分离粘连
4. 处理血管、游离食管	递超声刀和长扁钳子游离奇静脉，递中号血管夹钳紫色（近端 2 枚，远端 1 枚）两端夹闭，递超声刀中间切断，递腔镜针持、圆针、1 号线结扎胸导管，递超声刀、长卵圆钳游离食管，上至胸顶，下至贲门
5. 清扫淋巴结	递超声刀清扫左喉返神经旁、食管旁、隆突下等淋巴结，递淋巴结钳取出，使用湿纱布接过淋巴结，用专用夹取标本的小号钳将标本放于指定位置
6. 吊食管	递欧文钳或长扁钳夹住鞋带，将食管吊起，递血管夹固定鞋带位置，递无菌剪刀将多余鞋带剪断。递中号钳带双股 0 号慕丝线做牵引线

表 7-3-8（续）

手术步骤	护理操作配合
7. 检查胸腔、缝合切口	分别递无菌温蒸馏水及无菌温盐水冲洗胸腔，检查无活动性出血，与巡回护士清点所有物品，递硅胶引流管，于腋后线切口放置纵隔引流管于食管床。递碘伏备皮球消毒，干纱布擦拭，递 36 mm 角针、0 号慕丝线两针固定引流管，递 28 mm 胖圆针、0 号慕丝线，28 mm 胖圆针、3-0 号慕丝线，递碘伏备皮球消毒，干纱布擦拭，36 mm 角针、3-0 号慕丝线逐层关闭切口，再次清点物品，递碘伏备皮球消毒，干纱布擦拭，贴敷料贴
8. 术中更换平卧位	将腹腔镜头及超声刀等无菌设备放于无菌器械车上并钳夹固定防止脱落，无菌中单覆盖无菌车，保证无菌器械车不被污染
9. 铺无菌器械车	建立新的无菌器械车，将电刀、45 cm×45 cm 双袋护皮膜、备皮球、手套、吸引器管，0 号、2-0 号、3-0 号慕丝线备于无菌器械车上
10. 常规消毒皮肤，铺无菌巾	递无菌卵圆钳或大弯钳夹取碘伏备皮球消毒皮肤；常规铺无菌巾，两侧腋后线铺 2 个中单，头部铺中单，4 块治疗巾，医生穿好手术衣戴好手套后铺大口，贴手术薄膜
11. 建立气腹	递 2 把巾钳提起腹壁，递尖刀片脐旁切口递气腹穿刺针，5 mL 注射器注生理盐水，递 10 mm 穿刺器，建立气腹，置入腹腔镜。右侧腹部分别递 5 mm 和 12 mm 穿刺器，左侧腹部递 10 mm 穿刺器，剑突下递 5 mm 穿刺器，依次置入 trocar，建立操作孔
12. 腹腔探查	递分离钳和无损伤肠钳探查有无腹腔积液，肝、脾有无占位
13. 游离胃部血管	递超声刀和分离器游离大网膜至幽门处，处理胃短及胃后血管，打开小网膜囊，解剖胃左动静脉，递中号血管夹钳紫色，2 枚夹闭近端，1 枚夹闭远端，递无菌剪刀或者超声刀中间剪断
14. 游离胃	递超声刀沿胃小弯侧游离至贲门及食管裂孔，将胃游离
15. 清扫淋巴结，检查腹腔	游离过程中，递超声刀清扫淋巴结，递淋巴结钳取出，检查腹腔有无出血。湿纱布垫覆盖切口
16. 颈部切口	递无菌刀开皮，取左侧颈部沿胸锁乳突肌内缘长约 5 cm 切口，递电刀及中号钳逐层切开皮肤、皮下组织、钝性分离周围组织显露食管，将食管提起后递扣克钳夹闭，递电刀从中间切断，远端用圆针 0 号慕丝线缝扎
17. 移除食管肿瘤	递刀片和中号钳、纱布于上腹部正中切开一 5 cm 大小切口，拖出食管及胃，递直角钳近端夹闭，递扣克钳远端夹闭，递无菌剪刀剪断，于贲门处切断食管，移除食管肿瘤
18. 做管状胃	递腔镜切割闭合系统金钉将胃制成管状胃，递 0 号慕丝线线近端缝扎，递 4-0 号可吸收缝合线连续缝合加固管状胃钉合侧，递小圆针 3-0 号慕丝线加固
19. 置空肠造瘘管，荷包造瘘，关闭切	将胃还纳于腹腔内，自屈氏韧带下方 25 cm 处留置空肠造瘘管做空肠造瘘，递 4-0 号可吸收缝合线固定造瘘管，递荷包钳、荷包线自造瘘口环周将空肠固定于腹壁。与巡回护士清点所有物品无误后，关闭气腹，递 28 mm 胖圆针、0 号慕丝线，28 mm 胖圆针、3-0 号慕丝线及 36 mm 角针、3-0 号慕丝线逐层关闭腹部切口

表 7-3-8（续）

手术步骤	护理操作配合
20.吻合食管胃	颈部拖出管状胃，将爱惜龙切割闭合器将管状胃与食管半机械侧侧吻合。递小圆针 3-0 号慕丝线加固
21.放置引流，关闭切口	递橡皮条放置引流，与巡回老师清点所有物品无误，递碘伏备皮球消毒，干纱布擦拭，递圆针 0 号慕丝线、圆针 3-0 号慕丝线，再次清点物品，36 mm 角针、3-0 号慕丝线逐层关闭颈部切口。再次清点物品。用组织钳夹取碘伏球，换干净纱布。递 10 cm×10 cm 敷料贴、10 cm×15 cm 敷料贴覆盖切口

第四节　血管外科篇

一、大隐静脉曲张高位结扎剥脱术

【麻醉方式】全身麻醉 / 局麻

【手术体位】平卧位

【仪器设备】无

【用物准备】

敷料：手术衣、底包、大口、中单、双单。

常规器械：大隐静脉器械、大碗。

常规用物：11 号刀片、23 号刀片、0 号慕丝线、2-0 号慕丝线、3-0 号慕丝线、24 mm 圆针、备皮球、手套。

特殊用物：4-0 号可吸收缝合线、静脉剥脱导丝（局麻手术用细延长管）。

【手术步骤及护理操作配合】见表 7-4-1

表 7-4-1　大隐静脉曲张高位结扎剥脱术手术步骤及护理操作配合

手术步骤	护理操作配合
1.常规消毒、铺巾	递无菌卵圆钳及碘伏备皮球消毒患侧肢体，从下腹部直至患侧足趾；消毒好的患肢下铺双单，上半身铺中单，再常规铺治疗巾、大口单、8 号手套套脚
2.解剖大隐静脉与股静脉汇合处	腹股沟斜切口，解剖大隐静脉与股静脉交界处，距股静脉 0.5～1.0 cm 处结扎或缝扎近心端、远心端用止血钳暂时钳夹等待剥离
3.游离大隐静脉远端	内踝上方切一小口，分离切断大隐静脉,结扎远端；近端插入静脉剥脱导丝，直至腹股沟大隐静脉根部，并将脚踝部大隐静脉结扎于剥脱导丝上
4.抽出大隐静脉主干	向上拉剥脱导丝，大隐静脉主干慢慢抽出。若血管纡曲严重，可在膝内侧增加切口，分段抽出

表 7-4-1（续）

手术步骤	护理操作配合
5. 加压包扎止血	抬高术侧肢体，无菌治疗巾、弹力绷带由脚踝向近心端加压包扎整个下肢约 10 min；4-0 号可吸收缝合线缝合腹股沟切口，10 cm × 10 cm 敷料贴覆盖
6. 切除瓣膜功能不全的交通支	将剥脱钩、11 号刀片置于弯盘内，用 11 号刀片做小切口，剥脱钩、蚊氏钳将病变分支血管抽出
7. 缝合	检查切口无活动性出血，清点器械及所有用物无误，碘伏球消毒，逐步关闭每个切口
8. 包扎	整个下肢用一层酒精湿纱布及大量干纱布、盐水垫加弹力绷带加压包扎，最后穿弹力袜

二、颈内动脉内膜剥脱术

【麻醉方式】全身麻醉

【手术体位】平卧位

【仪器设备】高频电刀、吸引器

【用物准备】

敷料：手术衣、底包、大口、中单、小碗。

常规器械：大隐静脉器械、颈动脉器械、乳突拉钩。

常规用物：11 号刀片、23 号刀片、24 mm 圆针、24 mm 角针、0 号慕丝线、2-0 号慕丝线、3-0 号慕丝线、备皮球、电刀笔、电刀擦、一次性吸引器管、一次性负压引流球、16 号硅胶管、18 号硅胶管、14 号红尿管、20 mL 注射器、动脉穿刺针、20 cm × 30 cm 手术薄膜、手套、红黄蓝血管阻断带、敷料贴。

特殊用物：2-0 号可吸收缝合线、4-0 号可吸收缝合线，6-0 号滑线、7-0 号滑线、人造血管补片、止血材料（根据手术情况使用）。

【手术步骤及护理操作配合】见表 7-4-2

表 7-4-2 颈内动脉内膜剥脱术手术步骤及护理操作配合

手术步骤	护理操作配合
1. 暴露术野、安置体位	全麻后，将术侧耳廓前贴于脸颊部并用贴膜固定；术侧肩下垫对折长枕或方垫，头部戴冰帽歪向健侧；调整体位呈头高患侧高
2. 常规消毒、铺单	碘伏消毒；颈部两侧各垫一球状治疗巾，再常规铺巾、贴膜及大单
3. 显露颈总、颈内、颈外动脉	胸锁乳突肌内侧缘斜切口，乳突拉钩、甲状腺拉钩暴露术野；红黄蓝血管阻断带分别控制颈总近心端、颈外、颈内动脉远端，并分别用小号钳钳夹

表 7-4-2（续）

手术步骤	护理操作配合
4. 控制性升压	遵医嘱静脉推注肝素注射液 6250 U（1 mL 肝素至少稀释 1 倍），控制性升高血压使有创动脉压维持在 180/90 mmHg；向主刀医师确认是否需要人造血管补片并用肝素生理盐水浸泡待用
5. 剥脱内膜及斑块	阻断钳阻断动脉，尖刀片，精细剪刀沿血管长轴切开颈总及颈内动脉，内膜剥离子剥脱颈总及颈内动脉内形成的斑块、血栓及增生的内膜，分离到正常内膜处将其切断；20 mL 注射器肝素生理盐水反复冲洗管腔，至无内膜碎片及血栓
6. 补片成形	修剪人造血管补片至合适的形状大小，左手持精细镊子、右手拿精细持针器、7-0 号滑线固定颈内动脉内膜远端，6-0 号滑线将血管补片缝合在动脉切口上；滑线缝合后打结时 20 mL 注射器间断喷肝素盐水
7. 开放阻断	恢复血压至正常 120/80 mmHg，缓慢松开阻断钳，颈总、颈外、颈内动脉搏动良好；遵医嘱静脉推注地塞米松 10 mg，稀释的鱼精蛋白 50 mg（缓慢静脉推注）
8. 检查创面	检查缝合口无漏血点、创面无活动性出血，血管缝合面覆盖止血纱布
9. 放置引流	递 11 号刀片、16 号胸腔引流管、24 mm 角针、2-0 号慕丝线固定引流管
10. 关闭切口	清点器械纱布无误，4-0 号可吸收缝合线逐层关闭切口；敷料贴分别覆盖切口及引流管口，引流管连接负压引流球

三、动静脉内瘘修补成形术

【麻醉方式】局麻

【手术体位】平卧位

【仪器设备】高频电刀、吸引器

【用物准备】

敷料：手术衣、底包、大口、中单、双单。

常规器械：动静脉瘘器械（备血管夹）、小碗。

常规用物：11 号刀片、15 号刀片、21 mm 圆针、24 mm 角针、2-0 号慕丝线、3-0 号慕丝线、4-0 号慕丝线、备皮球、电刀笔、一次性吸引器管、14 号红尿管、5 mL 注射器、20 mL 注射器、动脉穿刺针、手套、红黄蓝血管阻断带。

特殊用物：6-0 号滑线、7-0 号滑线、止血材料（陈旧性瘘备取栓导管）、听诊器（根据手术情况使用）。

【手术步骤及护理操作配合】见表 7-4-3

表 7-4-3　动静脉内瘘修补成形术手术步骤及护理操作配合

手术步骤	护理操作配合
1. 常规消毒、铺巾	取仰卧位患侧上肢外展，常规消毒、铺巾及大单，给予局部麻醉
2. 显露头静脉、桡动脉	递 15 号刀片沿前臂桡骨茎突上方 3 cm 处皮纹切口，显露头静脉、桡动脉，并分别游离 2 cm
3. 切断静脉、动脉	切断头静脉，远端结扎，近端用肝素生理盐水冲洗；桡动脉远近端用血管夹阻断，11 号刀片纵行切开动脉壁 5 mm，眼科剪刀修剪管壁，肝素生理盐水冲洗管腔
4. 吻合动静脉	用精细镊子、持针器、滑线行头静脉与桡动脉端侧吻合
5. 检测瘘是否成形	吻合完成，触诊震颤明显
6. 关闭切口	检查切口无活动性出血，止血纱布覆盖；清点器械纱布物品无误，关闭切口
7. 再次触诊及听诊头静脉震颤明显	触诊或听诊器听诊

四、腔静脉滤器置入 / 取出术

【麻醉方式】局麻

【手术体位】平卧位

【仪器设备】血管造影机

【用物准备】

敷料：手术衣、底包、大口、双单。

常规器械：泌外固定钳或扩创包器械、大碗。

常规用物：11 号刀片、备皮球、5 mL 注射器、20 mL 注射器、10 mL 注射器、保护套、手套。

特殊用物：介入耗材（穿刺针、6F 导管鞘、超滑导丝、造影导管、腔静脉滤器）（根据手术情况使用）。

【手术步骤及护理操作配合】见表 7-4-4

表 7-4-4　腔静脉滤器置入 / 取出术手术步骤及护理操作配合

手术步骤	护理操作配合
1. 常规消毒、铺巾	递卵圆钳及碘伏备皮球消毒右侧腹股沟及会阴区，铺无菌巾及大单，征求患者配合手术并心电监护

表 7-4-4（续）

手术步骤	护理操作配合
2. 抽取药液	与手术医生核对并抽取局麻药、肝素注射液、造影剂
3. 核对并打基础介入材料	经手术医师核对无误，打穿刺针套件、导管鞘（股鞘）、超滑导丝150 mm、造影导管，所有耗材均经肝素生理盐水冲洗管腔
4. 术前血管造影	穿刺针顺行穿刺股静脉，置入超滑导丝，交换置入 6F 导管鞘，由导管鞘置入超滑导丝至下腔静脉，循超滑导丝置入造影导管造影，标记肾静脉水平
5. 滤器置入	退出导管鞘，交换置入滤器专用长鞘，自鞘内输送滤器释放系统，定位准确后，在双肾静脉水平以下释放腔静脉滤器
6. 滤器取出	缓慢交换 10F 导管鞘，导丝与 10F 回收鞘配合，将回收器置于滤器下方，15-圈套器小心勾住滤器下方倒钩，成功回收滤器
7. 术后再次造影	手推稀释的造影剂再次造影，滤器位置准确、无移位，取出滤器输送器
8. 加压包扎	穿刺点纱布加压，优力舒包扎，患肢制动

五、胸主动脉瘤腔内隔绝 / 覆膜支架置入术（血管外）

【麻醉方式】全身麻醉

【手术体位】平卧位

【仪器设备】高频电刀、吸引器

【用物准备】

敷料：手术衣、底包、大口、双单、大碗。

常规器械：大隐静脉器械、外周血管器械、乳突拉钩。

常规用物：11 号刀片、23 号刀片、24 mm 圆针、24 mm 角针、0 号慕丝线、2-0 号慕丝线、3-0 号慕丝线、备皮球、电刀笔、电刀擦、一次性吸引器管、14 号红尿管、5 mL 注射器、10 mL 注射器、20 mL 注射器、动脉穿刺针、20 cm × 30 cm 手术薄膜、手套、红黄蓝血管阻断带、保护套。

特殊用物：2-0 号可吸收缝合线、4-0 号可吸收缝合线、6-0 号滑线、止血材料、介入耗材（根据手术情况使用）。

【手术步骤及护理操作配合】见表 7-4-5

表 7-4-5　胸主动脉瘤腔内隔绝 / 覆膜支架置入术（血管外）手术步骤及护理操作配合

手术步骤	护理操作配合
1. 常规消毒、铺巾	递卵圆钳及碘伏备皮球消毒右侧腹股沟及会阴区，铺治疗巾及大单；1200 cm 保护套套手术床操控键盘和血管造影机机头

表 7-4-5（续）

手术步骤	护理操作配合
2. 切口、游离右侧股总动脉	在右侧腹股沟区用 23 号刀片纵切口，逐层切开、乳突拉钩显露并游离股总动脉约 3 cm，近远端分别绕红色、蓝色血管阻断带，分支血管绕黄色阻断带
3. 核对并打基础介入耗材	经手术医师核对无误，打穿刺针套件、导管鞘（股鞘）、超滑导丝 260 mm、造影导管等，所有耗材均经肝素生理盐水冲洗管腔
4. 穿刺股动脉	递 11 号刀片及穿刺针直视下逆行穿刺股总动脉，置入 6F 导管鞘并固定
5. 术前主动脉造影	交换超滑导丝，导丝与 5F 金标猪尾导管配合，顺利进入主动脉；将猪尾测量导管送入升主动脉，高压注射器造影显示病变
6. 选择合适的主动脉支架	根据造影结果，测量选择合适型号的主动脉支架，稀释的肝素注射液 6250 U 经外周静脉推入或手术医生注入血管
7. 主动脉支架置入	循超硬导丝置入支架主体，定位准确后，释放覆膜支架，撤出支架输送系统
8. 再次造影	交换猪尾造影导管，再次造影可见血流通畅，无明显内漏，撤出造影导管及导管鞘
9. 股动脉修复	股动脉近端喷血和远端回血好，阻断钳阻断两端，6-0 号滑线连续缝合股动脉穿刺点；松开阻断钳，创面无活动性出血，止血材料覆盖止血
10. 逐层关闭切口，加压包扎	清点器械纱布用物均无误，2-0 号、3-0 号可吸收缝合线逐层关闭切口，无菌敷料加压包扎

六、胸主动脉夹层腔内隔绝 / 覆膜支架置入术（心外）

【麻醉方式】全身麻醉

【手术体位】平卧位

【仪器设备】高频电刀、吸引器

【用物准备】

敷料：手术衣、底包、大口、双单、大碗。

常规器械：大隐静脉器械或中包器械、全弓器械、鲁米尔。

常规用物：11 号刀片、23 号刀片、24 mm 圆针、24 mm 角针、0 号慕丝线、2-0 号慕丝线、3-0 号慕丝线、5-0 号滑线、电刀笔、电刀擦、一次性吸引器管、一次性吸引器头、14 号红尿管、16 号红尿管、5 mL 注射器、10 mL 注射器、20 mL 注射器、动脉穿刺针、丝带、无菌记号笔、20 cm × 30 cm 手术薄膜、备皮球、手套、保护套。

特殊用物：2-0 号可吸收缝合线、3-0 号可吸收缝合线、止血材料、介入耗材（根据手术情况使用）。

【手术步骤及护理操作配合】见表 7-4-6

表 7-4-6　胸主动脉夹层腔内隔绝／覆膜支架置入术（心外）手术步骤及护理操作配合

手术步骤	护理操作配合
1. 常规消毒、铺巾	递卵圆钳及碘伏备皮球消毒右侧腹股沟及会阴区，铺治疗巾及大单；1200 cm 保护套套手术床操控键盘和血管造影机机头
2. 切口、游离右侧股总动脉	在右侧腹股沟区用 23 号刀片纵切口，逐层切开、乳突拉钩显露并游离股总动脉约 3 cm，近远端分别绕丝带
3. 核对并打基础介入耗材	经手术医师核对无误，打穿刺针套件、导管鞘（股鞘）、超滑导丝 260 mm、造影导管等，所有耗材均经肝素生理盐水冲洗管腔
4. 股动脉缝荷包	5-0 号滑线、单针半线缝荷包，共两针，并分别套 16 号红尿管做的鲁米尔，皮管蚊钳夹线尾
5. 穿刺股动脉	递 11 号刀片及穿刺针直视下逆行穿刺股总动脉，置入 6F 导管鞘并固定
6. 术前主动脉造影	交换超滑导丝，导丝与 5F 金标猪尾导管配合，顺利进入主动脉；将猪尾测量导管送入升主动脉，高压注射器造影显示病变
7. 选择合适的主动脉支架	根据造影结果，测量选择合适型号的主动脉支架，稀释的肝素注射液 6250 U 经外周静脉推入或由手术医生注入血管
8. 主动脉支架置入	循超硬导丝置入支架主体，定位准确后，释放覆膜支架，撤出支架输送系统
9. 再次造影	交换猪尾造影导管，再次造影可见血流通畅，无明显内漏，撤出造影导管及导管鞘
10. 股动脉修复	股动脉近端喷血和远端回血好，阻断钳阻断两端，荷包滑线去掉鲁米尔打结；松开阻断钳，创面无活动性出血，止血材料覆盖止血
11. 逐层关闭切口	清点器械纱布用物均无误，2-0 号、3-0 号可吸收缝合线逐层关闭切口，敷料贴覆盖

七、左下肢动脉球囊扩张置管溶栓＋下肢动脉造影术（腘动脉、腓动脉）

【麻醉方式】局麻

【手术体位】平卧位

【仪器设备】血管造影机

【用物准备】

敷料：手术衣、底包、大口、双单。

常规器械：泌外固定钳或扩创包器械、大碗。

常规用物：5 mL 注射器、10 mL 注射器、20 mL 注射器、保护套、备皮球、手套、11 号刀片。

特殊用物：介入耗材（穿刺针、6F 导管鞘、导丝、造影导管、外周球囊扩张导管、充盈压力泵系统、溶栓导管、Y 接头组件等）（根据手术情况使用）。

【手术步骤及护理操作配合】见表 7-4-7

表 7-4-7　左下肢动脉球囊扩张置管溶栓＋下肢动脉造影术（腘动脉、腓动脉）
手术步骤及护理操作配合

手术步骤	护理操作配合
1. 常规消毒、铺巾	递卵圆钳及碘伏备皮球消毒右侧腹股沟及会阴区，铺治疗巾及大单；保护套套手术床操控键盘和血管造影机机头
2. 抽取药液	与手术医生核对并抽取局麻药、肝素注射液、造影剂
3. 核对并打基础介入材料	经手术医师核对无误，打穿刺针套件、导管鞘（股鞘）、超滑导丝 260 mm、造影导管等，所有耗材均经肝素生理盐水冲洗管腔
4. 术前主动脉及双髂动脉血管造影	穿刺针逆行穿刺右侧股动脉，顺针芯置入超滑导丝，交换置入 6F 导管鞘。由导管鞘造影见：腹主动脉下段、双侧髂动脉通畅，无明显狭窄。由导管鞘置入超滑导丝至腹主动脉，循导丝置入 4F 单弯导管至第五腰椎水平，调整导管角度，操作导丝顺利翻山至左侧髂外动脉，取出导管及导管鞘，交换置入翻山鞘
5. 术前下肢动脉造影	循导丝置入 4F 单弯导管于左髂动脉造影，可见股动脉下段、腘动脉多发狭窄。操作导丝顺利通过腘动脉，于腘动脉下段造影，可见胫前动脉、腓动脉、胫后动脉完全闭塞，大量侧支循环建立
6. 球囊扩张成形	交换置入 V-18 导丝至腓动脉，引入球（INVATEC 3 mm 20 mm-180 cm）导管充分扩张病变，交换球囊（INVATEC 4 mm 20 mm-180 cm）扩张腘动脉
7. 置溶栓导管	考虑患者腘动脉远端及小腿动脉为大量血栓栓塞。循导丝交换置入 4F 溶栓导管远端至腓动脉，将近端侧孔区置于腘动脉。20 万 U 尿激酶脉冲式推注。Y 接头组件接溶栓导管体外部分
8. 加压包扎	清点器械纱布用物无误，无菌纱布加压包扎穿刺点，患肢制动

第五节　妇产科篇

一、腹腔镜下全子宫＋双侧附件切除术

【麻醉方式】全身麻醉

【手术体位】截石位

【仪器设备】腹腔镜、超声刀、高频电刀、吸引器

【用物准备】

敷料：手术衣、底包、大口、中单。

常规器械：高温腔镜器械、低温妇科腔镜器械、高温经阴零件器械、低温气腹管、低温超声刀线、低温妇科镜头。

特殊器械：高温腔镜百克钳、低温无损伤钳、低温输卵管钳。

常规用物：11 号刀片、23 号刀片，32 mm 角针、2-0 号慕丝线、备皮球、一次性吸引器管、双路冲洗管、18 号血浆管、14 号否留式尿管、5 mL 注射器、20 mL 注射器、45 cm×45 cm 手术薄膜、180 cm×30 cm 保护套。

特殊用物：0 号可吸收缝合线、0 号倒刺线、双极电凝、一次性穿刺器套装、一次性 5 mm 穿刺器。

【手术步骤及护理操作配合】见表 7-5-1

表 7-5-1　腹腔镜下全子宫 + 双侧附件切除术手术步骤及护理操作配合

手术步骤	护理操作配合
1. 常规消毒皮肤，铺无菌巾	递无菌卵圆钳及备皮球消毒下腹部、会阴皮肤，常规铺无菌巾
2. 导尿及置入举宫器	留置尿管，置入阴道窥器打开阴道显露宫颈，宫颈钳夹持宫颈，消毒宫颈后置入宫颈探子测子宫大小及深度，置入相应型号的举宫器
3. 建立人工气腹	递 2 把巾钳提起腹壁，递 11 号刀片及气腹针，递 5 mL 注射器注入生理盐水确认气腹针进入腹腔，连接气腹管，注入气体手术床调整为头低足高位
4. 建立手术器械操作通道	取回气腹针，递 10 mm 穿刺套筒插入腹腔，取回巾钳，递腹腔镜镜头打开光源进行观察，递 11 号刀片置入其余相应穿刺套筒
5. 切断骨盆漏斗韧带及圆韧带	递双极电凝或超声刀切断左侧骨盆漏斗韧带及左侧圆韧带中段，同法
6. 切除卵巢输卵管	处理对侧附件及圆韧带，递双极电凝和超声刀，电凝输卵管和卵巢固有韧带，递超声刀在电凝处剪断
7. 打开子宫膀胱腹膜反折	递超声刀打开子宫膀胱腹膜反折，钝性加锐性分离，下推膀胱至宫颈外口水平
8. 打开阔韧带，离断子宫血管	递双极电凝及超声刀打开左侧阔韧带前后叶，暴露子宫血管，双极电凝离断。同法处理对侧子宫血管
9. 切开阴道穹隆，离断子宫	递双极电凝切断双侧宫旁组织，单极电钩切开阴道前壁，沿穹隆部环行切除子宫
10. 经阴道取出子宫及双附件	经阴道取出子宫及双附件、举宫杯，阴道置纱布卷
11. 缝合阴道残端	递腔镜持针器及 0 号可吸收缝合线连续缝合阴道残端并加固
12. 检查盆腹腔，放置引流管	温生理盐水冲洗盆腹腔，查无活动性出血，腹腔引流管一根自左下腹引出

表 7-5-1（续）

手术步骤	护理操作配合
13. 退出腔镜器械，关闭气腹，放出腹腔内 CO_2 气体，退出穿刺器	双人清点器械、纱布、缝合针、备皮球，取出腹腔镜、手术器械及穿刺套筒
14. 缝合覆盖切口	物品清点无误后递碘伏备皮球消毒皮肤，0 号可吸收缝合线缝合皮下组织，36 mm 角针、2-0 号慕丝线缝合皮肤，敷料贴覆盖切口，连接引流袋
15. 取出阴道纱布卷	取出阴道内纱布卷，检出阴道有无损伤

二、宫颈锥切术

【麻醉方式】全身麻醉

【手术体位】截石位

【仪器设备】高频电刀、吸引器

【用物准备】

敷料：手术衣、底包、大口、中单三件。

常规器械：高温锥切包器械。

常规用物：15 号刀片、备皮球、电刀笔、一次性吸引器管、引流袋、14 号否留式尿管、10 mL 注射器、20 mL 注射器、45 cm×45 cm 手术薄膜（P-C）、花生米剥离子、碘纺纱布条、大油纱。

特殊用物：0 号可吸收缝合线。

【手术步骤及护理操作配合】见表 7-5-2

表 7-5-2 宫颈锥切术手术步骤及护理操作配合

手术步骤	护理操作配合
1. 常规消毒皮肤，铺无菌巾	递无菌卵圆钳及碘伏备皮球消毒皮肤、会阴及阴道；常规铺无菌巾
2. 消毒尿道口，导尿	递组织钳钳夹碘伏备皮球再次消毒尿道口，递金属导尿管导尿
3. 暴露宫颈	递阴道拉钩拉开阴道，暴露宫颈
4. 涂洛合氏碘	大弯夹花生米剥离子，蘸满洛合氏碘后，涂抹宫颈
5. 消毒宫颈	递组织钳钳夹碘伏备皮球再次消毒宫颈
6. 注射副肾水	20 mL 注射器抽取配好的盐酸肾上腺素注射液，换 10 mL 注射器针头注射宫颈
7. 组织钳夹宫颈口标记	递 4 把组织钳分别夹在宫颈的 12 点、3 点、6 点和 9 点位置
8. 切除病变宫颈	递 15 号刀片环形切下宫颈，缝合线标记宫颈 12 点位置
9. 缝合宫颈口	递 0 号可吸收缝合线缝合宫颈口

表 7-5-2（续）

手术步骤	护理操作配合
10. 冲洗阴道	递 20 mL 注射器先抽取稀碘伏冲洗，再抽取盐酸肾上腺素注射液冲洗阴道
11. 填塞阴道止血	递碘纺纱布条置入宫颈口位置，递干纱布塞入阴道内止血
12. 消毒尿道口，置入尿管	递碘伏备皮球消毒尿道口，置入 14 号导尿管
13. 清点用物	清点器械、纱布，盐水垫、缝合针
14. 冲洗腹腔	递温生理盐水冲洗盆腹腔，检查创面有无明显出血，检查附件，清点器械、纱布、盐水垫、缝合针及其他杂项物品
15. 逐层关闭腹腔	清点无误后递 0 号可吸收缝合线连续缝合腹膜及筋膜，递 36 mm 圆针、0 号慕丝线间断加固，清点器械、纱布、盐水垫、缝合针及其他杂项物品
16. 缝合皮肤，覆盖切口	递碘伏备皮球消毒皮肤，递 36 mm 角针、2-0 号慕丝线间断缝合皮肤及皮下脂肪层，清点器械、纱布、盐水垫、缝合针及其他杂项物品，再次消毒皮肤后覆盖切口

三、子宫肌瘤剔除术

【麻醉方式】全身麻醉

【手术体位】仰卧位

【仪器设备】高频电刀、吸引器、超声刀（备）

【用物准备】

敷料：手术衣、底包、大口。

常规器械：高温子宫器械、高温自动拉钩。

常规用物：11 号刀片、23 号刀片、24 mm 圆针、28 mm 胖圆针、36 mm 圆针、36 mm 角针、0 号慕丝线、2-0 号慕丝线、3-0 号慕丝线、备皮球、电刀笔、中长电刀头、电刀擦、一次性吸引器管、18 号血浆管、引流袋、8 号红尿管、10 mL 注射器、20 mL 注射器、灯把、切口保护套、45 cm × 45 cm 手术薄膜、10 cm × 10 cm 敷料贴、105 cm 敷料贴。

特殊用物：0 号可吸收缝合线、1 号可吸收缝合线。

【手术步骤及护理操作配合】见表 7-5-3

表 7-5-3　子宫肌瘤剔除术手术步骤及护理操作配合

手术步骤	护理操作配合
1. 常规下腹部皮肤消毒，铺无菌巾	递无菌卵圆钳及碘伏备皮球消毒皮肤；常规铺无菌治疗巾、铺大口，贴手术薄膜

表 7-5-3（续）

手术步骤	护理操作配合
2. 切开腹壁，检查腹腔	递23号刀片，有齿镊切开皮肤、皮下脂肪，同时递一块纱布擦拭血液，递电刀逐层分离腹直肌及腹横肌，打开腹膜；递盐水垫保护切口两侧，安装自动拉钩，显露手术野；备生理盐水，医生洗手探查腹腔
3. 暴露肌瘤	子宫自切口娩出，递中号血管钳在双侧阔韧带无血管区打孔穿红尿管，递中号血管钳及纱布束紧子宫峡部，检查肌瘤位置
4. 注射垂体后叶素	递20 mL注射器连接10 mL注射器针头，抽取1∶30稀释后的垂体后叶素递给医生注射子宫肌瘤周围的肌层
5. 剥出肌瘤	递23号刀切开肌瘤表面浆膜层，递巾钳夹住肌瘤，用盐水纱布包裹手指或用刀柄钝性分离肌瘤将其完整剥出
6. 缝合瘤腔及浆膜肌层	递1号可吸收缝合线间断缝合肌层关闭瘤腔，1号可吸收缝合线连续缝合浆肌层关闭子宫切口，取出红尿管，32 mm圆针、2-0号慕丝线缝合双侧阔韧带洞口，将子宫送回盆腔
7. 冲洗腹腔	递温生理盐水冲洗盆腹腔，检查创面有无明显出血，检查附件，清点器械、纱布、盐水垫、缝合针及其他杂项物品
8. 逐层关闭腹腔	清点无误后递0号可吸收缝合线连续缝合腹膜及筋膜，备36 mm圆针、0号慕丝线间断加固，清点器械、纱布、盐水垫、缝合针及其他杂项物品
9. 缝合皮肤，覆盖切口	递碘伏备皮球消毒皮肤，递36 mm角针、2-0号慕丝线间断缝合皮肤及皮下脂肪层，清点器械、纱布、盐水垫、缝合针及其他杂项物品，再次消毒皮肤后覆盖切口

四、腹腔镜下子宫肌瘤剔除术

【麻醉方式】全身麻醉

【手术体位】截石位

【仪器设备】腹腔镜、超声刀、高频电刀、吸引器、B超机

【用物准备】

敷料：手术衣、底包、大口、中单。

常规器械：高温腔镜24件、妇科腔镜、肌瘤悬切器、气腹管、妇科镜头、超声刀线。

常规用物：11号刀片、32 mm角针、2-0号慕丝线、备皮球、双路冲洗管、一次性吸引器管、5 mL注射器、20 mL注射器、180 cm×30 cm保护套、10 cm×10 cm敷贴。

特殊用物：0号可吸收缝合线、0号长倒刺线、一次性穿刺器套装。

【手术步骤及护理操作配合】见表 7-5-4

表 7-5-4　腹腔镜下子宫肌瘤剔除术手术步骤及护理操作配合

手术步骤	护理操作配合
1. 常规消毒皮肤，铺无菌巾	递无菌卵圆钳及备皮球消毒下腹部、会阴皮肤，常规铺无菌巾
2. 导尿及置入举宫器	留置尿管，置入阴道窥器打开阴道显露宫颈，宫颈钳夹持宫颈，消毒宫颈后置入宫颈探子测子宫大小及深度，置入相应型号的举宫器
3. 建立人工气腹	递 2 把巾钳提起腹壁，递 11 号刀片及气腹针，递 5 mL 注射器注入生理盐水确认气腹针进入腹腔，连接气腹管，注入气体手术床调整为头低足高位
4. 建立手术器械操作通道	取回气腹针，递 10 mm 穿刺套筒插入腹腔，取回巾钳，递腹腔镜镜头打开光源进行观察，递 11 号刀片置入其余相应穿刺套筒
5. 探查腹腔	递无损伤钳探查盆腔，确定肌瘤位置
6. 在正常子宫体和瘤体交界处注射已配比好的垂体后叶素盐水	递遵医嘱配好的垂体后叶素盐水，用 20 mL 注射器连接腔镜长针头，注意排尽空气
7. 暴露肌瘤并切除	递单极电凝钩、腔镜分离钳切开肌瘤表面的子宫浆膜层，暴露出肌瘤，递腔镜抓钳夹住肌瘤，递吸引器或电凝钩进行钝性加锐性分离肌瘤，将其完整剥出
8. 修复子宫创面，缝合创缘	腔镜持针器、分离钳及 0 号长倒刺线间断或连续交锁缝合子宫创面，必要时根据情况用 1 号可吸收缝合线进行创面加固
9. 取出瘤体，若子宫肌瘤较大，则扩大切口，放置肌瘤悬切器将瘤体粉碎后取出	选择合适的悬切器，递 11 号刀片，根据所选悬切器型号将右下腹穿刺口扩大置入 15 ~ 20 mm 套管，递已安装好可使用的肌瘤悬切器，准备好弯盘或治疗碗收集病理组织
10. 冲洗盆腹腔，止血，放置引流管	递分离钳和吸引器暴露盆腔，温生理盐水冲洗盆腹腔，检查无活动性出血，置入腹腔引流管自左下腹引出
11. 退出腔镜器械，关闭气腹，放出腹腔内气体，退出穿刺器	双人清点器械、纱布、缝合针、备皮球，取出腹腔镜、手术器械及穿刺套筒
12. 缝合覆盖切口	物品清点无误后递碘伏备皮球消毒皮肤，0 号可吸收缝合线缝合皮下组织，32 mm 角针、2-0 号慕丝线缝合皮肤，敷料贴覆盖切口，连接引流袋

五、腹腔镜下广泛全子宫 + 双侧附件切除 + 盆腔淋巴结清扫 + 腹主动脉旁淋巴结清扫术

【麻醉方式】全身麻醉

【手术体位】截石位

【仪器设备】高频电刀、吸引器、超声刀、百克钳

【用物准备】

敷料：手术衣、底包、大口、中单。

常规器械：高温腔镜器械、高温经阴零件器械、低温妇科腔镜器械、低温妇科镜头、低温气腹管、低温超声刀线。

特殊器械：腔镜百克钳、低温无损伤钳、低温输卵管钳。

常规用物：11 号刀片、23 号刀片、32 mm 角针、2-0 号慕丝线、备皮球、双路冲洗管、18 号血浆引流管、一次性吸引器管、引流袋、5 mL 注射器、20 mL 注射器、14 号双腔导尿管、180 cm × 30 cm 保护套、10 cm × 10 cm 敷料贴、45 cm × 45 cm 手术薄膜。

特殊用物：0 号可吸收缝合线、0 号倒刺线、一次性穿刺器套装、一次性 5 mm 穿刺器、双极电凝、长超声刀头（根据手术情况使用）。

【手术步骤及护理操作配合】见表 7-5-5

表 7-5-5　腹腔镜下广泛全子宫 + 双侧附件切除＋盆腔淋巴结清扫 + 腹主动脉旁淋巴结清扫术
手术步骤及护理操作配合

手术步骤	护理操作配合
1. 常规消毒皮肤，铺无菌巾	递无菌卵圆钳及备皮球消毒下腹部、会阴皮肤，常规铺无菌巾
2. 导尿及置入举宫器	留置尿管，置入阴道窥器打开阴道显露宫颈，宫颈钳夹持宫颈，消毒宫颈后置入宫颈探子测子宫大小及深度，置入相应型号的举宫器
3. 建立人工气腹	递 2 把巾钳提起腹壁，递 11 号刀片及气腹针，递 5 mL 注射器注入生理盐水确认气腹针进入腹腔，连接气腹管，注入气体手术床调整为头低足高位
4. 建立手术器械操作通道	取回气腹针，递 10 mm 穿刺套筒插入腹腔，取回巾钳，递腹腔镜镜头打开光源进行观察，递 11 号刀片置入其余相应穿刺套筒
5. 切断骨盆漏斗韧带及圆韧带	递双极电凝或超声刀切断左侧骨盆漏斗韧带及圆韧带中段，打开阔韧带，同法处理对侧
6. 切除卵巢输卵管	递双极电凝和超声刀，电凝输卵管和卵巢固有韧带，递超声刀在电凝处剪断
7. 打开子宫膀胱反折腹膜	递超声刀打开子宫膀胱返折腹膜，钝性分离膀胱子宫颈间隙，下推膀胱至宫颈外口 2 cm，剪断膀胱子宫颈韧带
8. 打开阔韧带，离断子宫动静脉	递超声刀打开左侧阔韧带前后叶，暴露子宫动静脉，递双极电凝、超声刀切断子宫血管，同法处理对侧
9. 离断骶、主韧带	举宫器将子宫拉向一侧，递双极电凝、超声刀离断骶韧带及主韧带至阴道穹窿，同法处理对侧
10. 切开阴道穹窿，离断子宫	递双极电凝和超声刀离断宫旁组织，单极电凝勾切开阴道前壁，沿穹窿部环形切断子宫

表 7-5-5（续）

手术步骤	护理操作配合
11. 经阴道取出子宫及双侧附件	经阴道取出子宫及双附件，阴道内置入提前做好的纱布卷，防止漏气
12. 清扫淋巴结	
a. 清扫盆腔淋巴结	递超声刀和无损伤钳暴露髂动脉及髂内外动脉，助手输卵管钳协助暴露盆腔淋巴结，依次清除髂总、髂外、腹股沟、髂内、闭孔淋巴结，同法清除对侧淋巴结，注意双侧髂总淋巴结单独送检，其余淋巴结一起送检
b. 清除腹主动脉旁淋巴结	递超声刀及无损伤钳，暴露腹主动脉，清除腹主动脉旁淋巴结，经 10 mm 穿刺套筒取出
13. 取出盆腔淋巴结	递标本袋，经 10 mm 穿刺套筒放于腹腔内，递 2 把腔镜分离钳将盆腔淋巴结装入标本袋内，注意标记左右侧，经阴道断端取出淋巴结
14. 缝合阴道残端	递腔镜持针器、腔镜分离钳和 0 号倒刺线，缝合阴道残端，递腔镜剪刀剪断缝合线，递腔镜分离钳取出缝合针
15. 冲洗腹腔	递吸引器连接双路冲洗管，先用 500 mL 蒸馏水冲洗，后用 3000 mL 温生理盐水冲洗腹腔
16. 检查盆腹腔，止血，放置引流管	递无损伤钳暴露盆腔，检查手术创面无活动性出血，旋转腹腔镜镜头，查看盆腹腔器官，确认无损伤后放置引流管自右下腹引出
17. 退出腔镜器械，关闭气腹，放出腹腔内气体，退出穿刺器	双人清点器械、纱布、缝合针、备皮球，取出腹腔镜、手术器械及穿刺套筒
18. 缝合覆盖切口	物品清点无误后递碘伏备皮球消毒皮肤，0 号可吸收缝合线缝合皮下组织，32 mm 角针、2-0 号慕丝线缝合皮肤，敷料贴覆盖切口
19. 取出阴道内纱布卷	取出阴道内纱布卷，检查阴道有无损伤

六、腹腔镜下卵巢囊肿剥除术

【麻醉方式】全身麻醉

【手术体位】平卧位

【仪器设备】高频电刀、吸引器

【用物准备】

敷料：手术衣、底包、大口包、中单。

常规器械：高温腔镜器械、低温妇科腔镜器械、低温妇科镜头、低温气腹管。

常规用物：11 号刀片、36 mm 角针、2-0 号慕丝线、备皮球、双路冲洗管、18 号血浆引流管、一次性吸引器管、引流袋、10 cm × 10 cm 敷料贴、5 mL 注射器、180 cm × 30 cm 保护套。

特殊用物：0 号可吸收缝合线、2-0 号可吸收缝合线、一次性穿刺器套装。

【手术步骤及护理操作配合】见表 7-5-6

表 7-5-6　腹腔镜下卵巢囊肿剥除术手术步骤及护理操作配合

手术步骤	护理操作配合
1. 常规消毒皮肤，铺无菌巾	递无菌卵圆钳及备皮球消毒下腹部、会阴皮肤，常规铺无菌巾
2. 建立人工气腹	递两把巾钳提起腹壁，递 11 号刀片及气腹针，递 5 mL 注射器注入生理盐水确认气腹针进入腹腔，连接气腹管，注入气体手术床调整为头低足高位
3. 建立手术器械操作通道	取回气腹针，递 10 mm 穿刺套筒插入腹腔，取回巾钳，递腹腔镜镜头打开光源进行观察，递 11 号刀片置入其余相应穿刺套筒
4. 暴露卵巢，做纵行切口	递分离钳、腔镜剪刀或单极电凝勾，提夹卵巢韧带，在囊肿包膜层做一切口
5. 分离卵巢与囊肿壁间隙	暴露囊肿壁，递 2 把分离钳钝性分离卵巢于囊肿壁间隙，腔镜剪刀扩大切口
6. 剥离卵巢囊肿	递 2 把分离钳夹卵巢包膜切缘，轻撕包膜层，钝性剥离出完整的囊肿。
7. 取出卵巢囊肿	递标本袋，于 10 mm 穿刺套筒内将标本袋置入腹腔，将卵巢囊肿装入标本袋内，于穿刺孔处取出囊肿送检
8. 检查、修复卵巢创面组织	递腔镜持针器、分离钳及 2-0 号可吸收缝合线缝合创面
9. 冲洗腹腔，放置引流管	温生理盐水冲洗，检查处理出血，放置引流管
10. 检查盆腹腔	旋转腔镜镜头，查看盆腹腔器官，确认无损伤
11. 退出腔镜器械，关闭气腹，放出腹腔内气体，退出穿刺器	双人清点器械、纱布、缝合针、备皮球，取出腹腔镜、手术器械及穿刺套筒
12. 缝合覆盖切口	物品清点无误后递碘伏备皮球消毒皮肤，0 号可吸收缝合线缝合皮下组织，36 mm 角针、2-0 号慕丝线缝合皮肤，敷料贴覆盖切口，连接引流袋

七、经腹广泛子宫 + 双侧附件切除 + 盆腔淋巴结切除术

【麻醉方式】全身麻醉

【手术体位】平卧位

【仪器设备】高频电刀、吸引器

【用物准备】

敷料：手术衣、底包、大口。

常规器械：高温子宫包器械。

特殊器械：高温广泛零件器械、自动拉钩、低温超声刀线。

常规用物：11 号刀片、23 号刀片、24 mm 圆针、28 mm 胖圆针、36 mm 圆针、36 mm 角针、0 号慕丝线、2-0 号慕丝线、3-0 号慕丝线、备皮球、电刀笔、中长电刀头、吸引器管、盐水垫、45 cm×45 cm cm 手术薄膜、10 cm×10 cm 敷料贴、纱布。

特殊用物：0 号可吸收缝合线、超声刀头。

【手术步骤及护理操作配合】见表 7-5-7

表 7-5-7　经腹广泛子宫＋双侧附件切除＋盆腔淋巴结切除术手术步骤及护理操作配合

手术步骤	护理操作配合
1. 常规下腹部手术消毒、铺无菌巾	递无菌卵圆钳及碘伏被皮球消毒下腹部皮肤，常规铺无菌单，铺大口单，贴手术薄膜
2. 切开腹壁，探查腹腔，暴露盆腔	递 23 号刀片及有齿镊切开皮肤，逐层分离至腹直肌及腹横肌，打开腹膜，递盐水垫保护切口两侧，用 2-0 号慕丝线缝合固定，自动拉钩显露术野。递生理盐水洗手探查腹腔，递 4 块湿盐水垫挡住肠道，暴露盆腔
3. 处理双侧附件	递电刀及组织镊分离卵巢固有韧带，游离卵巢动静脉，递两把中号血管钳钳夹，组织剪或电刀切断，用 24 mm 圆针、0 号慕丝线缝扎，保留缝扎用慕丝线，同法处理另一侧附件
4. 牵拉子宫	递 2 把大号血管钳，夹持子宫两侧角部上提子宫，利用结扎卵巢血管的慕丝线将附件固定在血管钳上
5. 处理圆韧带	递中号血管钳提起圆韧带，于近盆壁处钳夹，递 23 号刀片或电刀切断，用 36 mm 圆针、0 号慕丝线缝扎，递线剪剪断缝合线。长组织剪剪开阔韧带前叶，推开胱侧窝和直肠侧窝
6. 处理骨盆漏斗韧带，下推膀胱	递两把中弯血管钳夹骨盆漏斗韧带，23 号刀片或电刀切断，用 28 mm 胖圆针、0 号慕丝线缝扎，递长组织剪剪开阔韧带后叶
7. 盆腔淋巴结清扫 　a. 暴露髂动脉及髂内、外动脉	递 S 拉钩拉开腹壁及肠腔，递长组织镊及组织剪显露血管
b. 清除盆腔淋巴结	递电刀和组织剪分离暴露淋巴结，中号血管钳钳夹血管，中号钳带 2-0 号慕丝线结扎或 24 mm 圆针、2-0 号慕丝线缝扎止血，递无菌剪刀剪线，同法清除左右髂总淋巴结和左右盆腔淋巴结，双侧髂总淋巴结送冰冻病理检查
8. 处理膀胱腹膜反折	递组织镊和组织剪钝性分离膀胱腹膜反折处，下推膀胱
9. 处理子宫血管	递 2 把扣克钳加 1 把中号钳钳夹，递 23 号刀片切断，近端用 28 mm 胖圆针、0 号慕丝线做"8"字缝扎并用 0 号慕丝线结扎或双重缝扎，远端缝扎一次即可，同法处理对侧

表 7-5-7（续）

手术步骤	护理操作配合
10. 分离直肠阴道间隙	递长组织镊、长组织剪横向剪开子宫直肠、反折腹膜，钝性分离直肠阴道后壁间隙，将直肠与子宫骶骨韧带分离
11. 游离输尿管	递长组织镊、长弯血管钳钳夹剪断隧道前壁组织至入膀胱处，24 mm 圆针、3-0 号或 2-0 号慕丝线缝扎。同法处理对侧
12. 处理子宫骶韧带、主韧带	递 2 把中号血管钳于近盆壁处钳夹，递 23 号刀片切断，用 28 mm 胖圆针、0 号慕丝线缝扎，同法处理对侧
13. 处理阴道旁组织	于近盆壁处分离阴道旁组织至预定切除阴道的平面，递 3 把扣克钳钳夹，递 23 号刀片切断，递 28 mm 胖圆针、0 号慕丝线缝扎
14. 环切阴道，切除子宫	递两把大直角钳夹住阴道，无菌剪刀剪开阴道，边剪边递组织钳钳住阴道壁，切除子宫放于弯盘内，夹持过阴道的器械视为污染
15. 消毒、闭合阴道断端放置引流管	递大号血管钳夹碘伏球 3 ~ 4 块消毒阴道，长针持夹 0 号可吸收缝线连续缝合阴道断端，经阴道放置引流管
16. 冲洗腹腔、检查出血	先用 500 mL 温注射用水再用 500 mL 温盐水冲洗腹腔，检查处理出血，清点器械、纱布、盐水垫、缝合针及其他杂项物品
17. 逐层关闭腹腔	递 0 号可吸收缝线、中号血管钳连续缝合腹膜，同时递 36 mm 圆针、0 号慕丝线间断加固，用 36 mm 圆针、0 号线间断缝合筋膜及皮下组织。清点器械、纱布、盐水垫、缝合针及其他杂项物品
18. 缝合皮肤，覆盖切口	撕下手术薄膜，碘伏球消毒皮肤，用 36 mm 角针、2-0 号慕丝线缝合皮肤。清点器械、纱布、盐水垫、缝合针及其他杂项物品。再次消毒皮肤，包扎切口

八、广泛外阴切除术

【麻醉方式】全身麻醉

【手术体位】截石位

【仪器设备】高频电刀

【用物准备】

敷料：手术衣、底包、大口、中单。

常规器械：高温经阴子宫器械。

常规用物：15 号刀片、23 号刀片、24 mm 圆针、28 mm 胖圆针、32 mm 角针、0 号慕丝线、2-0 号慕丝线、3-0 号慕丝线、备皮球、一次性吸引器管、引流管、14 号双腔导尿管、10 mL 注射器、20 mL 注射器、花生米剥离子、纱布。

特殊用物：2-0 号可吸收缝线。

【手术步骤及护理操作配合】见表 7-5-8

表 7-5-8　广泛外阴切除术手术步骤及护理操作配合

手术步骤	护理操作配合
1. 常规消毒皮肤，铺无菌巾	递无菌卵圆钳及碘伏备皮球消毒大腿内上 1/3 及会阴部，碘伏球消毒阴道，常规铺无菌巾，暴露术野，贴 45 cm×45 cm 手术薄膜，手术薄膜下端置于污物桶内
2. 导尿	递中号钳夹碘伏备皮球消毒会阴，用金属导尿管进行一次性导尿
3. 清除腹股沟淋巴结	递 23 号刀片于腹股沟处切开皮肤，递电刀分离皮下组织及脂肪，暴露腹股沟淋巴结并完整切除，同法清除对侧腹股沟淋巴结
4. 缝合腹股沟切口	递 2-0 号可吸收缝合线缝合间断缝合皮下组织，用 32 mm 角针、2-0 号慕丝线间断缝合皮肤
5. 暴露外阴手术野	递碘伏备皮球再次消毒会阴，暴露外阴手术野
6. 切开皮肤及皮下组织	递 23 号刀片沿阴阜环形切开皮肤，会合于后联合，递电刀分离切口下方皮下组织，此为外侧切口
7. 切开阴道黏膜	递组织钳钳拉开阴唇，于尿道口上方及两侧切开阴道黏膜，经处女膜痕内侧延伸内测切口切开皮肤及黏膜
8. 分离外切口外侧皮片	递组织镊和电刀潜行分离切口外侧皮片约 3 cm
9. 剥离阴阜处皮下组织	递电刀在皮下贯穿阴阜切口于腹股沟切口，将两侧腹股沟已游离的组织拉至外阴部，沿耻骨筋膜剥离阴阜处皮下组织
10. 切断阴蒂悬韧带	递电刀加深外阴两侧切口，暴露其下的肌肉筋膜，自上而下，沿深筋膜表面剥离至阴蒂悬韧带，递 2 把中号钳钳夹，递电刀切断，递 24 mm 圆针、2-0 号慕丝线缝扎
11. 游离切除组织块上极	递中号钳及电刀剥离耻骨弓前方及下方组织，使要切除的组织块完全于耻骨弓分离
12. 游离并结扎阴部血管	递组织钳钳将要切除的组织块拉向中央，于会阴体中点稍下方暴露阴部内血管，递 2 把中号钳钳夹血管，递组织剪剪断，递中号钳夹 2-0 号慕丝线双重结扎，递线剪剪线
13. 游离阴道壁	递中号钳及电刀继续沿深筋膜向中线分离外阴侧方组织，游离阴道壁
14. 贯穿内外切口	递组织钳钳夹住外阴切缘皮肤并拉向外侧，用食指做钝性分离，贯穿双侧内外切口。递组织钳钳夹尿道口上方的内切口边缘，递刀柄钝性分离尿道口上方的组织，贯穿上方内外切口
15. 切断坐骨海绵体肌	递中号钳及电刀于外阴上部暴露坐骨海绵体肌，递中号钳钳夹，递电刀切断，递 24 mm 圆针、2-0 号慕丝线缝扎，同法处理对侧。
16. 切除手术标本	递中号钳沿阴道侧壁自上而下切取手术标本
17. 缝合肛提肌	递组织钳钳夹住阴道后壁两侧角，分离阴道后壁，暴露肛提肌，中号钳拉钩压低直肠，递 28 mm 胖圆针、0 号慕丝线缝合肛提肌

表 7-5-8（续）

手术步骤	护理操作配合
18. 缝合切口	递 2-0 号可吸收缝合线间断缝合皮下组织，递 32 mm 角针、3-0 号慕丝线间断缝合切口上段的皮肤，同法缝合阴道口处的皮肤和黏膜
19. 留置导尿	递中号钳夹碘伏备皮球消毒会阴，留置导尿管，观察尿液颜色及量

九、子宫下段剖宫产术

【麻醉方式】腰麻

【手术体位】平卧位

【仪器设备】婴儿辐射台、吸引器

【用物准备】

敷料：手术衣、底包、大口、大碗。

常规器械：剖宫产包。

常规用物：23 号刀片、24 mm 圆针、2-0 号慕丝线、备皮球、一次性引器管、5 mL 注射器、45 cm × 45 cm 手术薄膜、10 cm × 25 cm 敷料贴。

特殊用物：可吸收缝合线、脐带夹、吸痰管。

【手术步骤及护理操作配合】见表 7-5-9

表 7-5-9　子宫下段剖宫产术手术步骤及护理操作配合

手术步骤	护理操作配合
1. 常规消毒皮肤，铺无菌巾	患者取平卧位，递无菌卵圆钳及碘伏备皮球消毒皮肤，常规铺无菌巾
2. 依次切开皮肤、皮下组织、腹直肌前鞘、腹直肌、腹直肌后鞘、腹膜	递 23 号刀片、止血钳、有齿镊、组织剪等依次切开皮肤、皮下组织、腹直肌前鞘、腹直肌、腹直肌后鞘、腹膜
3. 探查腹腔，在宫体两侧与腹壁之间垫盐水纱布，暴露子宫下段	递湿盐水纱布 2 个、腹壁拉钩 2 个、止血钳等探查腹腔，在宫体两侧与腹壁之间垫盐水纱布，暴露子宫下段
4. 切开子宫	递 23 号刀片切开子宫体
5. 血管钳刺破羊膜，吸干羊水，娩出胎儿	血管钳刺破羊膜，吸干羊水，娩出胎儿；及时收回吸引器头，递两把血管钳及组织剪断脐，缩宫素 20 U 注入宫体
6. 娩出胎盘，擦净宫腔	娩出胎盘后，递 4 把组织钳、递血管钳暴露宫腔，递卵圆钳纱布块，擦净宫腔
7. 冲洗宫腔并洗手探查	递稀碘伏水、生理盐水冲洗宫腔并洗手探
8. 缝合子宫	加铺治疗巾，清点纱布器械无误，递 1 号可吸收缝合线及血管钳缝合子宫

表 7-5-9（续）

手术步骤	护理操作配合
9. 冲洗，再次清点无误，关腹	递生理盐水冲洗，再次清点无误后用 0 号可吸收缝合线关闭腹腔
10. 消毒，逐层缝合	递碘伏备皮球消毒皮肤，用 3-0 号可吸收缝合线逐层缝合皮肤

第六节　小儿外科篇

一、腹腔镜下阑尾切除术

【麻醉方式】全身麻醉

【手术体位】仰卧位

【仪器设备】腹腔镜、高频电刀、吸引器

【用物准备】

敷料：手术衣、底包、大口、小碗。

常规器械：小儿外科器械、小儿外科腔镜器械、气腹管、腔镜镜头。

常规用物：11 号刀片、2-0 号慕丝线、备皮球、吸引器、双路冲洗管、5 mL 注射器、180 cm × 30 cm 保护套、纱布。

特殊用物：一次性穿刺器套装、一次性腔镜标本袋、3-0 号可吸收缝合线。

【手术步骤及护理操作配合】见表 7-6-1

表 7-6-1　腹腔镜下阑尾切除术手术步骤及护理操作配合

手术步骤	护理操作配合
1. 常规消毒皮肤，铺无菌巾	递无菌卵圆钳及碘伏备皮球消毒皮肤，常规铺无菌巾
2. 建立人工气腹	2 把小号钳翻开脐皱，碘伏备皮球消毒，沿脐部正中纵向切开，钝性分离，2 把组织钳提起脐皱，置入 trocar
3. 探查腹腔	递无损伤钳探查腹腔，有脓性液体时留取标本送细菌培养
4. 显露回盲部，分离阑尾系膜、阑尾动脉	递分离钳及电凝钩，分离阑尾周围粘连，提起阑尾，电钩逐步电凝、切断系膜血管
5. 切除阑尾	游离至阑尾根部，距根部约 0.5 cm 处钳夹阑尾，用 2-0 号慕丝线结扎阑尾，逐步切除阑尾，残端黏膜烧灼，吸引器吸净盆腔渗液，检查无活动性出血，取出阑尾标本
6. 关闭气腹，缝合切口	清点器械敷料无误，用 3-0 号可吸收缝合线缝合切口，覆盖敷料

二、腹腔镜下腹股沟斜疝疝囊高位结扎术

【麻醉方式】全身麻醉

【手术体位】平卧位，骶尾部垫高

【仪器设备】腹腔镜

【用物准备】

敷料：手术衣、底包、大口。

常规器械：小儿外科器械、小儿外科腔镜、30°镜头、气腹管。

常规用物：11号刀片、2-0号慕丝线、备皮球、5 mL注射器、180 cm×30 cm保护套、纱布。

特殊用物：3-0号可吸收缝合线、一次性穿刺器套装。

【手术步骤及护理操作配合】见表7-6-2

表7-6-2　腹腔镜下腹股沟斜疝疝囊高位结扎术手术步骤及护理操作配合

手术步骤	护理操作配合
1. 常规消毒皮肤，铺无菌巾	递无菌卵圆钳及碘伏备皮球消毒皮肤；常规铺无菌巾
2. 再次消毒，建立人工气腹	2把小号钳翻开脐皱，碘伏备皮球消毒，沿脐部正中纵向切开，钝性分离，2把组织钳提起脐皱，置入trocar
3. 探查，疝口环扎	经trocar进入镜头，依次探查双侧内环口，找到患侧内环口，在内环口体表投影约腹横纹水平取2 mm切口，穿入带2-0号慕丝线疝气针，沿患侧内环口缝合一圈，避免损伤输精管及精索血管，打结腹腔镜下检查环扎处线结无松动后关闭气腹，撤出腹腔镜器械及trocar
4. 关闭气腹，缝合切口	清点器械敷料无误，用3-0号可吸收缝合线缝合切口，覆盖敷料

三、腹腔镜下隐睾下降固定术

【麻醉方式】全身麻醉

【手术体位】平卧位

【仪器设备】腹腔镜

【用物准备】

敷料：手术衣、底包、大口。

常规器械：小儿外科器械、小儿外科腔镜、30°镜头、气腹管。

常规用物：11号刀片、2-0号慕丝线、备皮球、5 mL注射器、180 cm×30 cm保护套、纱布。

特殊用物：3-0 号可吸收缝合线、5-0 号可吸收缝合线、一次性穿刺器套装。

【手术步骤及护理操作配合】见表 7-6-3

表 7-6-3　腹腔镜下隐睾下降固定术手术步骤及护理操作配合

手术步骤	护理操作配合
1. 常规消毒皮肤，铺无菌巾	递无菌卵圆钳及碘伏备皮球消毒皮肤；常规铺无菌巾
2. 再次消毒，建立人工气腹	2 把小号钳翻开脐皱，碘伏备皮球消毒，沿脐部正中纵向切开，钝性分离，2 把组织钳提起脐皱，置入 trocar
3. 探查，游离精索血管及输精管	经 trocar 进入镜头，探查患侧隐睾及对侧有无未闭鞘状突，逐步游离患侧精索血管及输精管，使睾丸能无张力抵达阴囊底部
4. 固定睾丸	经患侧阴囊切口，逐步分离，游离睾丸使其抵达阴囊底部，并用 5-0 号可吸收缝合线无张力固定睾丸。如对侧有未闭鞘状突，则经对侧下腹壁穿入带 2-0 号慕丝线的疝气针，沿内环口缝合一圈，避免损伤输精管及精索血管，结扎未闭鞘状突，检查无活动性出血，打结
5. 关闭气腹，缝合切口	清点器械敷料无误，用 3-0 号可吸收缝合线缝合切口，覆盖敷料

第七节　泌尿外科篇

一、腹腔镜下肾上腺切除术

【麻醉方式】全身麻醉

【手术体位】侧卧位

【仪器设备】腹腔镜、超声刀、高频电刀、吸引器

【用物准备】

敷料：手术衣、底包、大口、中单、腔镜器械搭袋。

常规器械：高压腹腔镜器械、低温腔镜器械、气腹管、超声刀线、30° 镜头。

特殊器械：大号血管夹钳。

常规用物：11 号刀片、28 mm 胖圆针、36 mm 角针、0 号慕丝线、2-0 号慕丝线、3-0 号慕丝线、一次性吸引器管、备皮球、22 号硅胶引流管、22 号血浆引流管、引流袋、50 mL 注射器、石蜡油球、180 cm × 30 cm 保护套、手套、10 cm × 10 cm 敷料贴。

特殊用物：一次性腹膜后扩张器、一次性穿刺器套装、一次性超声刀、大号血管夹（根据手术情况使用）。

【手术步骤及护理操作配合】见表 7-7-1

表 7-7-1　腹腔镜下肾上腺切除术手术步骤及护理操作配合

手术步骤	护理操作配合
1. 常规消毒皮肤，铺无菌巾	递无菌卵圆钳及碘伏备皮球消毒皮肤；常规铺无菌巾
2. 建立人工气腹	递 1 只 10 mm trocar 于患侧腋中线髂嵴 2 cm 处，作为观察镜通道。腹膜后间隙建立后在腹腔腋前线及腋后线肋缘下 1 ~ 2 m 处，穿刺置入 2 只 5 mm trocar 作为腹腔镜操作通道
3. 腰大肌显露	将腹腔镜镜头指向背侧，稍加分离即可清楚显露的腰大肌
4. 肾上腺的显露	肾筋膜前叶与融合筋膜之间、肾筋膜后叶与侧椎筋膜之间、腰方肌与腰大肌前方均为无血管平面。以电钩或吸引器于无血管三角区向头侧分离，可直达肾脂肪囊上于肾脂肪囊内作钝性分离，即可显露肾上腺外侧支
5. 肾上腺的游离	解剖肾上腺外侧上角，电凝锐性分离肾上腺侧面、下面、前面，完全游离肾上腺
6. 确认和结扎肾上腺静脉	于左肾上腺下内方左肾静脉及肾上腺之间可分离出左中央静脉，右肾上腺静脉位于右肾上腺及腔静脉之间，同样可选择结扎或钛夹夹闭肾上腺静脉
7. 肾上腺切除及取出	解剖分离肾上腺的上面和后面，最后完整切除肾上腺或腺瘤。标本通过第一穿刺孔或体表小切口取出
8. 关闭气腹，缝合切口	清点器械敷料无误，常规缝合切口，覆盖敷料

二、腹腔镜下肾部分切除术

【麻醉方式】全身麻醉

【手术体位】健侧卧位

【仪器设备】腹腔镜、超声刀、高频电刀、吸引器

【用物准备】

敷料：手术衣、底包、大口、中单、腔镜器械搭袋。

常规器械：高压腹腔镜器械、低温腹腔镜器械、气腹管、超声刀线、30° 镜头、大号血管夹钳、中号血管夹钳、哈巴狗抓钳。

特殊器械：扇形拉钩、输卵管钳。

常规用物：11 号刀片、0 号慕丝线、2-0 号慕丝线、3-0 号慕丝线、28 mm 胖圆针、36 mm 角针、备皮球、50 mL 注射器、一次性吸引器管、180 cm × 30 cm 保护套、10 cm × 10 cm 敷料贴、石蜡油球。

特殊用物：0 号倒刺线、3-0 号倒刺线、一次性穿刺器套装、一次性 12 mm 穿刺器、腹膜扩张器、大号血管夹、中号血管夹。

【手术步骤及护理操作配合】见表 7-7-2

表 7-7-2　腹腔镜下肾部分切除术手术步骤及护理操作配合

手术步骤	护理操作配合
1. 常规消毒皮肤，铺无菌巾	递无菌卵圆钳及碘伏备皮球消毒皮肤；铺无菌巾
2. 扩张后腹膜腔	患侧第十二肋尖处切开约 1.5 cm，血管分离钳钝性分开背部肌肉，分开腰背筋膜，手指确认已到后腹腔间隙，放入润滑后的腹膜扩张器，50 mL 注射器打气扩张后腹膜腔。5 min 后取出气囊
3. 建立人工气腹	髂骨上约 2 cm 及 5 cm 与腋中线交叉点为第二、第三穿刺点，肋缘下 2 cm 与腋前线交叉点为第四穿刺点，各穿刺点置入 trocar，充气建立人工气腹
4. 清理腹膜后脂肪组织	递超声刀或电凝钩清理腹膜后脂肪组织，充分暴露后腹腔结构
5. 切开肾周筋膜、肾周脂肪	递超声刀或电凝钩切开肾周筋膜、肾周脂肪，显露患侧肾
6. 探查肾部肿物	探查肿物位于肾的位置
7. 切除肾病变部位	递超声刀充分分离显露肾动脉，用哈巴狗抓钳阻断肾动脉，递腔镜剪刀切除病变部位
8. 缝合肾盂或肾盏断面	用 3-0 号倒刺线连续或间断缝合肾盂或肾盏断面
9. 覆盖创面	用 0 号倒刺线连续缝合覆盖创面，血管夹间断钳夹固定
10. 取标本	将标本袋反折润滑放入后腹膜腔，取出标本
11. 检查创面，放置引流管	温蒸馏水冲洗腹膜腔，查无活动性出血，创面置止血材料，术区置引流管
12. 关闭气腹，缝合切口	清点纱布器械无误，退出腹腔镜器械及 trocar，逐层缝合各穿刺点切口，敷料覆盖

三、经尿道前列腺电切术

【麻醉方式】全身麻醉

【手术体位】截石位

【仪器设备】Olympus 电切镜

【用物准备】

敷料：手术衣、电切包。

常规器械：固定钳、Olympus 电切镜。

常规用物：备皮球、20 mL 注射器 1 个、双路冲洗管、三腔导尿管、180 cm×30 cm 保护套、45 cm×45 cm 手术薄膜、石蜡油球。

特殊用物：电刮圈（根据手术情况使用）。

【手术步骤及护理操作配合】见表 7-7-3

表 7-7-3　经尿道前列腺电切术手术步骤及护理操作配合

手术步骤	护理操作配合
1. 常规消毒皮肤，铺无菌巾	递无菌卵圆钳及碘伏备皮球消毒皮肤、会阴；常规铺无菌巾、腿套
2. 备好器械，用物	器械放置于器械台上，连接冷光源导光纤维束及双路冲洗管，电切镜电线连接于 Olympus 电切镜上
3. 润滑膀胱镜鞘，经尿道插入膀胱镜，观察全貌	递石蜡油球润滑膀胱镜，取回闭孔器，递观察镜
4. 切除并取出前列腺组织，止血	递电切镜切除增生前列腺，观察有无活动出血，电凝止血，递冲洗器吸尽膀胱内切下的组织及血凝块
5. 排空膀胱，退出膀胱镜	取回电切镜，关闭冷光源
6. 留置导尿	递三腔导尿管并连接冲洗液

四、经尿道输尿管镜激光碎石取石术

【麻醉方式】全身麻醉

【手术体位】截石位

【仪器设备】腹腔镜、钬激光碎石机

【用物准备】

敷料：手术衣、电切包、纱布、小碗、治疗巾。

常规器械：输尿管镜、钬激光光纤。

特殊器械：输尿管异物钳。

常规用物：备皮球、20 mL 注射器、双路冲洗管、双腔导尿管、引流袋、180 cm×30 cm 保护套、45 cm×45 cm 手术薄膜、石蜡油球。

特殊用物：斑马导丝、输尿管支架管（根据手术情况使用）。

【手术步骤及护理操作配合】见表 7-7-4

表 7-7-4　经尿道输尿管镜激光碎石取石术手术步骤及护理操作配合

手术步骤	护理操作配合
1. 会阴部常规消毒皮肤，铺无菌巾	递无菌卵圆钳及碘伏备皮球消毒皮肤及会阴部，常规铺无菌巾

表 7-7-4（续）

手术步骤	护理操作配合
2. 备好器械，用物	器械放置于器械台上，连接冷光源导光纤维束及冲洗管路
3. 润滑并经尿道置入输尿管镜，进入膀胱	递润滑剂、输尿管镜及导丝，润滑后经尿道置入输尿管镜，进入膀胱，将导丝经输尿管开口插入输尿管内
4. 将输尿管镜沿导丝插入输尿管内，输尿管镜直视下探查结石	将输尿管镜沿导丝插入输尿管内，调节灌注液压力冲开管腔，输尿管镜直视下探查结石及周围情况
5. 取石	选择取石方法，较大结石时钬激光碎石机将结石击碎，递取石钳取石
6. 留置输尿管双 J 导管	递导管沿导丝置入至合适位置
7. 留置导尿管	排空膀胱内液体，取出输尿管镜，递双腔导尿管

五、腹腔镜下单侧肾根治性切除术

【麻醉方式】全身麻醉

【手术体位】侧卧位

【仪器设备】腹腔镜、超声刀、高频电刀、吸引器

【用物准备】

敷料：手术衣、底包、大口、中单（三件包）、腔镜器械搭袋。

常规器械：剖腹包、低温腹腔镜器械、气腹管、超声刀线、30° 镜头。

特殊器械：大号血管夹钳。

常规用物：11 号刀片、23 号刀片、28 mm 胖圆针、36 mm 圆针、36 mm 角针、0 号慕丝线、2-0 号慕丝线、3-0 号慕丝线、备皮球、电刀笔、电刀擦、一次性吸引器管、一次性引流袋、22 号血浆管、50 mL 注射器、纱条、石蜡油球、180 cm × 30 cm 保护套、灯把。

特殊用物：一次性穿刺器套装、一次性 12 mm 穿刺器、一次性腹膜后扩张器、一次性使用长超声刀、大号血管夹（根据手术情况使用）。

【手术步骤及护理操作配合】见表 7-7-5

表 7-7-5　腹腔镜下单侧肾根治性切除术手术步骤及护理操作配合

手术步骤	护理操作配合
1. 患者取侧卧位，常规消毒皮肤，铺无菌巾	递无菌卵圆钳及碘伏备皮球消毒皮肤；常规铺无菌巾

表 7-7-5（续）

手术步骤	护理操作配合
2. 放置气囊	递 11 号刀片于患侧第十二肋间处切开，血管分离钳钝性分开背部肌肉，分开腰背筋膜，手指确认已到达后腹膜间隙，放入气囊，扩张后腹膜腔，注入气体，停留 5 min 后抽出气体，取出气囊
3. 建立人工气腹	各穿刺点置入 trocar，充气建立人工气腹
4. 打开肾周围筋膜	递超声刀和无损伤钳先清理腹膜后脂肪组织，暴露后腹腔结构，打开肾周筋膜，肾周脂肪
5. 切断肾动脉、肾静脉	从肾背侧分离至肾门部，解剖出肾动脉、肾静脉，传递 3 枚大号血管夹进行夹闭（近心端 2 枚，远心端 1 枚），递无菌剪刀离断肾动脉。同法处理肾静脉
6. 切断输尿管	传递超声刀在肾包膜外分离肾的外侧、背侧、上极，保留同侧肾上腺，输尿管游离到盆腔入口处，传递大号血管夹夹闭输尿管，完全游离肾
7. 关闭气腹，取出标本	扩大 trocar 口，取出标本。用 42 ℃注射用水冲洗、浸泡创面，无菌生理盐水冲洗创面
8. 检查创面，放置引流管	查无活动性出血，创面置止血材料，腹膜后放置引流管一根剪两孔
9. 缝合切口	清点器械敷料无误，常规缝合切口，覆盖敷料

六、腹腔镜下肾输尿管切开取石术

【麻醉方式】全身麻醉

【手术体位】侧卧位，升高腰桥

【仪器设备】腹腔镜、超声刀、高频电刀、吸引器

【用物准备】

敷料：手术衣、底包、大口、中单、腔镜器械搭袋。

常规器械：高压腹腔镜器械、低温腹腔镜器械、气腹管、超声刀线、30° 镜头。

常规用物：11 号刀片、28 mm 圆针、36 mm 角针、0 号慕丝线、2-0 号慕丝线、3-0 号慕丝线、4-0 号可吸收缝合线、备皮球、一次性吸引器管、50 mL 注射器、石蜡油球、180 cm × 30 cm 保护套、10 cm × 10 cm 敷料贴。

特殊用物：腹膜扩张器、一次性穿刺器套装、斑马导丝、输尿管支架（根据手术情况使用）。

【手术步骤及护理操作配合】见表 7-7-6

表 7-7-6　腹腔镜下肾输尿管切开取石术手术步骤及护理操作配合

手术步骤	护理操作配合
1. 常规消毒皮肤，铺无菌巾	递无菌卵圆钳及碘伏备皮球消毒皮肤；铺无菌巾
2. 做第一切口	取患侧腋中线髂前上棘上 2 横指处切口，递 11 号刀切开，中弯血管钳 1 把，干纱布 1 块拭血
3. 钝性分离肌层至腹膜后间隙，建立腹膜后空间	患侧第十二肋尖处切开约 1.5 cm，血管分离钳钝性分开背部肌肉，分开腰背筋膜，手指确认已到后腹腔间隙，放入润滑后的腹膜扩张器，50 mL 注射器打气扩张后腹膜腔。5 min 后取出气囊
4. 做第二（肋腰点）、第三（腋前线肋下交界）切口，建立人工气腹	分别在腋后线第十二肋缘下，腋前线肋缘下及水平面做 2 个小切口，递 5 mm 或 10 mm trocar，充气建立人工气腹
5. 游离输尿管	递超声刀或电凝钩清理腹膜后脂肪组织，充分暴露后腹腔结构，在腰大肌前方切开肾筋膜后层，寻找输尿管
6. 探查结石	腹腔镜下可见输尿管结石所在部位膨大，用钳夹时质地较硬可以证实是输尿管结石
7. 取出结石	用无损伤钳固定结石及输尿管，递电凝钩在结石表面纵行切开输尿管，递分离钳分离结石，经 trocar 取出
8. 探查输尿管中段、下段是否通畅，放置输尿管支架	递输尿管导管从输尿管切口插入至膀胱，取回输尿管导管，递入输尿管支架套入导丝，推入输尿管做内引流
9. 缝合输尿管切口	递 4-0 号可吸收缝合线缝合输尿管切口，无菌剪刀剪线
10. 检查手术野，彻底止血，放置引流管	用电凝钳将渗血点电凝止血，查无活动性出血，术区置引流管
11. 关闭气腹，缝合切口	清点纱布器械无误，退出腹腔镜器械及 trocar，逐层缝合各穿刺点切口，敷料覆盖

七、经尿道膀胱肿瘤电切术

【麻醉方式】全身麻醉

【手术体位】截石位

【仪器设备】Olympus 电切镜

【用物准备】

敷料：手术衣、电切包。

常规器械：固定钳、Olympus 电切镜。

常规用物：备皮球、20 mL 注射器、双路冲洗管、一次性引流袋、三腔导尿管、180 cm × 30 cm 保护套、45 cm × 45 cm 手术薄膜、石蜡油球。

【手术步骤及护理操作配合】见表 7-7-7

表 7-7-7　经尿道膀胱肿瘤电切术手术步骤及护理操作配合

手术步骤	护理操作配合
1. 常规消毒会阴部皮肤，铺无菌巾	递无菌卵圆钳及碘伏备皮球消毒会阴部；常规铺无菌巾，贴手术薄膜
2. 备好器械、用物	器械连接好放于器械车上，连接镜头光源线、摄像线，连接双路冲洗管，电切镜电线，连接电切镜
3. 润滑膀胱镜鞘，经尿道插入电切镜，观察膀胱全貌	递石蜡油球润滑膀胱镜鞘，经尿道插入电切镜，观察膀胱全貌，取回闭孔器
4. 切除膀胱肿瘤，止血	递电切镜将肿瘤切除，递冲洗器吸净切除的膀胱肿瘤组织，观察有无活动性出血，电凝止血
5. 排空膀胱，撤出电切镜留置导尿管	撤出电切镜，递三腔导尿管留置导尿并连接双路冲洗管，膀胱持续冲洗，关闭光源、摄像、电切镜机器

八、腹腔镜下前列腺癌根治术

【麻醉方式】全身麻醉

【手术体位】平卧位

【仪器设备】腹腔镜、超声刀、高频电刀、吸引器

【用物准备】

敷料：手术衣、底包、大口、中单常规器械：高压腔镜器械、低温腔镜器械、气腹管、超声刀线、腔镜镜头。

特殊器械：尿道扩张器、大号血管夹钳。

常规用物：11 号刀片、23 号刀片、28 mm 胖圆针、36 mm 角针、0 号慕丝线、2-0 号慕丝线、3-0 号慕丝线、备皮球、18 号双腔导尿管、22 号硅胶引流管、20 mL 注射器、50 mL 注射器、石蜡油球、180 cm × 30 cm 保护套、手套。

特殊用物：1 号可吸收缝合线、3-0 号可吸收缝合线、0 号短倒刺线、一次性穿刺器套装、一次性 12 mm 穿刺器、一次性长超声刀头、止血材料、大号血管夹、腔镜手术标本收集器（根据手术情况使用）。

【手术步骤及护理操作配合】见表 7-7-8

表 7-7-8　腹腔镜下前列腺癌根治术手术步骤及护理操作配合

手术步骤	护理操作配合
1. 常规消毒皮肤，铺无菌巾，建立操作通道	递无菌卵圆钳及碘伏备皮球消毒皮肤、常规铺无菌巾一般采用 5 部位穿刺法，脐下置入直径为 10 mm trocar，4 个器械操作 trocar 分别置入左右髂前上棘与脐连线的中外 1/3 交界处、腹直肌两侧外缘平髂嵴水平，必要时可在耻骨联合上两横指置入另一个 5 mm trocar
2. 建立气腹调参数	麻醉成功后在脐下置入气腹针，建立人工气腹，气腹压力 12 ~ 14 mmHg
3. 打腹膜反折	横向打开膀胱直肠陷窝最下方的腹膜反折，找到输精管，在精囊后方向游离
4. 分离前列腺尖部	提起两侧输精管，在精囊后平面分离前列腺后间隙，可见紧张的迪氏筋膜并切开，分离直肠前列腺间隙至前列腺尖
5. 切开筋膜和韧带	在耻骨后间隙分离，递电凝切开盆内筋膜反折处和耻骨前列腺韧带
6. 缝扎阴茎背静脉复合体	用 2-0 号可吸收缝合线在前列腺尖部两侧缝扎阴茎背静脉复合体后切断，进一步游离至前列腺尖部
7. 切断膀胱颈	无菌剪刀在前列腺膀胱交接处剪开膀胱颈，将尿道提起，仔细剪开膀胱颈后壁，将游离的精囊和输精管残端提出，暴露出前列腺后间隙
8. 分离前列腺后壁	超声刀凝断前列腺后壁两侧的血管束，钝性分离前列腺后壁，注意保留前列腺后外侧的海绵体神经血管束
9. 膀胱尿道吻合	进一步游离前列腺尖部，用无菌剪刀整齐剪短。用 2-0 号可吸收缝合线在旁观和尿道之间吻合，先在 5-7 点之间做连续缝合，置入 22 号硅胶导尿管，然后依次在 1 点、11 点两处间断缝合打结
10. 行淋巴结清扫	血 PSA>10 ng/ mL 的患者行盆腔淋巴结清扫术
11. 取出标本	将切出的标本装入自制的标本袋中从脐下扩大的 trocar 切口取出。从一侧的髂前上棘与脐连线的中外 1/3 交界处、trocar 口放置耻骨后引流管
12. 缝合切口	清点器械敷料无误，常规缝合切口，覆盖敷料

九、腹腔镜下全膀胱切除 + 回肠膀胱术

【麻醉方式】全身麻醉

【手术体位】平卧位，头低脚高位，用海绵垫将骶尾部垫高

【仪器设备】腹腔镜、超声刀、高频电刀、吸引器

【用物准备】

敷料：手术衣、底包、大口、中单（三件包）、双单。

常规器械：低温腹腔镜器械、剖腹器械、气腹管、超声刀线、30° 镜头。

特殊器械：脾肾零件、大号血管夹钳、输尿管钳。

常规用物：11 号刀片、23 号刀片、24 mm 圆针、28 mm 圆针、36 mm 圆针、36 mm 角针、0 号慕丝线、2–0 号慕丝线、3–0 号慕丝线、备皮球、电刀笔、电刀擦、一次性吸引器管、引流袋、22 号硅胶引流管、22 号血浆引流管、16 号双腔导尿管、20 号三腔导尿管、5 mL 注射器、20 mL 注射器、50 mL 注射器、盐水垫、纱条、石蜡油球、180 cm × 30 保护套、手套、灯把、45 cm × 45 cm 手术薄膜、10 cm × 10 cm 敷料贴、10 cm × 15 cm 敷料贴。

特殊用物：一次性穿刺器套装、一次性 12 mm 穿刺器、超声刀、单 J 管、斑马导丝、造口袋套装、可吸收缝合线（根据手术情况使用）。

【手术步骤及护理操作配合】见表 7-7-9

表 7-7-9　腹腔镜下全膀胱切除 + 回肠膀胱术手术步骤及护理操作配合

手术步骤	护理操作配合
1. 常规消毒皮肤，铺无菌巾	递无菌卵圆钳及碘伏备皮球消毒皮肤、常规铺无菌巾、贴手术薄膜、铺腹部大口单，留置 16 号导尿管
2. 建立人工气腹	2 把巾钳提起腹壁，取脐上缘作为穿刺点，递气腹穿刺针，5 mL 注射器注生理盐水，依次置入 trocar
3. 切断输尿管	递无损伤钳、输尿管钳、分离钳；于左右髂血管分叉处切开后腹膜，游离左右输尿管并在近膀胱处切断
4. 游离韧带并切断膀胱	递双极电凝或超声刀，在膀胱顶部中线切开腹膜，切断膀胱脐韧带，底部直到膀胱直肠陷窝，分离出两侧输精管，切断并使用大号血管钳进行结扎，向下游离寻找精囊，分开膀胱底部与直肠之间的间隙，切断并使用大号血管钳结扎膀胱外侧韧带，使用无损伤钳向前牵拉膀胱，沿狄氏筋膜切开，分离膀胱前列腺与直肠之间的平面，双极电凝止血，分离至前列腺尖部和尿道膜部，切断缝扎前列腺侧韧带，递腔镜剪刀，剪开盆筋膜，到达耻骨下方，显露前列腺筋膜和阴茎背深静脉丛，使用可吸收缝合线进行缝扎切断至标本完全离断
5. 打开腹腔取出标本	取下腹正中切口约 5 cm，递电刀依次切开进入腹腔，取出离断的膀胱及其组织
6. 处理回肠近端与远端	切取距离回盲部 10 ~ 15 cm 的末端回肠约 50 cm，保留动脉弓，肠腔用 0.5% 稀碘伏反复冲洗备用，回肠端端吻合，恢复回肠肠道连续性并使用可吸收缝合线进行包埋，减少出血
7. 输尿管回肠膀胱吻合	在原腔镜 trocar 口分别掏出双侧输尿管及做好的回肠，组织剪修剪输尿管并留取输尿管残端做病理分析，使用斑马导丝，单 J 管置入双侧输尿管，可吸收缝合线间断全层贴合缝合
8. 清点，留置引流管并缝合后腹膜	清点台上用品，备圆针、0 号慕丝线关闭正中切口，备 22 号血浆引流管，重新建立气腹，探查腹腔有无出血点，双极电凝止血，生理盐水冲洗，留置腹腔引流管，角针固定

表 7-7-9（续）

手术步骤	护理操作配合
9. 处理回肠膀胱壁造口	圆针、3-0 号慕丝线与可吸收缝合线间断将回肠膀胱浆肌层环形固定与皮肤层
10. 关闭气腹，缝合切口	清点无菌物品，消毒冲洗切口，缝合剩余腔镜切口，留用干净 75% 酒精纱布擦拭造口周围皮肤，覆盖敷料贴，造口处皮肤保持干燥，使造口袋紧密贴合皮肤，连接引流袋

第八节　骨科篇

一、膝关节单间室置换术

【麻醉方式】硬膜外麻醉、腰麻、全身麻醉

【手术体位】仰卧位

【仪器设备】高频电刀、吸引器、电动止血仪

【用物准备】

敷料：手术衣、底包、大口、大碗、关节敷料。

常规器械：关节基础器械、全膝器械。

特殊器械：单髁外来器械。

常规用物：11 号刀片、23 号刀片、36 mm 角针、0 号慕丝线、2-0 号慕丝线、电刀笔、备皮球、一次性吸引器管、45 cm×45 cm 手术薄膜、碘伏手术薄膜、驱血带、手套。

特殊用物：冲洗枪、骨水泥。

【手术步骤及护理操作配合】见表 7-8-1

表 7-8-1　膝关节单间室置换术手术步骤及护理操作配合

手术步骤	护理操作配合
1. 常规消毒皮肤，铺无菌巾	递无菌卵圆钳碘酊备皮球消毒皮肤；酒精备皮球消毒去碘，常规铺无菌巾，腿下铺双单，上面铺中单，2 块治疗巾环形包裹大腿根部，巾钳固定，剩 2 块治疗巾置于脚下，套 8 号有粉手套，铺大口单
2. 上驱血带	缠绕驱血带，设定电动止血仪压力参数值及时间参数值：止血带充气压力由外科医生或麻醉医生根据患者手术部位、病情、手术时间、收缩压等决定。一般标准设定值：上肢 200～250 mmHg、时间＜60 min；下肢 300～350 mmHg、时间＜90 min

表 7-8-1（续）

手术步骤	护理操作配合
3. 开皮，暴露手术野	贴手术薄膜，核对患者，递 23 号刀片，膝关节内侧旁正中切口，长约 6 cm。切开皮肤，电刀切开皮下组织，加深切口到达关节囊，在关节囊上端，将切口斜行向内延伸 1 cm，进入股内侧肌。进入关节腔后，切除部分髌下脂肪垫，拉钩向两侧拉开，暴露膝内侧间室，应用骨刀去除股骨内侧髁内缘及后外缘、髁间窝两侧缘、内侧胫骨平台前内缘的骨赘，从内侧松解髌韧带
4. 处理胫骨	将胫骨截骨导向器紧贴于胫骨上，使导向器在两个平面上均与胫骨长轴平行，应用 1 枚有头钉、1 枚无头钉将导向器固定于胫骨上，在靠近股骨内侧髁的外侧缘，将往复锯锯片插入髁间窝做胫骨的垂直截骨，方向指向股骨头中心，再应用摆锯切除内侧胫骨平台。应用髓核钳取出关节腔后方的游离体，将胫骨平台模板与所切除的胫骨平台截骨面进行对照，以确定最佳匹配的胫骨假体大小。插入胫骨模板和至少 4 mm 厚度的测厚器，以确定胫骨平台截骨是否足够
5. 处理股骨	使膝关节屈曲约 45°，用直径 5 mm 的开口锥在股骨上开髓，插入髓内定位杆，直至其肩部能靠到骨组织上，再将膝关节屈曲至 90°。再次放入胫骨模板，插入股骨钻孔导向器，两者间放入一个至少 3 mm 厚的测厚器，通过内、外旋胫骨，使股骨钻孔导向器的 7° 翼与髓内定位杆相平行。将直径 4 mm 的钻头通过股骨钻孔导向器上端的孔钻入股骨，将直径 6 mm 的钻头通过下端钻入股骨，然后移除所有钻头及器械。将股骨截骨模块插入已钻之孔并固定，用摆锯切除股骨后髁。将研磨栓插入大钻孔中，直至其边缘支托紧靠在股骨上，再将球形研磨器安装到研磨栓上，对股骨内侧髁进行研磨，直至球形研磨器不能再向前推进为止。移除研磨器及研磨栓，修整切割齿边缘以外的骨组织
6. 安装假体试模，测试屈曲和伸直间隙	使膝关节屈曲 90°，插入胫骨、股骨试样，应用测厚器平衡屈膝、伸膝间隙。以贯穿钉固定胫骨模板，应用往复锯切割 10 mm 深的切口，插入胫骨试样、股骨试样及半月板衬垫试样，检查膝关节伸直、屈曲，活动良好
7. 冲洗，安装假体	脉冲冲洗关节腔后，调制骨水泥，手术医生确定后，由巡回护士与器械护士及手术医生共同核对，打开假体包装并安装假体，骨水泥待干安放与试样同型号的胫骨假体、股骨假体及半月板衬垫，刮除多余骨水泥
8. 再次冲洗，放引流管，逐层缝合	待完全固化后再次冲洗关节腔，清点物品无误后，逐层缝合，加压包扎，松止血带

二、膝关节双间室置换术

【麻醉方式】全身麻醉、硬膜外麻醉、腰麻

【手术体位】平卧位

【仪器设备】电动止血仪、高频电刀、吸引器

【用物准备】

敷料：手术衣、底包、大口、大碗、关节敷料。

常规器械：关节基础器械、全膝器械。

特殊器械：外来器械。

常规用物：11 号刀片、23 号刀片、36 mm 角针、2-0 号慕丝线、备皮球、电刀笔、一次性吸引器管、20 mL 注射器、45 cm×45 cm 手术薄膜、碘伏手术薄膜、驱血带、手套。

特殊用物：2-0 号可吸收缝合线、冲洗枪，骨水泥。

【手术步骤及护理操作配合】见表 7-8-2

表 7-8-2　膝关节双间室置换术手术步骤及护理操作配合

手术步骤	护理操作配合
1. 常规消毒皮肤，铺无菌巾	递无菌卵圆钳碘酊消毒皮肤，酒精消毒去碘；常规铺无菌巾，患肢下铺双单，上缘铺中单，2 块治疗巾包腿，巾钳固定，2 块治疗巾置于脚下。套 8 号有粉手套包裹于脚部，铺大口
2. 上驱血带	缠绕驱血带，设定电动止血仪压力参数值及时间参数值：止血带充气压力由外科医生或麻醉医生根据患者手术部位、病情、手术时间、收缩压等决定。一般标准设定值：上肢 200 ~ 250 mmHg、时间 < 60 min；下肢 300 ~ 350 mmHg、时间 < 90 min
3. 开皮，内侧髌旁入路	三方核对患者，无误后递 23 号刀片，切开皮肤，沿髌旁内侧切开关节囊，髌骨起点内 1/3 标记一条纵行直线，从髌骨上极约 2 cm 处到胫骨结节内侧 1 cm，膝关节置于屈曲位，做皮肤切口
4. 股骨远端准备	确定开口位置：使用 9.5 mm 钻头为股骨髓腔开口，开口位置在髁间窝稍微偏内偏前；打入髓内腔：将髓腔钻打入髓腔内腔，并使用吸引器，降低脂肪栓概率，通过转动 T 型手柄，旋转髓腔钻；股骨远端截骨：将合适的股骨远端截骨模块连接到远端截骨定位器上，向右滑动锁合旋钮将其锁合，外翻定位模块分为左侧和右侧，并有 3、5、7 三个外翻卡槽。在 STD 孔内打入 2 枚无头钉，可以在斜钉孔打入额外的固定钉。向左旋转锁合旋钮，拆掉定位器和外翻定位末块，备 1.3 mm 锯片
5. 股骨尺寸测量和定外旋	将尺寸测量器放在股骨远端已截骨的平面，调整尺寸，直到后髁定位片顶住后髁。向近端推动探针直到卡住，每个卡口代表一个股骨尺寸，使用 3.2 mm 钻头在 3º 孔内为截骨板打孔，达到正确深度时自动限深

表 7-8-2（续）

手术步骤	护理操作配合
6. 股骨四面截骨及髌骨滑车轨迹成形	根据尺寸选择合适的股骨四面截骨，如果尺寸在两个号之间，选择小号。如果发现后髁截骨太多或太少，可以用 2 mm 二次打孔导向器，在原有孔的向上或向下 2 mm，重新打孔。在四面截骨器的内侧和外侧孔内打入 3.2 mm 直径的螺钉，然后截骨，顺序为前侧–后侧–后面槽–前面槽截骨。前面槽截骨必须更换窄锯片。截骨后拔掉螺钉，将取出器连接在滑锤上，取出四面截骨板。根据尺寸选择髁间截骨板，截骨板的宽度和股骨假体内外径相等，且指示了股骨假体的最终位置，使用 3.2 mm 的螺钉固定髁间截骨板，使用 12.7 mm 摆锯进行截骨
7. 胫骨截骨	将抱踝器固定在小腿上，将截骨模块安装在导向器上，当导向器的纵轴平行于胫骨机械轴时，已经定位了 3° 的后倾角截骨，在孔内滑动力线杆，如果与胫骨平行，就确定 3° 后倾，将探针接入截骨导向器的孔内，旋转截骨导向器上的旋钮，直到确定合适的截骨高度。截骨导向器可以上下移动 2 mm，可以在股骨远端截骨和胫骨截骨后，用间隙试垫测量股骨和胫骨的间隙。间隙试垫的厚度 = 股骨髁厚度 + 胫骨平台厚度 + 胫骨垫片厚度
8. 安装试模，屈伸间隙测量	在安装股骨试模以后，将胫骨平台试模和垫片试模组装在一起，测量屈伸间隙，确定垫片厚度。垫片尺寸必须与股骨尺寸相匹配。任何尺寸的股骨假体都可以与两个胫骨平台的尺寸相搭配。如 3 号股骨可以匹配 3 号或 3+ 号平台，使用 4.8 mm 钻头为股骨髁立柱打孔。胫骨龙骨成形：连接龙骨脊导向器，使用 15 mm 钻头龙骨成形锉为胫骨柄钻孔
9. 冲洗枪冲洗，准备假体	冲洗枪彻底冲洗，除去碎骨，搅拌骨水泥，核对合适型号假体，用把持器固定，涂抹适量骨水泥，安装完毕假体
10. 再次冲洗，缝合	再次冲洗，放置引流管，0 号慕丝线缝合关节囊，2-0 号可吸收缝线缝肌层及皮下，3-0 号慕丝线缝合皮肤

三、关节镜下前交叉韧带重建术

【麻醉方式】硬膜外麻醉、腰麻

【手术体位】仰卧位

【仪器设备】吸引器、电动止血仪、关节镜、可调节输液架

【用物准备】

敷料：手术衣、底包、大口、关节敷料。

常规器械：低温关节镜、高温关节镜、高温交叉韧带器械 42 件。

特殊器械：克氏钻、低温交叉韧带 9 件、交叉韧带零件。

常规用物：11 号刀片、36 mm 角针、0 号慕丝线、2-0 号慕丝线、一次性吸引器管、双路冲洗管、备皮球、硬膜外穿刺针、手套、关节镜专用防水膜、丝带 45 cm × 45 cm 手术薄膜、碘伏手术薄膜。

特殊用物：刨削刀头、射频线、划线笔、不带孔带钻导针、1.2 号克氏针（根据手术情况使用）。

【手术步骤及护理操作配合】见表 7-8-3

表 7-8-3　关节镜下前交叉韧带重建术手术步骤及护理操作配合

手术步骤	护理操作配合
1. 常规消毒皮肤，铺无菌巾	递无菌卵圆钳碘伏消毒皮肤，常规铺无菌巾，腿下铺双单，距切口上缘 20 cm 处铺中单，2 块治疗巾包腿，巾钳固定，剩 2 块治疗巾置于脚下。套 8 号有粉手套，铺大口单。无菌手术薄膜包裹下肢，粘贴防水袋保护切口周围
2. 连接关节镜相关设备	将冷光源线、摄像仪线、刨削器、双路冲洗管、射频线整体有序放置调节关节镜参数，亮度 50，其余皆为默认值，调白平衡
3. 缠驱血带，止血仪充气	连接双路冲洗管，并将 3L 生理盐水挂至可调节输液架调至足够高度，缠绕驱血带，设定电动止血仪压力参数值及时间参数值：止血带充气压力由外科医生或麻醉医生根据患者手术部位、病情、手术时间、收缩压等决定。一般标准设定值：上肢 200 ~ 250 mmHg、时间 < 60 min；下肢 300 ~ 350 mmHg、时间 < 90 min
4. 建立通道，关节腔探查	充气前，应告知麻醉医生，观察生命体征，并记录止血带使用时间自膝关节间隙水平髌韧带两侧旁开 0.5 cm 处各开一 0.8 cm 入口，直达关节腔，自外侧入口处置入关节镜，依一定次序检查膝关节腔，探钩检查外侧半月板，将撕裂半月板修整成形，于体部缝合破裂的半月板，探钩检查前交叉韧带股骨止点断裂处。刨刀清除部分增生滑膜，清理前交叉韧带残端及股骨髁止点
5. 取自体肌腱，编制韧带	自左胫骨结节水平内侧约 1 cm 处向下做一纵行切口，长约 2 cm，依次切开皮肤、皮下组织，钝性分离暴露半腱肌、股薄肌肌腱，取腱器沿肌腱斜向内上，取出肌腱。将取出的肌腱对折，予以两端编织后再对折测其股骨端直径约为 8 mm，胫骨段直径约 7 mm，生理盐水纱布包裹备用
6. 建立股骨隧道和胫骨隧道	屈膝 120°，向股骨外侧髁斜向外上打入导向针至传出皮肤，应用直径 8 mm 钻头沿导向针钻制 30 mm 长股骨隧道。胫骨定位器导向，在导针引导下，自取腱切口向关节腔内钻制 7 mm 隧道
7. 重建韧带	将编织好的肌腱引入股骨隧道，应用 8 mm 3 枚挤压螺钉固定，将肌腱向胫骨隧道远端牵拉，做伸膝 0°、屈膝 120° 的预张 20 次，以 1 根 6 ~ 8 mm ± 0 mm 的可吸收螺钉配以小号鞘固定胫骨端。探钩检查重建肌腱张力良好，检查无髁间窝撞击

表 7-8-3（续）

手术步骤	护理操作配合
8. 冲洗缝合，加压包扎	冲洗关节腔，清除残余组织，撤除关节镜器械，缝合后左下肢弹力绑带加压包扎后松止血带

四、四肢骨折切开复位钢板内固定术

【麻醉方式】硬膜外麻醉、臂丛麻醉、局麻

【手术体位】体位视手术部位而定

尺桡骨、肱骨取平卧位，伤肢外展于平台上或曲肘置于胸前，身体下垫宽屏、足跟垫；胫腓骨取平卧位或俯卧位，下垫宽平；股骨取平卧位或侧卧位，备骨盆固定架、托手板、小软垫。

【仪器设备】高频电刀、吸引器、电动止血仪

【用物准备】

敷料：手术衣包，底包，大口包，中单包 3 件，双单包。

常规器械：切开整复 A 包＋B 包（髁上骨折 A 包＋B 包）、外来器械。

特殊器械：大力剪、骨科大锤子、三爪复位钳、打入器。

常规用物：15 号刀片、23 号刀片、32 mm 圆针、36 mm 角针、0 号慕丝线、2-0 号慕丝线、3-0 号慕丝线、备皮球、电刀笔、一次性吸引器管、盐水垫、骨蜡、无菌石衬、驱血带、45 cm × 45 手术薄膜、100 cm × 160 cm 保护套、纱布。

特殊用物：可吸收缝合线、克氏针、人工骨（根据手术情况使用）。

【手术步骤及护理操作配合】见表 7-8-4

表 7-8-4　四肢骨折切开复位钢板内固定术手术步骤及护理操作配合

手术步骤	护理操作配合
1. 常规皮肤消毒，铺单	递无菌卵圆钳及碘伏备皮球消毒皮肤。铺中单，治疗巾，协助医生套无菌石衬，铺大口单
2. 驱血带驱血	将驱血带卷成实心卷递给医生，由肢体远端开始勒紧缠绕，将血液由远心端驱赶至近心端，减少术中出血。设定电动止血仪压力参数值及时间参数值：止血带充气压力由外科医生或麻醉医生根据患者手术部位、病情、手术时间、收缩压等决定。一般标准设定值：上肢 200 ~ 250 mmHg、时间 < 60 min；下肢 300 ~ 350 mmHg、时间 < 90 min。当手术时间过长，则中途可暂时加压包扎放气回复血供 10 ~ 15 min，再重新充气阻断血流

表 7-8-4（续）

手术步骤	护理操作配合
3. 开皮	递无菌剪刀剪开石衬，递手术薄膜覆盖皮肤。用皮刀逐层切开皮肤、皮下组织，电凝止血，S 拉钩或甲状腺拉钩拉开切口
4. 暴露骨折断端	电刀或骨膜剥离器打开筋膜、骨膜，中号钳分离松解，甲状腺拉钩拉开肌肉，显露骨折断端
5. 复位骨折断端	用刮匙、弯钳清理骨折面血块、碎骨渣，用持骨器或点式复位巾钳对合骨折面
6. 钢板螺钉内固定	选择适合的钢板，根据医生需要选择合适的钻头、套筒，通过钢板钻入骨孔、测深、丝攻后植入螺钉，用法植入其他螺钉。所有植入物器械护士必须告知巡回护士，双人共同核对植入物标记号后方可使用。对于复位较困难的骨折，根据可根据医生需要使用克氏针定位，维持骨骼处于正常位置，待钢板螺钉内固定结束后再撤出克氏针
7. 透视检查	C 型臂透视检查钉位、长度及骨折复位情况，无菌中单遮盖透视部位，进行透视
8. 冲洗	过氧化氢、稀碘伏、无菌生理盐水依次大量冲洗，递弯盘接流出的水，以免污染手术台面
9. 逐层缝合	用 32 mm 圆针、0 号慕丝线逐层缝合至皮下，32 mm 圆针、2-0 号慕丝线缝合皮下，36 mm 角针、3-0 号慕丝线缝皮肤。据患者病情而定是否使用可吸收缝合线
10. 消毒包扎	递纱布、盐水垫、绷带加压包扎伤口

五、股骨粗隆间骨折闭合复位髓内钉内固定术

【麻醉方式】硬膜外麻醉、全身麻醉

【手术体位】仰卧位、双下肢应用牵引床

【仪器设备】高频电刀、吸引器、牵引床、C 型臂

【用物准备】

敷料：手术衣包、底包、大口包，中单包。

常规器械：切开整复 A 包＋B 包。

特殊器械：外来器械。

常规用物：11 号刀片、23 号刀片、备皮球、20 cm × 30 cm 手术薄膜、45 cm × 45 cm 手术薄膜、100 cm × 160 cm 保护套、纱布。

特殊用物：髓内钉5件套。

【手术步骤及护理操作配合】见表7-8-5

表7-8-5　股骨粗隆间骨折闭合复位髓内钉内固定术手术步骤及护理操作配合

手术步骤	护理操作配合
1. 安置体位	将牵引床按照技术规范正确固定到手术床上，安装牵引床时，各接口应固定牢固。保护患者肢体，软衬保护患者会阴处和足跟处。患侧手臂应拉至对侧并固定牢固，留出充分手术操作空间和透视空间。髋部10°～15°内收以便于对准髓腔通道。对照健侧肢体以确定患侧的长度和旋转度。确保C臂机在正位和侧位由足够的视野
2. 常规皮肤消毒、铺单	递无菌卵圆钳及碘伏备皮球消毒皮肤；铺中单，治疗巾，铺大口单
3. 股骨近端开口，扩髓	在大粗隆近端做一纵行切口，切开筋膜直到摸到大粗隆顶点。将蜂窝导槽、通道把手、入口通道管装配在一起。建立入口通道，入钉点应位于大粗隆顶点略偏内侧，将入口通道工具通过切口贴到骨面。3.2 mm×43 mm 螺纹导针穿过通道管，钻入大粗隆2～3 cm。正侧位透视确认正确的导针位置。导针到位后，移除蜂窝导槽，保留正确的导针。将12.5 mm 的入口钻和17 mm 的空心扩髓钻相连接，在入口通道管和导针的引导下钻入大粗隆1～2 cm。调整扩髓角度继续推进，当空心钻限制装置接触到入口通道时停止扩髓。正侧位透视下确认扩髓钻和骨折复位的情况。移除12.5 mm 的入口钻和导针。用扩髓软杆搭配扩髓头，从9 mm 开始，0.5 mm 依次增大至大于所选主钉1～1.5 mm
4. 插入主钉	主钉装配，用连接螺栓将导向手柄和主钉相连，并用T型扳手和螺栓螺丝刀上紧，主钉和手柄只能在一个方向连接，置钉：调整手柄从侧面将主钉插入股骨近端。确定正确的股骨前倾角之后在决定主钉的最终位置
5. 近端交锁	置入拉力钉套筒，内套筒必须与骨质相接触。置入拉力钉导针，用4 mm 钻头钻透外侧皮质。将螺纹导针置入股骨颈内，达到预想位置，置入后不会发生向内侧的移动，也不会发生旋转
6. 远端交锁	用9 mm 外套筒和4 mm 内套筒对准皮肤作小切口。4 mm 钻头钻透骨皮质
7. 尾帽	用内六角螺丝刀把尾帽拧入主钉顶端并上紧
8. 冲洗、关闭切口	稀碘伏、无菌生理盐水依次冲洗，递弯盘接流出的水，以免污染手术台面。用慕丝线逐层缝合至皮下，角针、3-0 号慕丝线缝皮肤。据患者病情而定是否使用可吸收缝合线。递纱布加压包扎切口

六、全髋关节置换术

【麻醉方式】腰麻、硬膜外、全麻

【手术体位】侧卧位或平卧位

【仪器设备】高频电刀、吸引器

【用物准备】

敷料：手术衣、底包、大口、关节敷料、中单。

常规器械：关节基础器械、全髋器械。

特殊器械：外来器械、动力系统。

常规用物：11 号刀片、23 号刀片、36 mm 角针、0 号慕丝线、2-0 号慕丝线、3-0 号慕丝线、备皮球、电刀笔、中长刀头、一次性吸引器管、18 号硅胶管、20 mL 注射器、盐水垫、手套、石衬、碘伏手术薄膜、45 cm × 45 cm 手术薄膜、纱布。

特殊用物：3-0 号可吸收缝合线、髋关节假体，脉冲冲洗枪（根据手术情况使用）。

【手术步骤及护理操作配合】见表 7-8-6

表 7-8-6　全髋关节置换术手术步骤及护理操作配合

手术步骤	护理操作配合
1.常规消毒皮肤，铺无菌巾	准备 2 副有粉八号手套给消毒的两位医生，递无菌卵圆钳及 5 块碘酊备皮球消毒皮肤，后用 3 块酒精备皮球脱碘。铺单
2.套石衬，铺大口，术野贴手术薄膜	递无菌手术薄膜，常规用碘伏球消毒，纱布擦干后再贴手术薄膜
3.核对患者信息及手术部位后开皮，分离肌肉及筋膜，暴露髋关节	递大刀，开皮后递给主刀医生中号及电刀，手术助手 1 块纱布及 2 个甲状腺拉钩。切开肌肉关节囊后换小 S 拉钩，后用单尺拉钩充分显露髋关节。准备 1 块纱布接切下来的组织及骨头。递 2 个长单尺拉钩
4.股骨头脱位，股骨颈与大转子移部切断股骨颈，取出股骨头，暴露髋臼	递摆锯，直骨刀，咬骨钳，取头器，准备 2 个卵圆钳擦髋臼里的血，纱布要及时更换
5.磨髋臼，安装髋臼试模，打入髋臼假体	递髋臼锉，根据术者指令更换不同的型号向内消磨，至髋臼壁周围露出健康的松质骨为止。递与最后一次髋臼锉相同的臼杯、锤子，进行试模。根据指令通知巡回护士打髋臼假体及相应型号的内衬。将髋臼假体安装在把持器上，递锤子，将臼杯打入。递冲洗枪，冲洗，放入内衬，递中号调整位置，递相应型号的内衬打入器，锤子，打入内衬
6.髓腔开口，打通髓腔，扩髓，安装股骨柄和股骨头试模，安装股骨头假体	递开口器，锤子。递远端锉。根据术者指令由小到大递近段锉。通知台下巡回护士打股骨柄假体，安装在股骨柄把持器上，递锤子，打入。递纱布条（1 块纱布斜对角展开），1 把中号，牵拉暴露股骨柄，递股骨头试模给术者，推头器给医助。通知台下巡回护士打股骨头假体，递推头器给医助，小锤子给术者。复位髋关节
7.冲洗，放引流，关闭切口，整理手术器械及台上物品	冲洗枪冲切口，放引流，递尖刀片、中号钳、引流管、角针、4-0 号线固定管。与巡回护士一起清点用物。清理器械上的血液及组织，做好术后处置

七、关节镜下后交叉韧带重建术

【麻醉方式】硬膜外麻醉、腰麻

【手术体位】仰卧位

【仪器设备】吸引器、电动止血仪、关节镜、可调节输液架

【用物准备】

敷料：手术衣、底包、大口、关节敷料。

常规器械：低温关节镜、高温关节镜、高温交叉韧带器械42件。

特殊器械：克氏钻、后交叉重建外来器械、LARS韧带。

常规用物：11号刀片、36 mm角针、0号慕丝线、2-0号慕丝线、备皮球、一次性吸引器管、双路冲洗管、45 cm×45 cm手术薄膜、碘伏手术薄膜、手套、关节镜专用防水膜、硬膜外穿刺针。

特殊用物：刨削刀头、射频线、无菌记号笔、不带孔带钻导针（根据手术情况使用）。

【手术步骤及护理操作配合】见表7-8-7

表7-8-7　关节镜下后交叉韧带重建术手术步骤及护理操作配合

手术步骤	护理操作配合
1. 常规消毒皮肤，铺无菌巾	递无菌卵圆钳碘伏消毒皮肤，常规铺无菌巾，腿下铺双单，距切口上缘20 cm处铺中单。套8号有粉手套，铺大口。无菌手术薄膜包裹下肢，粘贴防水袋保护切口周围
2. 连接关节镜相关设备	将冷光源线、摄像仪线、刨削器、双路冲洗管、射频线整体有序放置
3. 缠驱血带，止血仪充气	调节关节镜参数，亮度50，其余皆为默认值，调节白平衡，连接双路冲洗管，并将3 L生理盐水挂至可调节输液架上并调至足够高度
4. 建立通道，关节腔探查	缠驱血带，设定电动止血仪压力参数值及时间参数值：止血带充气压力由外科医生或麻醉医生根据患者手术部位、病情、手术时间、收缩压等决定。一般标准设定值：上肢200 ~ 250 mmHg、时间 < 60 min；下肢300 ~ 350 mmHg、时间 < 90 min
5. 建立股骨隧道和胫骨隧道	自膝关节间隙水平髌韧带两侧旁开原入口处各开一0.8 cm入口直达关节腔。自外侧入口处入关节镜，依一定次序检查关节腔，探针检查ACL股骨端、ACL胫骨端完全断裂
6. 重建Lars韧带	做髁间窝清理术，应用刨削器清除增生滑膜组织，保留残存的ACL、PCL，分别做ACL、PCL胫骨止点定位，先用导针定位后，用7.5 mm Φ、6.0 mm Φ胫骨钻扩胫骨隧道。然后作股骨起点定位，先用导针定位后，用7.5 mm Φ、6.0 mm Φ股骨钻扩股骨隧道至钻透骨皮质

表 7-8-7（续）

手术步骤	护理操作配合
7.关节腔冲洗缝合，包扎	将 Lars 韧带由导针引入，屈膝 90° 位，在股骨和胫骨两端反向牵拉使肌腱处于一定张力，被动活动左膝，使肌腱处于合适张力，两端分别应用挤压螺钉固定。再次被动活动左膝，并做前后抽屉试验，稳定性良好；同时检查发现异常旋转明显减少。后做左膝前纵行切口，长约 15 cm，依次切开分离显露髌韧带，予以骨折复位后应用空心螺钉结合铆钉固定，后于髌骨中间建立骨隧道，将 2.0 mm Lars 韧带穿入后应用螺钉固定于胫骨结节处行髌韧带重建，撤除关节镜器械，缝合后下肢弹力绑带加压包扎后松止血带

八、关节镜下肩关节滑膜切除肩峰成形术

【麻醉方式】全身麻醉

【手术体位】健侧卧位、沙滩椅位

【仪器设备】吸引器、高频电刀、关节镜、电动位置固定架系统

【用物准备】

敷料：手术衣、底包、大口、大碗、中单、双单。

常规器械：低温关节镜、高温关节镜。

特殊器械：肩关节镜、电动位置固定架系统零件。

常规用物：11 号刀片、23 号刀片、36 mm 角针、2-0 号慕丝线、3-0 号慕丝线、备皮球、一次性吸引器管、双路冲洗管、45 cm × 45 cm 手术薄膜、碘伏手术薄膜、手套、180 cm × 30 cm 保护套。

特殊用物：刨削刀头、射频线（根据手术情况使用）。

【手术步骤及护理操作配合】见表 7-8-8

表 7-8-8　关节镜下肩关节滑膜切除肩峰成形术手术步骤及护理操作配合

手术步骤	护理操作配合
1.常规消毒皮肤，铺无菌巾	递无菌卵圆钳碘伏消毒皮肤；切口周围铺中单及治疗巾，巾钳固定；铺大口单，套石膏衬布
2.连接蜘蛛臂	将蜘蛛臂零件用绷带紧紧缠绕至上臂，内置柔软衬布保护皮肤，然后将上臂连接至蜘蛛臂支架上，调节好角度，将上臂拉伸外展
3.后入路建立通道	自肩关节后入路置入关节镜，依一定次序检查左侧肩关节腔，探查见关节腔内滑膜明显增生，肱二头肌长头肌腱完整，肩峰骨质轻微增生，肩峰下间隙尚可，滑囊增生，肩胛下肌连续完整，冈上肌撕裂，肱骨大结节裸露，近端断端回缩，部分脂肪化，牵拉复位困难

表 7-8-8（续）

手术步骤	护理操作配合
4. 建立前方入口、肩峰外侧入口	肩峰下使用刨削器、电刀等清理增生的滑囊、肩袖马尾状断端，直到出现新鲜整齐边缘，沿肩峰下松解肩袖断端，牵拉复位困难
5. 肩峰外侧辅助 mini-Open 切口	骨膜下游离部分三角肌肩峰止点，充分游离松解回缩冈上肌断端，开路器准备大结节骨床，使用磨钻、咬骨钳肱骨大结节止点粗糙化，用带线铆钉缝合肩袖，牵拉下缝合针缝合固定
6. 充分止血、冲洗	用等离子射频进行创面止血，充分冲洗关节腔及肩峰下间隙，清点器械无误后，关闭切口

九、颈椎前路椎间盘切除植骨融合内固定术

【麻醉方式】全身麻醉

【手术体位】仰卧位

【仪器设备】C 型臂、磨钻、高频电刀、吸引器

【用物准备】

敷料：手术衣、底包、甲状腺包、脊椎包、中单、大碗。

常规器械：脊椎 A 包 55 件、脊柱 B 包 23 件、灯把、持物钳、外来器械、颈椎牵开器。

特殊器械：骨科动力钻、1 mm 椎板咬骨钳、2 mm 椎板咬骨钳。

常规用物：11 号刀片、23 号刀片、24 mm 圆针、24 mm 角针、2-0 号慕丝线、3-0 号慕丝线、备皮球、电刀笔、电刀擦、一次性吸引器管、20 mL 注射器、吸收性明胶海绵、花生米剥离子、骨蜡、45 cm × 45 cm 手术薄膜、20 cm × 30 cm 手术薄膜。

特殊用物：一次性磨钻头、一次性双极电凝镊（根据手术情况使用）。

【手术步骤及护理操作配合】见表 7-8-9

表 7-8-9　颈椎前路椎间盘切除植骨融合内固定术手术步骤及护理操作配合

手术步骤	护理操作配合
1. 常规消毒、铺单	递无菌卵圆钳及碘伏备皮球消毒皮肤；递 2 个治疗巾球塞于颈部两侧，递治疗巾及手术单协助铺单，贴手术膜，铺甲状腺单
2. 显露椎体和椎间盘	取右颈部横切口，置 2 块纱布于切口两侧，递 23 号刀片切开皮肤，递电刀，切开皮下组织及颈阔肌，电凝止血；递甲状腺拉钩拉开切口，递中号血管钳在气管食管和颈动脉鞘之间分离，并将气管食管牵向左侧，暴露椎前筋膜

表 7-8-9（续）

手术步骤	护理操作配合
3. 定位病变椎间隙	递中号血管钳钳将定位针插入病变椎间隙；递中单遮盖术野，进行透视定位
4. 摘除椎间盘及增生骨赘并减压	C 型臂证实病变椎间隙后，递组织剪纵行切开椎前筋膜，并向两侧游离颈长肌至椎体边缘。递颈椎牵开器固定牵开上、下健康椎体，递小号髓核钳摘除椎间盘；递中弯血管钳将吸收性明胶海绵或脑棉填塞止血。用 2 mm 椎板咬骨钳或刮匙咬除后缘增生的骨赘及增生的钩椎关节，进一步减压硬膜和神经根，递生理盐水冲洗，并进行彻底止血
5. 植入椎间融合器	递椎间融合器试模选择大小合适的椎间融合器，将其塞满碎骨头植入体内
6. 钢板内固定	递合适长度钢板，钻套、钻头进行钻孔，递螺钉及上钉器拧紧螺钉，同样方法拧入其余螺钉；递中单遮盖术野，进行透视确定螺钉是否合适
7. 冲洗伤口	递生理盐水冲洗伤口，电凝止血；清点器械、纱布、缝合针
8. 放置引流管	递 11 号刀片、中弯血管钳置入引流管；递 24 mm 角针、2-0 号丝线固定
9. 缝合切口	递 24 mm 圆针、2-0 号慕丝线及 3-0 号慕丝线依次缝合颈深筋膜及皮下组织；碘伏球消毒切口周围皮肤，清点器械、纱布、缝合针无误后递 24 mm 角针、3-0 号慕丝线缝合皮肤

十、颈椎后入路减压 + 内固定术

【麻醉方式】全身麻醉

【手术体位】俯卧位

【仪器设备】C 型臂、磨钻、超声骨刀、高频电刀、吸引器

【用物准备】

敷料：手术衣、底包、甲状腺包、脊椎包、中单包、大碗。

常规器械：脊椎 A 包 55 件、脊柱 B 包 23 件、灯把、持物钳、外来器械。

特殊器械：1 mm 锥板咬骨钳、2 mm 椎板咬骨钳、超声骨刀、骨科动力钻。

常规用物：11 号刀片、23 号刀片、0 号慕丝线、2-0 号慕丝线、3-0 号慕丝线、28 mm 胖圆针、36 mm 角针、电刀笔、中长电刀头、电刀擦、18 G 穿刺针、引流管、骨蜡、吸收性明胶海绵、手套。

特殊用物：超声骨刀头、双极电凝、一次性磨钻头（根据手术情况使用）。

【手术步骤及护理操作配合】见表 7-8-10

表 7-8-10　颈椎后入路减压 + 内固定术手术步骤及护理操作配合

手术步骤	护理操作配合
1. 常规消毒皮肤	递无菌卵圆钳及碘伏备皮球消毒皮肤
2. 铺无菌巾	4 块治疗巾铺在切口周围，贴 20 cm × 30 cm 手术薄膜，铺两层大口，贴 45 cm × 45 cm 手术薄膜
3. 开皮暴露组织	23 号刀片切开皮肤，电刀骨膜剥离器依次切开皮下组织，筋膜。纵行切开韧带至棘突，沿棘突及椎板行骨膜下剥离椎旁肌至关节突关节外侧
4. 定位	磨钻磨去进针点处部分骨皮质，开路锥→开路器→探子→剥离子骨蜡将定位针插入需定位的椎体节段，纱布条填塞，中单遮盖手术野，进行 C 型臂机透视确认
5. 上钉	取出定位针并测量定位针进针长度，需要时丝攻扩大钉孔，探深，上钉器置入螺钉，同法置入其余螺钉，递中单遮盖手术野再次透视确认螺钉位置
6. 减压	后颅窝拉钩或单齿拉钩牵开暴露术野，用超声骨刀或者磨钻切透双侧椎板，双关节啐骨钳咬掉，用神经剥离子松解硬膜与椎板之间粘连组织，椎板咬骨钳咬除椎板间韧带及黄韧带，探查硬膜囊有无粘连
7. 上棒	选择合适长度的棒，模棒确定棒的长短，剪棒，持棒器夹持棒，用压棒器植入固定棒，上螺帽，对抗套筒扳手复位并拧紧螺母固定钉棒
8. 冲洗切口，彻底止血	用生理盐水冲洗切口术区，双极电凝止血，如有出血可放置吸收性明胶海绵、脑棉压迫止血
9. 植骨	将咬下的骨头保留进行双侧椎板及关节突间植骨
10. 放引流管	碘伏消毒皮肤，11 号刀片切口、中号钳插入将引流管在切口里面夹出，放置好，角针、2-0 号慕丝线固定。清点纱布器械无误
11. 关闭切口	圆针、0 号慕丝线、2-0 号慕丝线关闭肌肉和皮下脂肪，3-0 号慕丝线缝合皮肤；贴敷贴接引流袋

十一、颈椎后路单开门椎管扩大成形术

【麻醉方式】全身麻醉

【手术体位】俯卧位

【仪器设备】C 型臂、磨钻、高频电刀、吸引器

【用物准备】

敷料：手术衣、底包、甲状腺包、脊椎包、大碗、中单包。

常规器械：脊椎 A 包 55 件、脊柱 B 包 23 件、灯把、持物钳、外来器械。

特殊器械：骨科动力钻、1 mm 椎板咬骨钳、2 mm 椎板咬骨钳。

常规用物：11 号刀片、23 号刀片、28 mm 胖圆针、36 mm 角针、1 号慕丝线、0

号慕丝线、2-0 号慕丝线、3-0 号慕丝线、备皮球、电刀笔、中长电刀头、电刀擦、一次性吸引器管、引流管、20 mL 注射器、18 G 穿刺针、骨蜡、吸收性明胶海绵、45 cm × 45 cm 手术薄膜、20 cm × 30 cm 手术薄膜。

特殊用物：一次性磨钻头、双极电凝（根据手术情况使用）。

【手术步骤及护理操作配合】见表 7-8-11

表 7-8-11　颈椎后路单开门椎管扩大成形术手术步骤及护理操作配合

手术步骤	护理操作配合
1. 常规消毒皮肤，铺无菌巾	递无菌卵圆钳及碘伏备皮球消毒皮肤；常规铺无菌巾
2. 开皮显露椎板	递23号刀片切开皮肤，电刀骨膜剥离器切开皮下组织及肌肉、电凝止血，电刀切开项韧带，切除骨化的项韧带，剥离椎旁肌至两侧关节突外缘剥离棘突两侧肌肉，显露椎板，电刀清除椎板上软组织。咬除相应锥体的部分棘突，并分别在棘突基底部钻孔，穿双 1 号慕丝线备用
3. 准备开门	在双侧椎板与关节突交界处用磨钻开槽，一侧磨除双侧皮质为门，另一侧磨除单侧皮质为栓
4. 扩大椎管	切除相应椎体间的棘间韧带和黄韧带，然后掀开椎板扩大椎管，递神经剥离子分离硬膜与椎板之间粘连及组织，显露硬脊膜
5. 上钉上棒	在相应椎体的侧块上植入螺钉，选择合适长度的棒，模棒确定棒的长短，剪棒，持棒器夹持棒，用压棒器植入固定棒，上螺帽，对抗套筒扳手复位并拧紧螺母固定钉棒
6. 固定开门椎板	将每个棘突基底部的双股 1 号慕丝线固定在纵棒上，防止开门的椎板再次关闭
7. 冲洗	生理盐水冲洗，电凝止血
8. 放置引流管	递碘伏备皮球消毒，11 号刀片切口，中号将引流管夹出，角针、2-0 号慕丝线固定，清点器械纱布
9. 关闭切口	圆针、0 号慕丝线缝合肌肉和韧带，2-0 号慕丝线缝合皮下组织，角针、3-0 号慕丝线缝合皮肤。贴敷料贴，接引流袋

十二、腰椎间盘髓核摘除术

【麻醉方式】全身麻醉

【手术体位】俯卧位

【仪器设备】高频电刀、吸引器

【用物准备】

敷料：手术衣、底包、大碗、大口、脊柱包、中单。

常规器械：脊椎 A 包 55 件、脊柱 B 包 23 件、灯把、持物钳。

特殊器械：专用刮匙，1 mm、2 mm 锥板咬骨钳。

常规用物：11 号刀片、23 号刀片、28 mm 胖圆针、36 mm 角针、0 号慕丝线、2-0 号慕丝线、3-0 号慕丝线、备皮球、一次性吸引器管、电刀笔、中长电刀头、双极电凝、18 号硅胶引流管、20 mL 注射器、16 G 穿刺针、骨蜡、吸收性明胶海绵、45 cm×45 cm 手术薄膜、20 cm×30 cm 手术薄膜、纱布。

特殊用物：双极电凝。

【手术步骤及护理操作配合】见表 7-8-12

表 7-8-12　腰椎间盘髓核摘除术手术步骤及护理操作配合

手术步骤	护理操作配合
1. 常规消毒、铺单	卵圆钳夹碘伏备皮球消毒皮肤；递治疗巾铺单，贴 20 cm×30 cm 手术薄膜，铺 2 个大口，再贴 45 cm×45 cm 手术薄膜
2. 切开皮肤、皮下组织	递 23 号刀片、2 块纱布切开皮肤，电刀切开皮下组织，直至棘上韧带，骨膜剥离器辅助分离，甲状腺拉钩牵开切口
3. 切开腰背筋膜，剥离骶棘肌，显露椎板	电刀切开腰背筋膜，中号、大号骨膜剥离器剥离骶棘肌。S 拉钩拉开暴露手术野，清除椎板上的肌肉和纤维组织
4. 扩大椎板间隙	神经剥离子分离黄韧带与椎板的附着部，2 mm、3 mm 椎板咬骨钳咬除部分椎板，扩大间隙（若行全椎板切除，则咬除两侧椎板）
5. 切除黄韧带	神经剥离子分离黄韧带与硬膜之间的粘连，11 号刀片切除黄韧带，如遇出血，吸收性明胶海绵、脑棉压迫止血
6. 显露神经根和椎间盘突出物，摘除髓核	神经剥离子分离硬膜外脂肪及椎管内粘连，神经根拉钩拉开并保护神经根。11 号刀片切开纤维环，髓核钳夹出髓核、纤维环，小刮匙清除残余髓核，神经剥离子检查并处理其他致压物
7. 冲洗切口，放置引流管	生理盐水冲洗切口，电凝止血，清点器械，纱布，缝合针。碘伏球消毒，11 号刀片、中弯血管钳，放置 18 号硅胶引流管，36 mm 角针固定
8. 缝合切口	28 mm 胖圆针、0 号慕丝线间断缝合腰背筋膜，2-0 号慕丝线间断缝合皮下组织，消毒周围皮肤，清点器械、纱布、缝合针。3-0 号可吸收缝合线连续缝合皮内，消毒切口，敷料覆盖切口

十三、腰椎后路椎管减压植骨融合内固定术

【麻醉方式】全身麻醉

【手术体位】俯卧位

【仪器设备】C 型臂、超声骨刀、高频电刀、吸引器

【用物准备】

敷料：手术衣、底包、大碗、大口、脊柱包、中单。

常规器械：脊椎 A 包 55 件、脊柱 B 包 23 件、灯把、持物钳、外来器械。

特殊器械：植骨漏斗，超声骨刀，刮匙，1 mm、2 mm 锥板咬骨钳。

常规用物：11 号刀片、23 号刀片、28 mm 胖圆针、36 mm 角针、0 号慕丝线、2-0 号慕丝线、3-0 号慕丝线、备皮球、电刀笔、中长电刀头、一次性吸引器管、18 号硅胶引流管、20 mL 注射器、16 G 穿刺针、骨蜡、吸收性明胶海绵、45 cm×45 cm 手术薄膜、20 cm×30 cm 手术薄膜、纱布。

特殊用物：一次性双极电凝镊。

【手术步骤及护理操作配合】见表 7-8-13

表 7-8-13　腰椎后路椎管减压植骨融合内固定术手术步骤及护理操作配合

手术步骤	护理操作配合
1. 常规消毒、铺单	卵圆钳夹碘伏备皮球消毒皮肤；递治疗巾铺单，贴 20 cm×30 cm 手术薄膜，铺 2 个大口，再贴 45 cm×45 cm 手术薄膜
2. 切开皮肤、皮下组织	递 23 号刀片、2 块纱布切开皮肤，电刀切开皮下组织，直至棘上韧带，骨膜剥离器辅助分离，甲状腺拉钩牵开切口
3. 切开腰背筋膜，剥离骶棘肌，显露椎板横突及上、下关节突	电刀切开椎旁肌肉与棘突、椎板分离，切开腰背筋膜，中号、大号骨膜剥离器剥离两侧骶棘肌。S 拉钩拉开暴露手术野，显露两侧横突及上、下关节突，双关节咬骨钳清除上、下关节突处软组织
4. 确定椎弓根螺钉的进针点及方向	双关节咬骨钳咬去进针点处部分骨皮质，开路锥→开路器→探子→剥离子骨蜡在相应椎体侧块上打孔。定位针插入孔内定向，纱布条填塞，中单遮盖手术野，进行 C 型臂机透视确认
5. 植入椎弓根螺钉	取出定位针并测量定位针进针长度，需要时丝攻扩大钉孔，探深，上钉器置入螺钉，同法置入其余螺钉，递中单遮盖手术野再次透视确认螺钉位置
6. 咬除棘突，切除椎板	后颅窝拉钩或单齿拉钩牵开，棘突咬骨钳去除棘突，切除黄韧带，椎板咬骨钳大、小交替逐渐咬除椎板，同时用神经剥离子松解硬膜与椎板之间粘连组织。椎板切除后硬脊膜外静脉丛出血，可用吸收性明胶海绵填塞，脑棉压迫止血（根据患者情况使用超声骨刀切除椎板复合板）
7. 显露神经根和椎间盘突出物，摘除髓核	神经剥离子分离硬膜外脂肪及椎管内粘连，神经根拉钩拉开并保护神经根。递 11 号刀片切开纤维环，髓核钳夹出髓核、纤维环，铰刀从小号到大号使用，小刮匙清除残余髓核，直头髓核钳或弯头髓核钳取出，测量 cage 大小，植骨融合，C 型臂透视确认 cage 的位置
8. 神经根的探查及减压	神经剥离子探查受压神经根，如还有受压窄骨刀凿除关节突内侧 1/3，刮匙扩大隐窝外侧狭窄部
9. 安装内固定装置，并复位固定	模棒试长短，剪棒，持棒器夹持棒，半椎板拉钩暴露钉子，上螺帽，对抗套筒扳手复位并拧紧螺母固定钉棒

表 7-8-13（续）

手术步骤	护理操作配合
10. 冲洗切口，放置引流管	生理盐水冲洗切口，电凝止血，清点器械，纱布，缝合针。碘伏球消毒，11 号刀片、中弯血管钳放置 18 号硅胶引流管，36 mm 角针、2-0 号慕丝线固定
11. 缝合切口	28 mm 胖圆针、0 号慕丝线间断缝合腰背筋膜，2-0 号慕丝线间断缝合皮下组织，消毒周围皮肤，清点器械、纱布、缝合针。3-0 号可吸收缝合线连续缝合皮内，消毒切口，敷料覆盖切口

十四、胸椎椎管占位性病变切除植骨融合内固定术

【麻醉方式】全身麻醉

【手术体位】俯卧位

【仪器设备】C 型臂、磨钻、超声骨刀、高频电刀、吸引器

【用物准备】

敷料：手术衣、底包、大碗、大口、脊柱包、中单。

常规器械：脊椎 A 包 55 件、脊柱 B 包 23 件 + 灯把、持物钳、外来器械。

特殊器械：专用刮匙、植骨漏斗、骨科动力钻、超声骨刀、垂体瘤镊。

常规用物：11 号刀片、23 号刀片、21 mm 圆针、28 mm 胖圆针、36 mm 角针、0 号慕丝线、2-0 号慕丝线、3-0 号慕丝线、备皮球、电刀笔、中长电刀头、吸引器管、18 号硅胶引流管、20 mL 注射器、16 G 穿刺针、骨蜡、吸收性明胶海绵、脑棉、45 cm × 45 cm 手术薄膜、20 cm × 30 cm 手术薄膜、纱布。

特殊用物：人工硬脑膜、双极电凝（根据手术情况使用）。

【手术步骤及护理操作配合】见表 7-8-14

表 7-8-14　胸椎椎管占位性病变切除植骨融合内固定术手术步骤及护理操作配合

手术步骤	护理操作配合
1. 常规消毒皮肤，铺无菌巾	递卵圆钳夹碘伏备皮球消毒皮肤；递治疗巾铺单，贴 20 cm × 30 cm 手术薄膜，铺两个大口，再贴 45 cm × 45 cm 手术薄膜
2. 切皮、分离	后正中入路切口，递 23 号刀片及电刀依次切开皮肤、皮下组织及筋膜至棘突，递骨膜剥离器沿棘突及椎板行骨膜下剥离椎旁肌至关节突关节外侧，S 拉钩拉开暴露手术野，清除椎板上的肌肉和纤维组织
3. 确定椎弓根螺钉的进针点及方向	双关节咬骨钳咬去进针点处部分骨皮质，开路锥→开路器→探子→剥离子骨蜡在相应椎体侧块上打孔，同法打其他钉孔。定位针插入孔内定向，纱布条填塞，中单遮盖手术野，进行 C 型臂机透视确认

表 7-8-14（续）

手术步骤	护理操作配合
4. 植入椎弓根螺钉	取出定位针并测量定位针进针长度，需要时丝攻扩大钉孔，探测深度，上钉器置入螺钉，同法置入其余螺钉，递中单遮盖手术野再次透视确认螺钉位置
5. 咬除椎板，清除黄韧带	后颅窝拉钩或单齿拉钩牵开暴露手术野，棘突咬骨钳或者超声骨刀去除棘突，切除黄韧带，椎板咬骨钳大小交替逐渐咬除椎板，同时用神经剥离子松解硬膜与椎板之间粘连组织
6. 切除肿物、缝合硬脊膜	递 11 号刀片纵行切开硬脊膜后显露肿物，递 21 mm 圆针、3-0 号慕丝线悬吊硬脊膜于近旁肌肉，暴露椎管内肿物，递双极电凝切断肿物血管，沿肿物边缘分离并将其完整切除，递垂体瘤镊取出肿物，缝合硬脊膜后，人工硬脑膜覆盖
7. 探查	探查见神经根松弛，硬膜囊膨胀较好
8. 上棒	模棒试长短，剪棒，持棒器夹持棒，半椎板拉钩暴露钉子，上螺帽，对抗套筒扳手复位并拧紧螺母固定钉棒
9. 冲洗切口，放置引流管	生理盐水冲洗切口，电凝止血，清点器械，纱布，缝合针。碘伏球消毒，11 号刀片、中弯血管钳，放置 18 号硅胶引流管，36 mm 角针、2-0 号慕丝线固定
10. 缝合切口	28 mm 胖圆针、0 号慕丝线间断缝合筋膜及肌肉，2-0 号慕丝线间断缝合皮下组织，消毒周围皮肤，清点器械、纱布、缝合针。3-0 号可吸收缝合线连续缝合皮内，消毒切口，敷料覆盖切口

十五、断指 / 肢再植术

【麻醉方式】硬膜外、局部麻醉

【手术体位】仰卧位

【仪器设备】电动止血仪、高频电刀、吸引器、C 型臂、显微镜

【用物准备】

敷料：手术衣、底包、大口、中单、双单、小碗。

常规器械：肌腱包。

特殊器械：手足显微、手足动力。

常规用物：15 号刀片、3-0 号带针慕丝线、备皮球、电刀笔、一次性吸引器管、驱血带、1 mL 注射器、5 mL 注射器。

特殊用物：克氏针、肝素生理盐水（500 mL 生理盐水 +2 mL 肝素）。

【手术步骤及护理操作配合】见表 7-8-15

表 7-8-15　断指 / 肢再植术手术步骤及护理操作配合

手术步骤	护理操作配合
1. 常规消毒，铺无菌巾	递无菌卵圆钳及碘伏备皮球消毒皮肤，四肢下铺双单，上半身铺中单，2 个治疗巾分别围住气压止血带，两个巾钳分别固定，剩余 2 个治疗巾铺已消毒四肢下方
2. 处理断指 / 肢	手足显微器械，显微镜下处理断指 / 肢，寻找神经及血管，处理残端，之后湿盐水纱布包裹
3. 处理另一端肢体	大量过氧化氢、稀碘伏、生理盐水冲洗，组织剪修整残端，显微镜下寻找另一端肢体血管神经
4. 克氏针固定	C 型臂引导下用克氏针固定游离肢体，骨折复位
5. 吻合血管神经	显微镜下吻合血管神经，主要用手足显微器械，肝素生理盐水间断冲洗，用 8-0 号、10-0 号滑线进行吻合
6. 冲洗缝合	稀碘伏、生理盐水冲洗，3-0 号带针慕丝线缝皮，纱布包裹，打石膏固定

十六、掌指关节骨折切开 / 闭合复位内固定术

【麻醉方式】局部麻醉，臂丛麻醉，全身麻醉

【手术体位】仰卧位

【仪器设备】电动止血仪、高频电刀、C 型臂、吸引器

【用物准备】

敷料：手术衣、底包、大口、中单、双单、小碗。

常规器械：肌腱包。

特殊器械：外来器械。

常规用物：15 号刀片、2-0 号慕丝线、3-0 号带针慕丝线、32 mm 圆针、备皮球、电刀笔、一次性吸引器管、5 mL 注射器。

特殊用物：克氏针、手足动力。

【手术步骤及护理操作配合】见表 7-8-16

表 7-8-16　掌指关节骨折切开 / 闭合复位内固定术手术步骤及护理操作配合

手术步骤	护理操作配合
1. 常规消毒，铺无菌巾	递无菌卵圆钳及碘伏备皮球消毒皮肤，已消毒上肢下铺双单，上半身铺中单，2 个治疗巾分别围住气压止血带，2 个巾钳分别固定，剩余 2 个治疗巾铺放已消毒上肢下方

表 7-8-15（续）

手术步骤	护理操作配合
2.切皮暴露	酒精再次擦拭手术区域，23 号刀片切皮，电刀、小号钳、骨膜剥离器暴露手术野，暴露出骨折端（闭合复位此步骤省略）
3.骨折复位	复位骨折部位，克氏针临时固定（闭合复位直接 C 型臂引导下穿针固定）
4.内固定	选钢板，记号，电钻、导向器、测深尺打洞上钉子，选螺钉，上螺钉（闭合复位无此步骤）
5.冲洗，关手术野	稀碘伏，盐水冲洗手术区域，32 mm 圆针、4-0 号慕丝线缝皮下，3-0 号带针慕丝线缝皮，纱布包裹，绷带缠绕固定

十七、肌腱、血管、神经探查吻合术

【麻醉方式】硬膜外、局部麻醉、臂丛麻醉

【手术体位】仰卧位

【仪器设备】高频电刀、吸引器、显微镜

【用物准备】

敷料：手术衣、底包、大口、中单、双单、小碗。

常规器械：肌腱包。

特殊器械：手足显微。

常规用物：15 号刀片、3-0 带针慕丝线、备皮球、电刀笔、一次性吸引器管、1 mL 注射器、5 mL 注射器。

特殊用物：肝素生理盐水（500 mL 生理盐水 +2 mL 肝素）。

【手术步骤及护理操作配合】见表 7-8-17

表 7-8-17　肌腱、血管、神经探查吻合术手术步骤及护理操作配合

手术步骤	护理操作配合
1.常规消毒，铺无菌巾	递无菌卵圆钳及碘伏备皮球消毒皮肤，四肢下铺双单，上半身铺中单，2 个治疗巾分别围住气压止血带，2 个巾钳分别固定，剩余 2 个治疗巾铺已消毒四肢下方
2.冲洗，关闭术野	大量过氧化氢、稀碘伏、生理盐水冲洗，组织剪修整残端，显微镜下寻找肢体血管、神经、肌腱
3.吻合血管神经	显微镜下吻合血管神经，主要用手足显微器械，肝素生理盐水间断冲洗，用 8-0 号、10-0 号滑线进行吻合
4.冲洗缝合	稀碘伏、生理盐水冲洗，3-0 号带针慕丝线缝皮，纱布包裹，石膏固定

第九节　疼痛科篇

一、椎间盘镜下后入路腰椎间盘切除术

【麻醉方式】局部麻醉

【手术体位】侧卧位

【仪器设备】椎间孔镜、C 型臂、疼痛科动力、疼痛科磨钻

【用物准备】

敷料：手术衣、底包、大口。

常规器械：椎间孔镜器械、椎间孔镜头。

常规用物：23 号刀片、3-0 带针慕丝线、备皮球、双路冲洗管、5 mL 注射器、20 mL 注射器、45 cm×45 cm 手术薄膜、100 cm×160 cm 保护套、180 cm×30 cm 保护套、10 cm×10 cm 敷料贴、10 cm×15 cm 敷料贴。

特殊用物：一次性穿刺针、一次性磨钻、一次性射频刀头。

【手术步骤及护理操作配合】见表 7-9-1

表 7-9-1　椎间盘镜下后入路腰椎间盘切除术手术步骤及护理操作配合

手术步骤	护理操作配合
1. C 型臂正位透视	正位透视确定椎间盘的水平投影并做标记
2. 常规消毒皮肤，铺无菌巾	递无菌卵圆钳及碘伏备皮球消毒皮肤、酒精备皮球脱碘；常规铺无菌巾
3. 建立无菌区	贴手术薄膜，套 C 型臂保护套建立无菌区
4. 局麻及切口	采用利多卡因 20 mL+ 罗哌卡因 10 mL+ 无菌生理盐水 40 mL 进行局部麻醉；切开皮肤、皮下和腰背筋膜
5. 显露椎板间盘	在 C 型臂透视下，将导引穿刺针到达靶点，进行椎间盘髓核染色和硬膜囊造影，然后逐步下入工作导管，建立工作通道
6. 放置椎间孔镜	放置椎间孔镜，在镜下观察组织结构，避开神经、血管，辨析韧带与纤维环与髓核
7. 摘除突出的髓核	明确神经根并观察，探查椎间孔处神经根有无受压，磨钻处理关节突增生及侧隐窝等，摘除突出的髓核或纤维环
8. 冲洗、止血	用无菌生理盐水冲洗，观察有无出血、一次性射频止血，拔出工作通道套管
9. 缝合切口	清点器械敷料无误，3-0 号带针慕丝线常规缝合切口，覆盖敷料

二、腰椎间盘造影术

【麻醉方式】局部麻醉

【手术体位】侧卧位

【仪器设备】C 型臂

【用物准备】

敷料：手术衣、底包、大口。

常规器械：扩创包。

常规用物：备皮球、5 mL 注射器、20 mL 注射器、45 cm × 45 cm 手术薄膜、100 cm × 160 cm 保护套、10 cm × 10 cm 敷料贴、10 cm × 15 cm 敷料贴。

特殊用物：一次性穿刺针。

【手术步骤及护理操作配合】见表 7-9-2

表 7-9-2　腰椎间盘造影术手术步骤及护理操作配合

手术步骤	护理操作配合
1.C 型臂透视定位	C 型臂透视定位，定位腰椎间盘间隙
2. 常规消毒皮肤，铺无菌巾	递无菌卵圆钳及碘伏备皮球消毒皮肤；常规铺无菌巾
3. 局麻及穿刺	0.5% 利多卡因自穿刺点向下局部浸润麻醉，C 型臂透视下穿刺入腰椎间盘
4. 注入造影剂	注入造影剂，推注时腰椎间盘症状明显，诊断成立
5. 消毒及覆盖创口	清点器械敷料无误，无菌敷贴覆盖创口

三、经皮穿刺椎体成形术

【麻醉方式】局部麻醉

【手术体位】俯卧位位

【仪器设备】C 型臂

【用物准备】

敷料：手术衣、底包、大口。

常规器械：扩创包。

特殊器械：骨科大锤子。

常规用物：备皮球、5 mL 注射器、20 mL 注射器、45 cm × 45 cm 手术薄膜、100 cm × 160 cm 保护套、10 cm × 10 cm 敷料贴、10 cm × 15 cm 敷料贴。

特殊用物：穿刺针。

【手术步骤及护理操作配合】见表7-9-3

表7-9-3　经皮穿刺椎体成形术手术步骤及护理操作配合

手术步骤	护理操作配合
1.C型臂透视定位	C型臂透视定位确定椎体
2.常规消毒皮肤，铺无菌巾	递无菌卵圆钳及碘伏备皮球消毒皮肤；常规铺无菌巾
3.局麻及穿刺	0.5%利多卡因局部浸润麻醉，取经皮穿刺针，C型臂连续定位
4.建立工作通道	经双侧椎弓根斜向对侧穿刺，穿刺过程持续C型臂定位，侧位视经椎弓根斜向对侧至椎体内，进针至1/2停止进针
5.注入骨水泥	无菌碗放入骨水泥，待骨水泥抽丝时经注射器注入，C型臂定位确定骨水泥位于椎体内，无外流
6.术毕透视检查	术毕C型臂定位显影椎体较术前高度增加，无外流，退出穿刺针
7.消毒及覆盖创口	清点器械敷料无误，无菌敷贴覆盖创口

四、股骨头钻孔减压术

【麻醉方式】局部麻醉

【手术体位】平卧位

【仪器设备】C型臂

【用物准备】

敷料：手术衣、底包、大口。

常规器械：扩创包。

常规用物：备皮球、5 mL注射器、20 mL注射器、45 cm×45 cm手术薄膜、100 cm×160 cm保护套、10 cm×10 cm敷料贴、10 cm×15 cm敷料贴。

特殊用物：克氏针。

【手术步骤及护理操作配合】见表7-9-4

表7-9-4　股骨头钻孔减压术手术步骤及护理操作配合

手术步骤	护理操作配合
1.C型臂透视定位	C型臂透视定位寻找股骨颈中点延长线于股骨干外侧皮质的交点，并做标记
2.常规消毒皮肤，铺无菌巾	递无菌卵圆钳及碘伏备皮球消毒皮肤；常规铺无菌巾
3.局麻及穿刺	0.5%利多卡因局部浸润麻醉，克氏针寻找穿刺点并逐渐进针
4.股骨头减压	进针至股骨头坏死硬化处并穿透，先后行3次钻孔减压，然后拔出克氏针
5.消毒及覆盖创口	清点器械敷料无误，常规缝合创口，覆盖敷料加压包扎

五、颈椎间盘等离子射频消融术

【麻醉方式】局部麻醉

【手术体位】仰卧位

【仪器设备】C型臂，等离子射频机

【用物准备】

敷料：手术衣、底包、大口。

常规器械：扩创包。

常规用物：备皮球、5 mL注射器、20 mL注射器、45 cm×45 cm手术薄膜、100 cm×160 cm保护套、10 cm×10 cm敷料贴、10 cm×15 cm敷料贴。

特殊用物：等离子刀头。

【手术步骤及护理操作配合】见表7-9-5

表7-9-5 颈椎间盘等离子射频消融术手术步骤及护理操作配合

手术步骤	护理操作配合
1.C型臂透视定位	C型臂透视下定位病变间隙并标记
2.常规消毒皮肤，铺无菌巾	递无菌卵圆钳及碘伏备皮球消毒皮肤，常规铺无菌巾
3.局麻及穿刺	1%利多卡因局部麻醉，C型臂引导下前外侧入路于颈动脉鞘和气管旁将穿刺针置入椎间盘正中
4.建立穿刺通道	穿刺针定位后拔出针芯，插入颈椎专用等离子刀头，刀尖部留于穿刺针内
5.透视下证实刀头位置	透视下检测穿刺针远端等离子刀尖环状电极的膨胀锁定颈椎专用等离子刀头，证实刀头位置
6.射频消融	能量设为125 V/ms，踩压热凝脚踏（C键）0.5 s，未出现刺激症状，踩压消融脚踏8 s，同时前后旋转180°，拔出穿刺针
7.消毒及覆盖创口	清点器械敷料无误，无菌敷贴覆盖穿刺点

六、神经根造影术

【麻醉方式】局部麻醉

【手术体位】侧卧位位

【仪器设备】C型臂

【用物准备】

敷料：手术衣、底包、大口。

常规器械：扩创包。

常规用物：备皮球、5 mL 注射器、20 mL 注射器、45 cm × 45 cm 手术薄膜、100 cm × 160 cm 保护套、10 cm × 10 cm 敷料贴、10 cm × 15 cm 敷料贴。

特殊用物：一次性穿刺针。

【手术步骤及护理操作配合】见表 7-9-6

表 7-9-6　神经根造影术手术步骤及护理操作配合

手术步骤	护理操作配合
1.C 型臂透视定位	透视下定位上关节突尖部与椎体后上缘连线，正中线旁与上述连线交点为穿刺点
2. 常规消毒皮肤，铺无菌巾	递无菌卵圆钳及碘伏备皮球消毒皮肤；常规铺无菌巾
3. 局麻及穿刺	0.5% 利多卡因自穿刺点向上关节突尖部方向局部浸润麻醉，后调整进针方向至椎间孔上半部分，出现异感后注射碘海醇显示神经根走形通畅，注射复方倍他米松注射液 0.5 mL
4. 神经根造影	同法行椎间孔神经根造影，显示神经根走形通畅，注射复方倍他米松注射液 0.5 mL
5. 消毒及覆盖创口	清点器械敷料无误，无菌敷贴覆盖创口

第十节　耳鼻咽喉科篇

一、扁桃体切除 + 鼻内镜腺样体切除术

【麻醉方式】全身麻醉

【手术体位】平卧位

【仪器设备】鼻窦镜、等离子机器、头灯、吸引器

【用物准备】

敷料：手术衣、底包、大口、小碗。

常规器械：全扁包、45° 或 30° 或 70° 鼻窦镜镜头。

常规用物：备皮球、一次性吸引器管、5 mL 注射器、20 mL 注射器、8 号红尿管、14 cm × 150 cm 保护套、大棉球。

特殊用物：等离子刀头。

【手术步骤及护理操作配合】见表 7-10-1

表 7-10-1　扁桃体切除 + 鼻内镜腺样体切除术手术步骤及护理操作配合

手术步骤	护理操作配合
1. 常规消毒铺巾	患者取仰卧位，肩下垫软枕，贴眼睛，常规面部消毒、包扎头部、铺治疗巾
2. 上开口器	上型号适合的开口器牵开口腔
3. 等离子刀切除扁桃体	戴头灯，递等离子刀头沿一侧扁桃体被膜自上而下分离切除周围组织至下极，仔细止血，同法切除另一侧扁桃体，检查无残体及渗血，等离子刀头彻底止血或棉球压迫止血
4. 红尿管经鼻腔提软腭	导尿管经鼻腔拉起软腭，鼻内镜下探及双侧鼻咽部近后鼻孔及咽鼓，圆枕处淋巴组织增生，用低温等离子刀头将增生的淋巴组织切除，
5. 连接鼻内镜切除腺样体	并彻底止血
6. 止血清点用物	止血清点用物

二、支撑喉镜下声带肿物切除术

【麻醉方式】全身麻醉

【手术体位】平卧位

【仪器设备】显微镜、冷光源、吸引器

【用物准备】

敷料：治疗巾。

常规器械：固定钳、低温支撑喉镜器械。

常规用物：备皮球、一次性吸引器管、5 mL 注射器、大棉球、石蜡油球。

【手术步骤及护理操作配合】见表 7-10-2

表 7-10-2　支撑喉镜下声带肿物切除术手术步骤及护理操作配合

手术步骤	护理操作配合
1. 常规消毒铺巾	患者取平仰卧位，贴眼睛，无菌卵圆钳酒精备皮球面部消毒，铺无菌巾
2. 上支撑喉镜	递块盐水纱布垫于口腔，保护牙齿，支撑喉镜沿舌面进入口腔，挑起会厌，暴露声门，上支撑架，固定
3. 上显微镜，连接冷光源	显微镜下探查双侧声带，见息肉样物，递喉钳钳住声带肿物，无菌剪刀沿肿物基底部完整切除肿物，用大小合适棉球或盐酸肾上腺素棉球压迫止血
4. 取出肿物	取出肿物
5. 止血清点用物	探查止血，清点手术用物准确无误

三、鼻内镜下鼻骨骨折闭合复位术

【麻醉方式】全身麻醉

【手术体位】平卧位

【仪器设备】鼻窦镜机器、吸引器

【用物准备】

敷料：手术衣、底包、甲状腺包、小碗平卧位。

常规器械：鼻窦镜包、0°鼻窦镜镜头。

常规用物：备皮球、一次性吸引器管、5 mL注射器、20 mL注射器、14 cm×150 cm保护套、凡士林纱条。

特殊用物：鼻纳吸棉。

【手术步骤及护理操作配合】见表7-10-3

表7-10-3　鼻内镜下鼻骨骨折闭合复位术手术步骤及护理操作配合

手术步骤	护理操作配合
1. 常规消毒皮肤，铺无菌巾	全麻成功后，患者取平卧位，贴眼睛，垫头圈，常规消毒包扎头部铺无菌巾
2. 脑棉片浸润收敛鼻腔	鼻内镜下递2%利多卡因＋肾上腺素棉片行双侧鼻腔表面收缩麻醉
3. 切开黏骨膜	患侧梨状孔缘对应位置切开黏骨膜
4. 复位器进行复位	分离暴露上颌骨额突及鼻骨下端，内镜下见上颌骨额突骨折处纤维组织增生，分离松解纤维组织并调整其位置，递复位器(凡士林包裹枪状镊前端)分别置入左、右侧鼻腔，调整鼻骨
5. 凿除棘突	递凿子凿除鼻中隔对侧棘突，骨折外移双侧下鼻甲
6. 清点用物，冲洗填塞	观察鼻外观对称，稀碘伏、生理盐水冲洗术腔，黏骨膜复位填塞鼻纳吸棉

四、鼻内镜下全组鼻窦开放术

【麻醉方式】全身麻醉

【手术体位】平卧位

【仪器设备】鼻窦镜机器、吸切器、高频电刀、吸引器鼻窦镜机器

【用物准备】

敷料：手术衣、底包、甲状腺包、小碗。

常规器械：鼻窦镜包、鼻窦镜钳包、耳M吸、吸切器头、0°鼻窦镜镜头、30°鼻窦镜镜头、45°鼻窦镜镜头、70°鼻窦镜镜头。

常规用物：备皮球、一次性吸引器管、长电刀笔、电刀擦、5 mL 注射器、20 mL 注射器、45 cm×45 cm 手术薄膜、14 cm×150 cm 保护套、脑棉片、凡士林纱条数根。

特殊用物：鼻纳吸棉（根据手术情况使用）。

【手术步骤及护理操作配合】见表 7-10-4

表 7-10-4　鼻内镜下全组鼻窦开放术手术步骤及护理操作配合

手术步骤	护理操作配合
1. 常规消毒皮肤，铺无菌巾	患者取仰卧位，垫头圈，贴眼睛，常规碘伏消毒术野、包扎头部、铺无菌巾
2. 收敛鼻腔	鼻内镜下递枪状镊夹 2% 利多卡因棉片（2% 利多卡因 20 mL+0.1% 肾上腺素 2 mL）行双侧鼻腔黏膜收敛麻醉 2 次，间隔 5 min
3. 钳取鼻腔肿物	黏膜麻醉满意后，递剥离器骨折外移双侧下鼻甲，暴露术野，递筛窦钳取患侧鼻腔内息肉样组织一块留送病理。切割吸引器吸除鼻腔及中鼻道息肉样组织，暴露术野
4. 依次开放上颌窦口、前后组筛窦、额窦、蝶窦	递鼻甲剪剪除左侧钩突，开放并扩大上颌窦口，切除窦内息肉，吸切器修整切缘。依次开放前、后组筛窦，吸切器切除多发息肉样组织，吸除潴留分泌物。开放额隐窝，递探针探查，扩大额窦口，切除窦内息肉。切除息肉样变的中鼻甲及上鼻甲。暴露蝶筛隐窝及蝶窦口，扩大蝶窦开口，吸除窦内积液并切除窦内息肉
	同法行右侧额、筛、上颌窦、蝶窦开放术及鼻息肉切除术，切除息肉样变的中鼻甲及上鼻甲
5. 清点脑棉片	清点脑棉片
6. 冲洗止血填塞	稀碘伏、生理盐水反复冲洗术侧鼻腔，递电刀电凝止血。纳吸棉填塞术侧鼻腔，双侧鼻腔各填塞凡士林纱条

五、全喉切除术

【麻醉方式】全身麻醉

【手术体位】平卧位

【仪器设备】吸引器、高频电刀

【用物准备】

敷料：手术衣、大口、底包、大碗、治疗巾。

常规器械：全喉包、扩创包。

常规用物：11 号刀片、15 号刀片、23 号刀片、21 mm 圆针、24 mm 角针、2-0 号慕丝线、3-0 号慕丝线、4-0 号慕丝线、备皮球、电刀笔、电刀擦、一次性吸引器管、各型号金属气管套管、冲洗球、16 号胸腔引流管、负压引流球。

特殊用物：4-0 号可吸收缝合线。

【手术步骤及护理操作配合】见表 7-10-5

表 7-10-5　全喉切除术手术步骤及护理操作配合

手术步骤	护理操作配合
1. 常规消毒铺巾	局麻下行气管切开，全麻成功后，患者取仰卧位，肩下垫软枕，置头圈，消毒颈部、面部、上胸部皮肤，铺无菌巾
2. 切皮护皮	将原气管切开处拆线，更换为麻醉用气管插管，缝合固定。递大刀将气管切开口向两侧延伸，右侧经胸锁乳突肌前缘至乳突尖下 2 cm，左侧至胸锁乳突肌前缘。依次切开皮肤、皮下组织及颈阔肌，于颈阔肌深面向外游离皮瓣达右侧斜方肌前缘，左侧达胸锁乳突肌前缘，向上到下颌角，24 mm 角针、2-0 号慕丝线缝合盐水垫保护皮肤
3. 行颈淋巴结清扫	根据影像资料行单侧或双侧颈清扫术：沿患侧胸锁乳突肌前全长切开颈深筋膜浅层，游离该肌内侧面，充分暴露颈动脉鞘，沿椎前筋膜表面自下而上整块游离颈淋巴结及其周围软组织，清扫Ⅱ～Ⅳ区的淋巴结及相关结缔组织，内侧达颈鞘后方，外侧达斜方肌前缘，上达二腹肌下缘处
4. 切断舌骨	紧靠着舌骨切断舌骨上缘的肌肉附着，避开舌下神经和舌动脉，使肌肉与舌骨分离，组织剪剪去除舌骨
5. 切除喉体及颈前带状肌	自甲状软骨板内侧分离保护双侧梨状窝黏膜。继续向深部切开进入会厌谷，用拉钩拉起舌根沿会厌谷向两侧扩大切口，转向下方切开梨状窝前壁，向下达环状软骨板的中部。同法切开对侧，将喉体翻向前下方
6. 切除环状软骨	在环状软骨板的下缘游离部分气管食管共壁，递组织剪切开环状韧带，切断附着的肌肉等组织向下游离气管致气管切开口处，递粗壮组织剪自下缘切除喉体及颈前带状肌中份大部，并切除环状软骨
7. 冲洗止血	生理盐水彻底冲洗术前，彻底止血
8. 气管软骨与颈前缝合，气管造瘘	4-0 号可吸收缝合线将气管软骨与颈前皮肤对位缝合，完成气管造瘘。将下咽黏膜对位 21 mm 圆针、4-0 号慕丝线缝合，残留筋膜拉拢加固一层，将残留带状肌拉拢缝合并加固第二层
9. 放引流，清点用物，依次缝合	颈清区及皮下各放置负压引流管并固定。依次缝合带状肌、皮下组织及皮肤
10. 放金属气管套管	待患者自主呼吸恢复后，更换合适型号金属气管套管
11. 加压包扎	放置引流管，以敷料贴覆盖切口，加压包扎

六、下咽恶性肿瘤切除术

【麻醉方式】全身麻醉

【手术体位】平卧位

【仪器设备】高频电刀、吸引器、胸腔镜、超声刀机器

【用物准备】

敷料：手术衣、底包、大口、胸包、中单、大碗。

常规器械：全喉包、扩创包、胸科器械（腔镜食管器械、肺腔镜器械）。

常规用物：11 号刀片、15 号刀片、23 号刀片、21 mm 圆针、24 mm 角针、2-0 号慕丝线、3-0 号慕丝线、4-0 号慕丝线、备皮球、电刀笔、电刀擦、吸引器管、各型金属气管套管、冲洗球、16 号胸腔引流管、负压引流球。

特殊用物：4-0 号可吸收缝合线。

胸科用物：11 号刀片、23 号刀片、21 mm 圆针、28 mm 胖圆针、36 mm 角针、0 号慕丝线、2-0 号慕丝线、3-0 号慕丝线、电刀笔、电刀擦、一次性吸引器管、一次性吸引器头、45 cm×45 cm 手术薄膜、石蜡油球、纱条、超声刀线。

特殊用物：长超声刀头、腔镜切割闭合系统、金钉（根据手术情况使用）。

【手术步骤及护理操作配合】见表 7-10-6

表 7-10-6 下咽恶性肿瘤切除术手术步骤及护理操作配合

手术步骤	护理操作配合
1. 常规消毒皮肤，铺无菌巾	患者仰卧位，肩下垫软枕，置头圈，消毒颈部皮肤
2. 局麻气管切开	局麻下行低位气管切开，倒"u"切开气管 2～3 环，将气管切开处侧壁与同侧皮肤缝合一针悬吊，插入气管插管
3. 切皮护皮	全麻成功后，重新消毒颈部、面部、上胸部，铺无菌巾单。递大刀片于右侧乳突尖下 2 cm 向内下经胸锁乳突肌前缘至约环甲膜水平转向对侧胸锁乳突肌前缘至左侧乳突尖下 2 cm，弧形切口。依次切开皮肤、皮下组织及颈阔肌，于颈阔肌深面向外游离皮瓣达斜方肌前缘，对侧达胸锁乳突肌前缘，向上到下颌角，24 mm 角针、2-0 号慕丝线护皮固定
4. 颈淋巴结清扫	双侧选择性颈清扫术：沿右侧胸锁乳突肌前全长切开颈深筋膜浅层，游离该肌内侧面，充分暴露颈动脉鞘，沿椎前筋膜表面自下而上整块游离右颈淋巴结及其周围软组织，清扫Ⅱ～Ⅳ区的淋巴结及脂肪结缔组织，内侧达颈鞘后方，外侧达斜方肌前缘，上达二腹肌下缘处暂停；同法处理左侧Ⅱ～Ⅳ区淋巴结
5. 去除舌骨	紧靠着舌骨切断舌骨上缘的肌肉附着，注意避免损伤舌下神经和舌动脉，是肌肉与舌骨分离，去除舌骨
6. 探查咽腔	自甲状软骨板内侧分离保护左梨状窝黏膜。继续向深部切开进入会厌谷，用拉钩拉起舌根沿会厌谷向两侧扩大切口，转向下方切开左侧梨状窝前壁，向下达环状软骨板的中部。分离切除甲状软骨上角及右侧部分甲状软骨板，咽侧入路探查咽腔，见肿瘤

表 7-10-6（续）

手术步骤	护理操作配合
7. 切除全喉及咽腔肿瘤	在环状软骨板的下缘游离部分气管食管共壁，切开环状韧带，切断附着的肌肉等组织向下游离气管致气管切开口处，自下缘切除喉体及颈前带状肌中份大部，安全边界切除喉体及患侧梨状窝肿物，保留环状软骨
8. 游离食管，清扫胸腔淋巴结	随后胸外科联合手术，胸腔镜下游离食管及清扫胸腔淋巴结
9. 管状胃提至咽腔	用腔镜切割吻合器将胃塑成管状，4-0 号可吸收缝合线加固管状胃。将管状胃经胸腔提至咽腔
10. 空肠造瘘	空肠造瘘，留置造瘘管，在颈部，将管状胃切开，与剩余残留咽腔黏膜对位缝合，将带状肌筋膜松解下拉修补创面手术切缘拉拢缝合
11. 清点用物缝合包扎	用 4-0 号可吸收缝合线，皮下及术腔放置引流管 4 根，用 21 mm 圆针、慕丝线逐层关闭术腔，24 mm 角针、3-0 号慕丝线缝皮。在颈前气管造瘘，敷料包扎，更换戴气囊气管套管

第十一节　口腔科篇

一、舌下腺及肿物切除

【麻醉方式】全身麻醉

【手术体位】仰卧位（肩下垫长枕，头部放置头圈）

【仪器设备】高频电刀、吸引器

【用物准备】

敷料：手术衣、底包、大口、小碗。

常规器械：舌下腺器械。

常规用物：15 号刀片、备皮球、针式电刀笔、电刀擦、50 mL 注射器、一次性使用冲洗针头、一次性吸引器管、灯把、手套。

特殊用物：5-0 号可吸收缝合线。

【手术步骤及护理操作配合】见表 7-11-1

表 7-11-1　舌下腺及肿物切除手术步骤及护理操作配合

手术步骤	护理操作配合
1. 摆放体位，常规消毒铺单	患者仰卧，肩下垫软枕。递无菌卵圆钳及 3 块碘伏备皮球消毒面颈部皮肤；包扎头部（2 块治疗巾，反折部分朝向医生，另一块常规展开，递 1 把巾钳）常规铺无菌治疗巾、铺大口；核对患者信息，无误后由台下护士将刀片递给台上，将备皮球放于盛有稀碘伏的小碗中和组织镊一起递给医生进行口内消毒
2. 局部浸润麻醉	准备 5 mL 注射器抽取局麻药，注意安装好注射器的针头
3. 设计并切开显露切口	充分暴露口底，沿囊肿表面做与下颌牙平行的切口，递中号钳和 15 号刀片，切开囊肿表面的口底黏膜，沿着黏膜创缘和囊壁分离，暴露出囊肿和舌下腺
4. 摘除囊肿	用中号钳从下颌骨内侧面剥离舌下腺，再逐渐游离其他侧。在分离内侧面时注意保护下颌下腺导管和舌神经，脑膜剪剪断下颌下腺前端的舌下腺导管，继续游离舌下腺。脑膜剪剪断并用 3-0 号慕丝线结扎舌下腺与下颌下腺的相连处，摘除舌下腺和囊肿
5. 冲洗缝合	生理盐水冲洗，结扎出血点，根据出血情况选择放置止血材料。台上台下护士共同清点器械、缝合针、纱布等物品，准确无误后 5 号可吸收缝合线缝合口底黏膜。准备 2 块湿纱布，擦拭面部

二、颌下腺及肿物切除

【麻醉方式】全身麻醉

【手术体位】仰卧位（肩下垫长枕，头部放置头圈）

【仪器设备】高频电刀、吸引器

【用物准备】

敷料：手术衣、底包、大口、小碗。

常规器械：颌面肿物器械。

常规用物：15 号刀片、23 号刀片、18 mm 圆针、21 mm 角针、2-0 号慕丝线、3-0 号慕丝线、4-0 号慕丝线、备皮球、电刀笔、电刀擦、一次性吸引器管、16 号引流管、负压引流球、灯把、手套。

特殊用物：3-0 号可吸收缝合线、5-0 号可吸收缝合线、花生米剥离子。

【手术步骤及护理操作配合】见表 7-11-2

表 7-11-2　颌下腺及肿物切除手术步骤及护理操作配合

手术步骤	护理操作配合
1. 摆放体位，常规消毒铺单	患者仰卧，肩下垫软枕。递无菌卵圆钳及 3 块碘伏备皮球消毒面颈部皮肤；包扎头部（2 块治疗巾，反折部分朝向医生，另一块常规展开，递 1 把巾钳）常规铺无菌治疗巾、铺大口；核对患者信息，无误后由台下护士将刀片递给台上
2. 局部浸润麻醉	准备 5 mL 注射器抽取局麻药，注意安装好注射器的针头
3. 设计并切开显露切口	用亚甲蓝画线，画线用的蚊氏钳之后不再用
4. 分离颌下腺，切除标本	结扎颌外动脉与面前静脉，显露颌下腺，分离颌下腺浅部及深部，切除标本，送检
5. 冲洗缝合	生理盐水冲洗，结扎出血点。台上台下护士共同清点器械，缝合针、纱布等物品，无误后放置引流管，可吸收缝合线缝合皮下，滑线缝皮或角针、4-0 号慕丝线缝合皮肤，准备两块湿纱布，擦拭面部

三、恶性肿瘤扩大切除 + 颈部淋巴结清扫 + 皮瓣移植 + 血管吻合术

【麻醉方式】全身麻醉

【手术体位】平卧位（肩下垫长枕，头部放置头圈）

【仪器设备】超声刀、高频电刀、吸引器、口腔动力系统，显微镜

【用物准备】

敷料：手术衣、底包、大碗、大口、腔镜器械搭袋、持物钳。

常规器械：颈清器械、颌面肿物器械、口腔正颌器械、口腔动力、矢状锯、中单、双单、拔牙包。

特殊器械：口腔显微 9 件、口腔显微 13 件、血管吻合器 4 件。

常规用物：15 号刀片、23 号刀片、21 mm 圆针、24 mm 圆针、36 mm 圆针、21 mm 角针、24 mm 角针、0 号慕丝线、2-0 号慕丝线、3-0 号慕丝线、4-0 号慕丝线、超声刀线、备皮球、电刀笔、电刀擦、一次性吸引器管、16 号引流管、18 号引流管、5 mL 注射器、50 mL 注射器、动脉穿刺针、骨蜡、无菌记号笔、石衬、纱布、盐水垫、手套、灯把、100 cm × 160 cm 保护套、5 cm × 6 cm 敷贴、10 cm × 10 cm 敷料贴。

特殊用物：8-0 号可吸收缝合线、血管夹、剪刀式超声刀、双极电凝、止血材料（根据手术情况使用）。

【手术步骤及护理操作配合】见表 7-11-3

表 7-11-3　恶性肿瘤扩大切除 + 颈部淋巴结清扫 + 皮瓣移植 + 血管吻合术手术步骤及护理操作配合

手术步骤	护理操作配合
1. 常规消毒皮肤，铺无菌巾，包扎头部	递无菌卵圆钳及碘伏备皮球消毒皮肤；常规铺无菌巾、包扎头部
2. 双侧颈清	递电刀、电刀擦、吸引器，超声刀线、动力线、巾钳，无菌记号笔画线、颈部设计切口，递 2 块纱布、23 号刀片沿切口切开皮肤，递中号分离皮瓣，递 24 mm 角针、2-0 号慕丝线悬吊皮瓣，小号钳带 2-0 号慕丝线、3-0 号慕丝线结扎，依此清扫颈动脉三角、颌下三角、颈深上淋巴组织，结扎、切断颌外动脉、面静脉，其中多用到血管夹（小号、中号）、超声刀、无菌剪刀
3. 切除原发灶	稀碘伏内放入备皮球 1 块口内消毒，36 mm 角针、0 号慕丝线悬吊舌头，递 23 号刀片延沿唇正中切开皮肤，皮下组织，递剥离器剥离出下颌骨颌部，递钛板、钛钉临时固定下颌骨，改锥拆卸，分清上下，矢状锯劈开下颌骨，延肿物外周切除肿瘤、舌部分。递无菌剪刀、中号钳切取切缘组织送冰冻病理检查
4. 组织修复	行股前外侧皮瓣制备与修复，器械护士 B 递无菌记号笔设计切口，切开皮肤、皮下，递小号钳、S 拉钩（与器械护士 A 交换）钝性分离血管。制备血管蒂，根据缺损大小，窃取皮瓣。递弯盘，肝素生理盐水纱布放入皮瓣进行包裹，递予器械护士 A
5. 固定颌骨，血管吻合	冲洗，止血，递钛板、钛钉固定于下颌骨切开处。递皮瓣移植于口底缺损区，递 3-0 号可吸收缝合线固定，在显微镜下用 8-0 号滑线将动脉与甲状腺上动脉吻合，应用血管吻合器将静脉与甲状腺上静脉吻合，递 5 mL 注射器做通血实验
6. 放置引流，缝合	颈部置 16 号引流管，腿部置 18 号引流管，递 21 mm 角针、2-0 号慕丝线固定。递 3-0 号可吸收缝合线缝合皮瓣与舌黏膜、口腔黏膜、肌肉，21 mm 角针、4-0 号慕丝线缝合颈部皮肤，24 mm 角针、3-0 号慕丝线缝合腿部皮肤

四、颌骨囊肿摘除 + 拔牙术 + 口腔局部缝合止血术

【麻醉方式】全身麻醉

【手术体位】仰卧位（肩下垫长枕，头部放置头圈）

【仪器设备】高频电刀、吸引器、口腔动力系统

【用物准备】

敷料：手术衣、底包、大口、小碗。

常规器械：拔牙包、口腔动力钻。

常规用物：15 号刀片、备皮球、一次性使用冲洗针头、一次性吸引器管、针式电

刀笔、电刀擦、5 mL 注射器、50 mL 注射器、碘仿纱条、灯把、手套。

特殊用物：3-0 号可吸收缝合线，止血材料（根据手术情况使用）。

【手术步骤及护理操作配合】见表 7-11-4

表 7-11-4　颌骨囊肿摘除 + 拔牙术 + 口腔局部缝合止血术手术步骤及护理操作配合

手术步骤	护理操作配合
1. 摆放体位，常规消毒铺单	患者仰卧，肩下垫软枕，置头圈。递无菌卵圆钳及 3 块碘伏备皮球消毒面颈部皮肤；包扎头部（2 块治疗巾，反折部分朝向医生，另一块常规展开，递 1 把巾钳）常规铺无菌治疗巾、铺大口
2. 局部浸润麻醉	准备 5 mL 注射器抽取局麻药，注意安装好注射器的针头
3. 阻生牙拔除	递中号钳、15 号刀片，切开骨膜，显露颌骨和牙冠后递牙梃子，用牙梃子梃入需要拔除的牙间隙，梃松牙体，保护邻牙，梃出阻生牙，用中号将梃出的牙夹入弯盘中（使用牙梃子前后注意检查其完整性）。如果牙较难拔除可以用裂钻（提前安装好，钻头可根据医生的需要选择）去除部分骨壁，将牙冠磨开，牙梃子梃出牙体，取出剩余牙冠（注意一颗牙若用裂钻劈开分成若干个部分拔除后将分开的部分整合在一起，看是否是完整的一颗牙，避免遗漏）
4. 颌骨囊肿摘除	沿事先设计的切口用 15 号刀片切开，磨除骨质，暴露囊肿，牙梃子刮匙交替使用将囊肿完全剥离
5. 冲洗缝合	生理盐水冲洗，根据出血情况选择放置止血材料。台上台下护士共同清点器械，缝合针、纱布等物品，无误后 3-0 号可吸收缝合线缝合，准备 2 块湿纱布，擦拭面部

五、腮腺肿物切除 + 面神经解剖 + 组织补片间置术

【麻醉方式】全身麻醉

【手术体位】仰卧位，头偏向健侧（肩下垫长枕，头部放置头圈）

【仪器设备】高频电刀、吸引器、超声刀

【用物准备】

敷料：手术衣、底包、大口、小碗。

常规器械：颌面肿物器械。

常规用物：15 号刀片、23 号刀片、18 mm 圆针、21 mm 角针、2-0 号慕丝线、3-0 号慕丝线、4-0 号慕丝线、备皮球、电刀笔、电刀擦、一次性吸引器管、16 号引流管、负压引流球、手套、灯把、花生米剥离子。

特殊用物：3-0 号可吸收缝合线、滑线、补片（根据手术情况使用）。

【手术步骤及护理操作配合】见表 7-11-5

表 7-11-5　腮腺肿物切除 + 面神经解剖 + 组织补片间置术手术步骤及护理操作配合

手术步骤	护理操作配合
1. 摆放体位，常规消毒铺单	患者仰卧，肩下垫软枕。递无菌卵圆钳及 3 块碘伏备皮球消毒面颈部皮肤；包扎头部（2 块治疗巾，反折部分朝向医生，另一块常规展开，递 1 把巾钳）常规铺无菌治疗巾、铺大口单
2. 局部浸润麻醉	准备 5 mL 注射器抽取局麻药，安装好注射器的针头
3. 设计并切开显露切口	用亚甲蓝画线，画线用的蚊氏钳之后不再用
4. 翻起皮瓣	小号钳夹住皮缘，翻起皮瓣，直至暴露腮腺的上、前、下缘为止
5. 暴露面神经，切除腮腺浅叶及肿瘤	解剖分离面神经，逐步将腮腺浅叶翻起至完全分离后，连同肿瘤一并切除
6. 切除腮腺深叶	如需要同时切除深叶，应继续用蚊式钳小心地从腮腺实质中分离出面神经主干及其分支，并仔细将腮腺深叶分段取出，直至腮腺组织完全切除为止，标本送检
7. 创口的处理	冲洗切口，彻底止血。放置组织补片，逐层缝合，放置引流管，关闭切口。准备 2 块湿纱布，擦拭面部

六、口腔颌面骨折切开复位内固定术

【麻醉方式】全身麻醉

【手术体位】仰卧位（肩下垫长枕，头部放置头圈）

【仪器设备】高频电刀、吸引器、口腔动力系统

【用物准备】

敷料：手术衣、底包、大口、小碗。

常规器械：拔牙包或颌面肿物器械、单包口腔开口器，口腔正颌，外来器械，双单，口腔动力钻，备口腔动力锯。

常规用物：15 号刀片、18 mm 圆针、21 mm 角针、2-0 号慕丝线、3-0 号慕丝线、4-0 号慕丝线、备皮球、电刀笔、电刀擦、一次性吸引器管、冲洗针头、16 号引流管、负压引流球、5 mL 注射器、50 mL 注射器、骨蜡、石蜡油球、手套、灯把。

特殊用物：3-0 号可吸收缝合线、4-0 号可吸收缝合线、验收单。

【手术步骤及护理操作配合】见表 7-11-6

表 7-11-6　口腔颌面骨折切开复位内固定术手术步骤及护理操作配合

手术步骤	护理操作配合
1. 摆放体位，常规消毒铺单	患者仰卧，肩下垫软枕。递无菌卵圆钳及 3 块碘伏备皮球消毒面颈部皮肤；包扎头部（2 块治疗巾，反折部朝向医生，另一块常规展开，给 1 把巾钳），常规铺无菌治疗巾、铺大口
2. 局部浸润麻醉	准备好 5 mL 注射器抽取好局麻药，给医生注意安装好注射器的针头
3. 计并切开显露切口	用亚甲蓝画线，画线用的蚊氏钳之后不再用
4. 口内稀碘伏消毒	口内开口，如果拔牙的话，先拔牙；若不拔，上牵引钉 上钛板钛钉（注意记录型号，个数）
5. 暴露骨面	清点用物的同时，共同清点钛板钛钉的数目
6. 放止血材料，放引流管（条），固定，缝合创面	准备 2 块湿纱布，擦拭面部

七、上颌骨 Le Fort Ⅰ型截骨术

【麻醉方式】全身麻醉（鼻腔插管）

【手术体位】仰卧位

【仪器设备】高频电刀、吸引器、动力系统

【用物准备】

敷料：手术衣、底包、大口、中单、双单。

常规器械：正颌、拔牙包、颌面肿物器械、口腔动力钻、摆据。

常规用物：11 号刀片、15 号刀片、18 mm 圆针、32 mm 角针、2-0 号慕丝线、3-0 号慕丝线、4-0 号慕丝线、备皮球、针式电刀笔、中长电刀头、一次性吸引器、1 mL 注射器、5 mL 注射器、50 mL 注射器、动脉穿刺针、无菌记号笔、纱条、骨蜡、手套。

特殊用物：3-0 号可吸收缝合线、4-0 号可吸收缝合线、5-0 号可吸收缝合线、4-0 号 PDS 缝合线。

【手术步骤及护理操作配合】见表 7-11-7

表 7-11-7　上颌骨 Le Fort Ⅰ型截骨术手术步骤及护理操作配合

手术步骤	护理操作配合
1. 常规消毒皮肤，铺无菌巾	递无菌卵圆钳及碘伏备皮球消毒，头颈部手术消毒范围应至少在术区外 10 cm，躯干扩大到 20 cm；包扎头部法铺巾，被动抬头，将两块重叠的治疗巾置于头颈下手术台下，头部放下后，将上层治疗巾分别自两侧耳前向中央包绕，使头和面上部均包于治疗巾内并以巾钳固定，然后三角区手术野铺巾法
2. 口内消毒	递 2 个甲状腺拉钩暴露口腔，稀碘伏进行口内消毒，使用镊子和备皮球进行牙龈表面擦拭

表 7-11-7（续）

手术步骤	护理操作配合
3. 进行局部麻醉	5 mL 注射器 +1 mL 注射器头进行口内麻醉
4. 切开与暴露	在两侧上颌第二磨牙之间的唇颊侧黏膜转折处上方 8 cm 处做切口，在骨膜下剥离暴露上颌骨的前外侧壁。由梨状孔边缘向内剥离鼻腔外侧壁及鼻底黏骨膜并剪断鼻中隔连接
5. 上颌窦前外侧壁的骨折切开	递往复锯从梨状孔边缘至上颌翼突连接部切开上颌窦的前外侧骨壁
6. 离断翼上颌连接	递骨刀紧贴上颌结节的后部，略斜向下插入翼上颌缝处。将食指放在其对应的腭侧黏膜处，敲击刀柄顶部，当骨刀有空落感时即停止敲入
7. 降下折断	凿开两侧翼上颌连接后，用手指按住前部牙槽突，向下用力将切开的上颌骨与其上部连接逐渐折断分离
8. 松动上颌骨	递上颌钳把持住硬腭鼻腔面与口腔面，向前下方及左右缓慢施力松动离断后的上颌骨，松解腭侧致密黏骨膜对上颌骨移动的限制
9. 移动与固定上颌骨	递各板引导上颌骨按术前设计的方向与距离就位后，用橡皮圈或者钢丝将上下颌牙列暂时结扎在一起，随后用微型钛板行骨内固定
10. 切开与暴露	从上颌平面稍下方的升支前缘斜向前下做切口，至下颌第一磨牙近中龈颊沟偏颊侧 8 mm 处
11. 水平骨切开	递剥离器将下牙槽神经血管束及其周围软组织与骨面隔离，用裂钻或往复锯在下颌孔稍上方，紧贴近小舌处行水平骨切开
12. 矢状与垂直骨切开	用往复锯或者骨钻，从水平骨切开前端开始，沿升支前缘稍内侧和外斜线向下并逐渐切割至第一磨牙颊侧骨板，随后转向下颌下缘垂直切开此处的皮质骨
13. 劈开下颌支	用骨刀交替插入矢状骨切口将下颌骨内外侧骨板逐渐分开
14. 移动远心骨段	用定位合板引导远心骨段移动到矫正位，并行颌间固定
15. 固定	用钛板落定，进行固定
16. 咬合检查与切口缝合	拆开颌间固定，观察牙列咬合情况，冲洗创口，妥善止血后用间断或者连续方式缝合切口，放置负压引流管

第十二节　神经外科篇

一、脑深部电极植入术

【麻醉方式】全身麻醉

【手术体位】半坐卧位

【仪器设备】脑科动力机器、高频电刀、吸引器、头架

【用物准备】

敷料：手术衣、底包、脑科特殊敷料、大口、双单、中单。

常规器械：钻孔引流器械、低温脑科动力钻。

特殊器械：DBS 微电极、DBS 头架、乳突撑开器、放大镜。

常规用物：11 号刀片、23 号刀片、18 mm 圆针、28 mm 圆针、32 mm 角针、0 号慕丝线、2-0 号慕丝线、3-0 号慕丝线、备皮球、电刀笔、一次性吸引器管、吸收性明胶海绵、8 号红尿管、5 mL 注射器、20 mL 注射器、骨蜡、脑棉、手套、灯把、20 cm × 30 cm 手术薄膜、45 cm × 45 cm 手术薄膜、敷贴、纱布。

特殊用物：2-0 号可吸收缝合线、4-0 号可吸收缝合线、双极电凝、止血材料（根据手术情况使用）。

【手术步骤及护理操作配合】见表 7-12-1

表 7-12-1　脑深部电极植入术手术步骤及护理操作配合

手术步骤	护理操作配合
1. 碘酊酒精消毒，铺无菌单	患者取半坐位，予以全身麻醉，气管插管接麻醉机，递无菌卵圆钳及碘酊备皮球消毒皮肤、酒精备皮球脱碘；常规铺无菌巾，贴脑科手术薄膜
2. 安装定向头架	头架固定头部
3. 头皮切口，颅骨钻孔	取双侧额顶部直切口，长约 5 cm，沿皮切口切开头皮，牵开切口。分别于双侧颅骨上钻孔，骨孔直径为 14 mm，十字切开硬膜。骨孔上安置固定片，于头架上安置立体定向装置
4. 靶点定位，导向穿刺，对靶点位置进行核对和鉴定，电极导线埋入，缝合头皮	于立体定向下置入微电极探查靶点，左侧自靶点上 5 mm 至靶点，STN 核信号好，退出微电极后，再将刺激电极植入靶点位置。右侧自靶点上 5.5 mm 至靶点，STN 核信号好，退出微电极后，再将刺激电极分别植入靶点位置。将电极导线埋入头皮下，缝合头皮
5. 取平卧位消毒，左锁骨处直切口，左耳后直切口	将头架取下，患者取平卧位。常规消毒铺单，选左锁骨处直切口，长约 5 cm；左耳后直切口，长约 4 cm
6. 埋入刺激器，连接导线	沿皮切口分别切开耳后及左锁骨处皮肤，经皮下隧道连接，将刺激发生器导线埋入皮下隧道，连接电极导线，磨钻于颅骨磨槽并钛连接片固定，将刺激发生器埋入锁骨下皮下组织内
7. 核对鉴定效果，缝合皮肤	依次分别缝合各切口皮下及头皮。手术顺利，术后患者安全返回病房

二、颅骨缺损修补成形术

【麻醉方式】全身麻醉

【手术体位】平卧位

【仪器设备】高频电刀、吸引器

【用物准备】

敷料：手术衣、底包、脑包、大碗。

常规器械：脑科器械。

特殊器械：克氏钻（备用）。

常规用物：11号刀片、23号刀片、2-0号慕丝线、32 mm角针、20 mL注射器、备皮球、电刀笔、电刀擦、双极电凝、一次性吸引器管、冲洗球、头皮夹、吸收性明胶海绵、手套、灯把、20 cm×30 cm手术薄膜、45 cm×45 cm手术薄膜。

特殊用物：0号可吸收缝合线、钛网或自体骨（根据手术情况使用）。

【手术步骤及护理操作配合】见表7-12-2

表7-12-2　颅骨缺损修补成形术手术步骤及护理操作配合

手术步骤	护理操作配合
1. 常规消毒皮肤，铺无菌巾	递无菌卵圆钳及碘酊备皮球消毒皮肤、酒精备皮球脱碘；常规铺无菌巾，贴脑科手术薄膜
2. 切开头皮	取原手术切口，递2块纱布按于切口两侧，用23号刀片逐层切开头皮至骨膜，头皮夹及双极电凝止血
3. 准备自体骨或钛网	自体骨需巡回护士取出骨瓣后消毒包装后用无菌剪刀剪开递给器械护士，0.5%碘伏浸泡30 min后使用；钛网双人核对外来器械单后打开使用
4. 分离皮瓣	分离颅骨周围组织并向后翻开皮瓣，橡皮筋挂住颞肌拉钩后用组织钳拉开皮瓣固定，充分暴露手术野，暴露骨缺损边缘，游离出颞肌
5. 植入骨瓣	浸泡好的自体骨用大量生理盐水冲洗并去除骨膜和其他组织；若用钛网取下标记的夹子递给器械护士
6. 固定骨瓣	将自体骨固定后用连接片和钉子固定；钛网用钉子直接固定，充分止血冲洗
7. 放置引流管	放置16号硅胶引流管，置于骨瓣下、硬脑膜外进行引流
8. 缝合切口，覆盖敷料	清点器械敷料无误，取下头皮夹后对头皮进行止血，分层缝合切口，肌肉、筋膜用0号可吸收缝合线间断缝合，头皮用32 mm角针、2-0号慕丝线缝合，消毒切口皮肤后覆盖10块纱布用网帽包扎固定

三、大脑病损切除术

【麻醉方式】全身麻醉

【手术体位】平卧位

【仪器设备】脑科动力系统、显微镜、高频电刀、吸引器

【用物准备】

敷料：手术衣、底包、脑包、双单、大碗。

常规器械：脑科器械、低温脑科动力、脑科显微。

特殊器械：脑剥离子。

常规用物：11 号刀片、23 号刀片、18 mm 圆针、32 mm 角针、2-0 号慕丝线、3-0 号慕丝线、备皮球、电刀、冲洗球、一次性吸引器管、26 号硅胶引流管、头皮夹、20 mL 注射器、骨蜡、20 cm×30 cm 手术薄膜、45 cm×45 cm 手术薄膜、100 cm×160 cm 保护套、手套、吸收性明胶海绵、纱布。

特殊用物：2-0 号可吸收缝合线、4-0 号可吸收缝合线、双极电凝。

【手术步骤及护理操作配合】见表 7-12-3

表 7-12-3　大脑病损切除术手术步骤及护理操作配合

手术步骤	护理操作配合
1. 消毒皮肤，常规铺治疗巾	递无菌卵圆钳及碘酊备皮球消毒皮肤、酒精备皮球脱碘；常规铺无菌巾，贴脑科手术薄膜
2. 切开头皮	递刀及纱布，沿划线标记切开头皮，递头皮夹止血
3. 逐层切开，暴露颅骨	递骨膜剥离器，组织剪逐层剥离，递双极电凝止血
4. 钻孔，铣颅骨，去骨瓣	用电动开颅钻钻孔，递冲洗球冲洗骨屑，铣刀锯开颅骨，游离骨瓣，准备骨蜡止血
5. 悬吊硬膜，切开硬脑膜	递 4-0 号可吸收缝合线、脑膜镊悬吊硬脑膜，递 11 号刀片、组织剪切开硬脑膜，显露大脑皮层
6. 暴露肿瘤，显微镜下切除肿瘤	递显微器械，剥离切除肿瘤，准备脑棉、吸收性明胶海绵等止血
7. 止血，缝合硬脑膜，放颅骨	清点脑棉器械无误，放人工硬脑膜修补原有硬脑膜。放颅骨，递连接片及钛钉固定骨瓣
8. 关颅，缝合皮肤	清点器械敷料无误，取下头皮夹后对头皮进行止血，分层缝合切口，肌肉、筋膜用 0 号可吸收缝合线间断缝合，头皮用 32 mm 角针、2-0 号慕丝线缝合
9. 包扎手术切口	消毒切口皮肤后覆盖 10 块纱布用网帽包扎固定

四、脑室腹腔分流术

【麻醉方式】全身麻醉

【手术体位】平卧位

【仪器设备】显微镜、动力系统、高频电刀、吸引器

【用物准备】

敷料：手术衣、底包、大口、双单。

常规器械：高压脑科钻孔器械、脑科动力系统、脑室-腹腔（v-p）分流。

常规用物：11号刀片、23号刀片、21 mm圆针、32 mm角针、0号慕丝线、2-0号慕丝线、3-0号慕丝线、备皮球、双极电凝、电刀笔、一次性吸引器管、吸收性明胶海绵、20 mL注射器、骨蜡、45 cm×45 cm手术薄膜、10 cm×10 cm敷料贴。

特殊用物：2-0号可吸收缝合线、v-p分流管（根据手术情况使用）。

【手术步骤及护理操作配合】见表7-12-4

表7-12-4 脑室腹腔分流术手术步骤及护理操作配合

手术步骤	护理操作配合
1. 常规消毒皮肤，铺无菌巾	递无菌卵圆钳及碘酊备皮球消毒皮肤、酒精备皮球脱碘；常规铺无菌巾，贴脑科手术薄膜
2. 切开头皮，颅骨钻孔	递23号刀片、皮镊切开头皮，骨膜剥离器剥离骨膜。用脑科动力钻钻孔，20 mL注射器冲洗，刮匙探颅骨是否钻透，备骨蜡骨缘止血递
3. 切开硬脑膜	递11号刀片、脑膜镊子"+"切口切开硬脑膜
4. 脑室穿刺	从v-p分流管中取出脑室引流管做脑室穿刺，引流出清亮脑脊液，用21 mm圆针固定在硬脑膜上，用小号钳反折夹住引流管末端
5. 建立头部皮下隧道	递中号钳在头皮下扩大建立隧道，血管钳带0号慕丝线将脑室引流管与抗虹吸阀相连，妥善固定
6. 开腹	更换23号刀片，于脐上正中开腹，上皮镊子，4块纱布，中号钳和小号钳提腹膜，开腹
7. 建立躯干隧道	在患者耳后做一切口，将用v-p分流器械隧道器在皮下打通与腹腔切口处相通。将已提前注水排好气的腹腔分流管从头端通过隧道器进入腹腔
8. 将脑室引流管与腹腔引流管相连	连接脑室引流管、抗虹吸阀、腹腔引流管
9. 关头皮、关腹腔	用2-0号可吸收缝合线缝皮下，用32 mm角针、2-0号慕丝线缝头皮。关腹前，由双人清点物品（纱布和器械），用2-0号可吸收缝合线关腹腔，用32 mm角针、3-0号慕丝线缝合皮肤
10. 术后整理	碘伏消毒皮肤，贴敷料贴，清点物品，整理物品

五、显微镜下经鼻蝶垂体瘤切除术

【麻醉方式】全身麻醉

【手术体位】平卧位

【仪器设备】交频电刀、电动吸引器、动力、显微镜

【用物准备】

敷料：手术衣、底包、脑包。

常规器械：经蝶器械。

特殊器械：显微镜盖、脑科磨钻。

常规用物：11 号刀片、23 号刀片、备皮球、长电刀笔、电刀擦、一次性吸引器管、26 号血浆引流管、20 mL 注射器、骨蜡、100 cm × 160 cm 保护套、20 cm × 30 cm 手术薄膜、45 cm × 45 cm 手术薄膜。

特殊用物：双极电凝、止血材料、鼻纳吸棉、人工硬脑膜（根据手术情况使用）。

【手术步骤及护理操作配合】见表 7-12-5

表 7-12-5　显微镜下经鼻蝶垂体瘤切除术手术步骤及护理操作配合

手术步骤	护理操作配合
1. 常规消毒铺无菌巾	巡回护士将患者眼部贴透明薄膜保护双眼，器械护士递无菌卵圆钳及备皮球消毒皮肤。铺治疗巾，在 20 cm × 30 cm 手术薄膜剪一三角形贴在治疗巾上，露出鼻子。铺脑科大口单，贴脑科手术薄膜
2. 接显微镜	将显微镜套上 100 cm × 160 cm 保护套，安装上显微镜镜头盖
3. 消毒鼻腔	用碘伏水冲洗鼻腔，碘伏棉片擦洗
4. 开蝶窦	2 个脑压板沾水后撑开鼻腔放入窥器，用磨钻及椎板咬骨钳磨开蝶窦前壁及鞍底
5. 开硬脑膜切除肿瘤	递 11 号刀片切开硬脑膜，用垂体瘤钳、刮圈、无菌剪刀、剥离子、细吸引器分离并切除肿瘤，将切除的肿瘤组织送病理
6. 止血、清点用物	探查止血，清点器械敷料无误用双极电凝止血满意后用人工硬脑膜修补鞍底，鼻腔后端用鼻纳吸棉填塞

六、显微镜下三叉神经 / 面神经减压术

【麻醉方式】全身麻醉

【手术体位】左侧卧位

【仪器设备】显微镜、脑科动力机器、高频电刀、吸引器、头架

【用物准备】

敷料：手术衣、底包、脑包、双单。

常规器械：脑科器械、低温脑科动力钻、低温脑科显微器械、脑剥离子。

特殊器械：显微镜头盖、脑头钉。

常规用物：11 号刀片、23 号刀片、2-0 号慕丝线、3-0 号慕丝线、18 mm 圆针、32 mm 角针、备皮球、电刀笔、冲洗球、一次性吸引器管、26 号硅胶引流管、20 mL 注射器、骨蜡、吸收性明胶海绵、手套、手术薄膜、100 cm × 160 cm 保护套、敷料贴、纱布。

特殊用物：双极电凝、2-0 号可吸收缝合线、4-0 号可吸收缝合线、Teflon 棉、人工硬脑膜、雪花片、连接片、螺钉、止血材料（根据手术情况使用）。

【手术步骤及护理操作配合】见表 7-12-6

表 7-12-6　显微镜下三叉神经／面神经减压术手术步骤及护理操作配合

手术步骤	护理操作配合
1. 碘酊消毒，酒精脱碘，铺无菌单	递无菌卵圆钳及碘酊备皮球消毒头皮，酒精备皮球脱碘；常规铺无菌巾、压托盘
2. 乳突后切口，切开皮肤	核对无误，递 23 号刀片切开皮肤，用双极电凝、电刀止血，纱布擦血
3. 暴露枕骨，开骨窗	上乳突撑开器暴露颅骨，用电动开颅钻钻孔，递冲洗球冲洗骨屑，铣刀锯开颅骨，游离骨瓣，准备骨蜡止血，形成 3 cm 大小骨窗
4. 内侧轻轻牵拉小脑半球	硬脑膜以乙状窦侧为基底，弧形切开；18 mm 圆针、3-0 号慕丝线悬吊硬脑膜；协助医生套好显微镜保护套，吸引器管连接硅胶管，更换细一号吸引器头
5. 分离蛛网膜，释放脑脊液	药杯加 75% 酒精浸泡 Teflon 棉 20 min，20 min 后无菌生理盐水反复冲洗干净，递脑压板、枪状镊、脑剥离子及各种型号的脑棉片，锐性分离蛛网膜，小心保护面、听神经，尽量保留岩静脉，调整显微镜深度及清晰度
6. 暴露三叉神经	暴露三叉神经及周围血管，准确辨认；协助医生镜下操作，精、准、稳的传递显微器械，不触及显微镜及器械台，及时擦净器械上血迹、擦净双极电凝灼烧产生的焦痂，保证手术顺利安全
7. 分离神经根周围蛛网膜，分离神经与周围血管，以 Teflon 棉妥善垫开	找到三叉神经及周围血管，准备泡好的 Teflon 棉，将所有可能压迫神经的血管、蛛网膜条索垫开，使之与神经根隔离，达到松解减压的效果
8. 缝合硬脑膜、修补骨缺损	清点脑棉片，放入止血纱，置入人工硬脑膜，用 4-0 号可吸收缝合线关闭硬脑膜，无菌生理盐水冲洗；回植骨瓣，雪花片、连接片、螺钉固定

表 7-12-6（续）

手术步骤	护理操作配合
9. 缝合切口	清点脑棉、缝合针，2-0 号可吸收缝合线肌层和筋膜层；再次清点，32 mm 角针、2-0 号慕丝线缝合头皮，消毒后纱布加敷料贴覆盖切口及钉眼，手术结束用 2-0 号可吸收缝合线缝皮下，用 32 mm 角针、2-0 号慕丝线缝头皮

第十三节　眼科篇

一、白内障超声乳化摘除 + 人工晶体植入术

【麻醉方式】局部麻醉（眼球表面麻醉）

【手术体位】平卧位

【仪器设备】超声乳化仪、眼科显微镜

【用物准备】

敷料：手术衣、眼包。

常规器械：白内障包、超乳手柄、超乳 7 件套。

常规用物：1 mL 注射器、5 mL 注射器、冲洗针头、眼科 15° 刀、眼科 3.0 mm 刀、粘弹剂、10 cm×10 cm 敷料贴、眼用手术薄膜。

特殊用物：10-0 号可吸收缝合线、相应型号人工晶体 + 人工晶体折叠夹、平衡盐溶液。

【手术步骤及护理操作配合】见表 7-13-1

表 7-13-1　白内障超声乳化摘除 + 人工晶体植入术手术步骤及护理操作配合

手术步骤	护理操作配合
1. 常规消毒、铺巾	患者取仰卧位，取 0.4% 盐酸奥布卡因行右眼表面麻醉 3 次，用 0.05% 稀碘伏洗液 10 mL 冲洗右眼结膜囊，碘伏消毒术眼周围皮肤，以睑裂为中心，范围 3 ~ 4 cm，铺无菌巾，贴手术薄膜
2. 开睑器开睑、麻醉	开睑器开睑，2% 利多卡因约 2 mL 眼球周浸润麻醉
3. 做手术切口	鼻上方眼科 15° 刀做前房穿刺，颞上方角膜缘处用眼科 3.0 mm 刀做透明角膜切口，前房内注入粘弹剂 0.2 mL
4. 处理囊膜	连续环行撕前囊，平衡盐溶液液水分离，用核分块切除技术超声粉碎晶体核，能量为 40%，超声时间约 12 s，换注吸头清除周边皮质

表 7-13-1（续）

手术步骤	护理操作配合
5. 植入人工晶体	注入囊袋内粘弹剂 0.3 mL，后囊抛光，植入合适晶体一枚，注吸头清除粘弹剂，冲洗前房
6. 封闭切口	平衡盐溶液液封闭切口，地塞米松 2.5 mg 球结膜下注射，氧氟沙星眼膏涂术眼无菌敷料包术眼。术毕，送患者安全返回病房

二、人工晶体悬吊术

【麻醉方式】局部麻醉（眼球表面麻醉）

【手术体位】平卧位

【仪器设备】眼科显微镜

【用物准备】

敷料：手术衣、眼包。

常规器械：白内障包、眼科 12 件、大小纽子。

常规用物：1 mL 注射器、5 mL 注射器、冲洗针头、眼科 15° 刀、眼科 3.0 mm 刀、板层刀、粘弹剂、输液器、23 G 灌注整套包、电凝、10 cm×10 cm 敷料贴、眼用手术薄膜。

特殊用物：10-0 号悬吊线、8-0 号可吸收缝合线、10-0 号可吸收缝合线、粘弹剂、相应型号人工晶体＋人工晶体折叠夹。

【手术步骤及护理操作配合】见表 7-13-2

表 7-13-2　人工晶体悬吊术手术步骤及护理操作配合

手术步骤	护理操作配合
1. 常规消毒、铺巾	患者取仰卧位，取 0.4% 盐酸奥布卡因行右眼表面麻醉 3 次，用 0.05% 稀碘伏洗液 10 mL 冲洗右眼结膜囊，碘伏消毒术眼周围皮肤，以睑裂为中心，范围 3～4 cm，铺无菌巾，贴手术薄膜
2. 开睑器开睑、麻醉	开睑器开睑，2% 利多卡因约 2 mL 眼球周及结膜下浸润麻醉
3. 做手术切口	眼科 15° 刀沿角膜缘后 3.5 mm 巩膜穿刺口，平衡盐溶液眼内灌注。眼科 15° 刀沿角膜缘做 3 mm 穿刺，前房注入粘弹剂
4. 处理瓣膜	将人工晶体调位到虹膜表面，球结膜鼻侧和颞侧各做结膜瓣，结膜瓣下电凝止血，用眼科 3.0 mm 刀和板层刀做板层巩膜瓣，眼科 15° 刀在 3 点和 9 点位角膜缘后 1.5 mm 穿刺将 10-0 号悬吊线引入眼内，由角膜缘取出并剪断，分别固定人工晶体的两侧襻顶端
5. 固定晶体	将人工晶体吊入眼内，位置居中，线两端固定于巩膜瓣下

表 7-13-2（续）

手术步骤	护理操作配合
6. 缝合切口	8-0 号可吸收缝合线缝合巩膜瓣和结膜瓣，缝合巩膜穿刺口，10-0 号可吸收缝合线缝合角膜缘，进行水密缝合
7. 涂眼膏、包扎	球结膜下注射地塞米松 2.5 mg，涂氧氟沙星眼膏，无菌敷料包扎术眼，送患者安全返回病房

三、外路小梁切除术

【麻醉方式】局部麻醉（眼球表面麻醉）

【手术体位】平卧位

【仪器设备】眼科显微镜

【用物准备】

敷料：手术衣、眼包。

常规器械：青光眼 13 件、眼科 12 件、大小纽子。

常规用物：5-0 号尼龙线、10-0 号不可吸缝合线、1 mL 注射器、5 mL 注射器、冲洗针头、眼科 15° 刀、板层刀、10 cm×10 cm 敷料贴、眼用手术薄膜。

【手术步骤及护理操作配合】见表 7-13-3

表 7-13-3　外路小梁切除术手术步骤及护理操作配合

手术步骤	护理操作配合
1. 常规消毒、铺巾	患者取仰卧位，取 0.4% 盐酸奥布卡因行术眼表面麻醉 3 次，用 0.05% 稀碘伏洗液 10 mL 冲洗术眼结膜囊，碘伏消毒术眼周围皮肤，以睑裂为中心，范围 3 ~ 4 cm，铺无菌巾，贴手术薄膜
2. 开睑器开睑、麻醉	开睑器开睑，2% 利多卡因约 0.3 mL 行上方球结膜下浸润麻醉
3. 做球结膜瓣	5-0 号尼龙线置上直肌固定缝合线，于上方做以穹窿为基底的球结膜瓣
4. 做巩膜瓣	巩膜表面烧灼止血，做 5 mm×5 mm 约 1/2 巩膜厚度的巩膜瓣。生理盐水充分冲洗。眼科 15° 刀前房穿刺放液后，用板层刀巩膜瓣下切除 1 mm 含小梁的角巩膜组织，并做相应部位的周边虹膜切除
5. 缝合巩膜瓣形成前房	10-0 号不可吸收缝合线间断缝合巩膜瓣 4 针，其中 2 针为可拆除巩膜缝合线，形成前房，检查巩膜瓣边缘无明显渗漏
6. 缝合切开、涂眼膏、包扎	连续缝合球结膜，球结膜下注射地塞米松 2 mg，涂氧氟沙星眼膏，包扎术眼，送患者安全返回病房

四、青光眼阀植入术

【麻醉方式】局部麻醉（眼球表面麻醉）

【手术体位】平卧位

【仪器设备】眼科显微镜

【用物准备】

敷料：手术衣、眼包。

常规器械：青光眼13件、眼科12件、青光眼阀、大小纽子。

常规用物：5-0号尼龙线、1 mL注射器、5 mL注射器、冲洗针头、10 cm×10 cm敷料贴、眼用手术薄膜。

特殊用物：8-0号可吸收缝合线、眼科15°刀、板层刀、粘弹剂、青光眼阀。

【手术步骤及护理操作配合】见表7-13-4

表7-13-4　青光眼阀植入术手术步骤及护理操作配合

手术步骤	护理操作配合
1. 常规消毒、铺巾	患者取仰卧位，取0.4%盐酸奥布卡因行右眼表面麻醉3次，用0.05%稀碘伏洗液10 mL冲洗右眼结膜囊，碘伏消毒术眼周围皮肤，以睑裂为中心，范围3～4 cm，铺无菌巾，贴手术薄膜
2. 开睑器开睑、麻醉	开睑器开睑，2%利多卡因约2 mL行颞上方注射麻醉
3. 做手术切口	沿角膜缘切开球结膜并向后分离，暴露外直肌、上直肌。0.3 mg/mL丝裂霉素C棉片置于术区3 min，生理盐水充分冲洗
4. 处理青光眼阀	激活阀门后，8-0号可吸收缝合线固定于角膜缘后8 mm球结膜下
5. 植入青光眼阀	做5 mm×6 mm巩膜瓣，瓣下穿刺入前房并注入Healon，将导管植入前房，8-0号可吸收缝合线固定导管，并缝合巩膜瓣
6. 缝合切开、涂眼膏、包扎	连续缝合球结膜，球结膜下注射地塞米松2 mg，涂氧氟沙星眼膏，包扎术眼，送患者安全返回病房

五、玻璃体切割术

【麻醉方式】局部麻醉（眼球表面麻醉＋球后阻滞麻醉）

【手术体位】平卧位

【仪器设备】玻切机、眼科显微镜

【用物准备】

敷料：手术衣、眼包、中单。

常规器械：眼科12件、玻璃体包12件、眼科广角镜3件、大小纽子。

特殊器械：斜镜 7 件、全视网膜镜。

常规用物：1 mL 注射器、5 mL 注射器、冲洗针头、10 cm × 10 cm 敷料贴、眼用手术薄膜、粘弹剂、20/23 G 玻切套包。

特殊用物：8-0 号可吸收缝合线、激光、电凝、冷冻线、20/23 G 眼内器械硅油、重水、粘弹物质控制管路。

【手术步骤及护理操作配合】见表 7-13-5

表 7-13-5　玻璃体切割术手术步骤及护理操作配合

手术步骤	护理操作配合
1. 常规消毒、铺巾	患者取仰卧位，用 0.05% 稀碘伏洗液 10 mL 冲洗右眼结膜囊，2.5% 碘伏消毒术眼周围皮肤，以睑裂为中心，范围 3 ~ 4 cm，铺无菌巾，贴手术薄膜
2. 开睑器或眼睑缝合线开睑	开睑器开睑，2% 利多卡因约 3 mL 右眼球周及筋膜囊下浸润麻醉
3. 做手术切口	角膜缘后 3.75 mm 三通道穿刺口，平衡盐溶液眼内灌注
4. 玻璃体切割	切除中央积血玻璃体，注入曲安奈德玻璃体染色，无玻璃体后脱离，人为制造后脱离，切除基底部玻璃体
5. 电凝 + 激光	视盘边界清，色苍白，视网膜动脉细，银线样，黄斑中心凹下方局限增殖，中周部视网膜多处新生血管及增殖，剥除纤维血管膜，眼内电凝止血，用激光进行新生血管区及黄斑血管弓下方的视网膜光凝
6. 气液交换	检查眼底视网膜平伏气液交换，3.5 mL 硅油填充玻璃体腔，至眼压正常
7. 缝合切口	8-0 号可吸收缝合线间断缝合巩膜切口
8. 涂眼膏、包扎	球结膜下注射曲安奈德 5 mg，涂氧氟沙星眼膏，无菌敷料包扎术眼，嘱患者俯卧位，安全返回病房

六、硅油取出术

【麻醉方式】局部麻醉

【手术体位】平卧位

【仪器设备】玻切机、眼科显微镜

【用物准备】

敷料：手术衣、眼包。

常规器械：眼科 12 件、玻璃体包 12 件、大小纽子。

常规用物：备皮球、1 mL 注射器、5 mL 注射器、冲洗针头、眼科手术薄膜、10 cm × 10 cm 敷料贴、23 G 灌注整套、输液器。

特殊用物：8-0 号可吸收缝合线、粘弹物质控制管路。

【手术步骤及护理操作配合】见表 7-13-6

表 7-13-6　硅油取出术手术步骤及护理操作配合

手术步骤	护理操作配合
1. 消毒铺巾	患者取仰卧位，0.05% 稀碘伏洗液 10 mL 冲洗右眼结膜囊。2.5% 碘伏消毒眼周围皮肤，以睑裂为中心，范围 3 ~ 4 cm，铺无菌巾，贴手术薄膜
2. 开睑器开睑、麻醉	开睑器开睑，2% 利多卡因约 3 mL 球结膜下浸润麻醉
3. 眼部表面做手术切口	球结膜局部切开，角膜缘后 3.75 mm 鼻下方巩膜穿刺口，平衡盐溶液眼内灌注
4. 灌注＋取油	上方巩膜穿刺口，主动吸引法吸出眼内硅油，见视网膜平伏
5. 冲洗前房	眼科 15° 刀穿刺角膜，冲洗前房
6. 缝合切口	8-0 号可吸收缝合线 "8" 字缝合巩膜切口，进行水密缝合
7. 涂眼膏，包扎	球结膜切口连续缝合，球结膜下注射地塞米松 2.5 mg，涂氧氟沙星眼膏，无菌敷料包扎术眼，手术顺利，送患者安全返回病房

七、巩膜外垫压 + 脉络膜上腔放液 + 视网膜冷冻 + 前房穿刺术

【麻醉方式】局部麻醉

【手术体位】平卧位

【仪器设备】冷冻机、眼科显微镜

【用物准备】

敷料：手术衣、眼包。

常规器械：眼科 12 件、巩膜外垫压、双目镜、冷冻线、大小纽子。

常规用物：5-0 号不可吸收缝合线、6-0 号黑色标记线、3-0 号慕丝线、备皮球、引流条、1 mL 注射器、5 mL 注射器、冲洗针头、眼用手术薄膜、10 cm × 10 cm 敷贴。

特殊用物：8-0 号可吸收缝合线、眼科 15° 刀、眼用硅胶环。

【手术步骤及护理操作配合】见表 7-13-7

表 7-13-7　巩膜外垫压 + 脉络膜上腔放液 + 视网膜冷冻 + 前房穿刺术
手术步骤及护理操作配合

手术步骤	护理操作配合
1. 常规消毒、铺巾	患者取仰卧位，0.05% 稀碘伏洗液 10 mL 冲洗左眼结膜囊，2.5% 碘伏消毒眼周围皮肤，以睑裂为中心，范围 3 ~ 4 cm，铺无菌巾，贴手术薄膜

表 7-13-7（续）

手术步骤	护理操作配合
2. 开睑器开睑、麻醉	开睑器开睑，2% 利多卡因与 0.75% 丁哌卡因等量混合约 3 mL 球后麻醉
3. 缝制巩膜缝合线、巩膜外冷冻	球结膜局部切开，暴露上直肌、外直肌，5-0 号聚酯线缝巩膜表面加压缝合线，跨距 9 mm，共 4 针，裂孔边缘予以巩膜外冷冻
4. 放视网膜下液	将轮状硅胶置于子午线巩膜加压线下，于一点子午线位置巩膜切开，脉络膜穿刺放出视网膜下液 1 mL，冷冻，收紧结扎加压线
5. 前房穿刺	前房穿刺
6. 缝合切口、涂眼膏、包扎	球结膜切口连续缝合，球结膜下注射地塞米松 2.5 mg，涂氧氟沙星眼膏，无菌敷料包扎术眼

八、鼻腔泪囊吻合术

【麻醉方式】局部麻醉（眼球表面麻醉）

【手术体位】平卧位

【仪器设备】无影灯

【用物准备】

敷料：手术衣、眼包。

常规器械：眼科 12 件、鼻腔泪囊吻合包。

常规用物：11 号刀片、15 号刀片、1 mL 注射器、2 mL 注射器、5 mL 注射器、冲洗针头、凡士林条、纱条、10 cm × 10 cm 敷料贴。

备用物：5-0 号眼科铲线、6-0 号可吸收缝合线。

【手术步骤及护理操作配合】见表 7-13-8

表 7-13-8　鼻腔泪囊吻合术手术步骤及护理操作配合

手术步骤	护理操作配合
1. 鼻腔准备	患者取仰卧位，取 0.4% 盐酸奥布卡因行术眼表面麻醉 3 次，用 0.05% 稀碘伏洗液 10 mL 冲洗术眼结膜囊，呋麻滴鼻液纱条置于左侧鼻腔中鼻道处
2. 常规消毒、铺巾	患者取仰卧位，碘伏消毒术眼周围皮肤，以睑裂为中心，铺无菌巾
3. 神经阻滞麻醉	2% 利多卡因、0.75% 丁哌卡因等量混合联合 1‰ 盐酸肾上腺素共约 4 mL 行滑车下、筛前及眶下神经阻滞麻醉
4. 切开骨膜，分离泪囊窝	沿鼻根部沿皮纹切开皮肤，长约 1.5 cm，钝性分离至泪前嵴，切开骨膜，分离泪囊窝止血钳戳破筛骨板，咬骨窗大约 0.5 cm，鼻腔填塞油纱条止血

表 7-13-8（续）

手术步骤	护理操作配合
5. 处理泪囊	切开鼻黏膜，探通泪道，指示下切开泪囊，5-0 眼科铲线线缝合前瓣及鼻黏膜，分层缝合皮肤下组织及皮肤，填塞鼻腔
6. 涂眼膏、包扎	涂氧氟沙星眼药膏，加压包扎，患者安全返回病房

九、眼内容物剜出 + 义眼台植入术

【麻醉方式】局部麻醉（眼球表面麻醉）

【手术体位】平卧位

【仪器设备】无影灯

【用物准备】

敷料：手术衣、眼包。

常规器械：眼科 12 件、青光眼 13 件。

常规用物：11 号刀片、1 mL 注射器、5 mL 注射器、冲洗针头、10 cm × 10 cm 敷料贴、眼用手术薄膜。

特殊用物：6-0 号可吸收缝合线、20/22 mm 义眼台、脑膜剪刀。

【手术步骤及护理操作配合】见表 7-13-9

表 7-13-9 眼内容物剜出 + 义眼台植入术手术步骤及护理操作配合

手术步骤	护理操作配合
1. 常规消毒、铺巾	患者取仰卧位，取 0.4% 盐酸奥布卡因行术眼表面麻醉 3 次，用 0.05% 稀碘伏洗液 10 mL 冲洗术眼，碘伏消毒术眼周围皮肤，以睑裂为中心，范围 3 ~ 4 cm，铺无菌巾，贴手术薄膜
2. 神经阻滞麻醉	2% 利多卡因、0.75% 罗布卡因等量混合联合 1‰盐酸肾上腺素共约 5 mL 行术眼球后神经阻滞麻醉
3. 挖出眼内容物	开睑器开右睑，沿角膜缘剪开全周球结膜，沿角膜缘全周剪下角膜剜出眼内容物，擦净巩膜表面的色素组织
4. 植入义眼台	剪断视神经，将巩膜沿颞上、鼻下剪开形成 2 个巩膜瓣，肌肉圆锥内植入一枚直径 20 mm 义眼台，6-0 号可吸收缝合线间断分层缝合巩膜、眼球筋膜
5. 缝合球结膜	6-0 号可吸收缝合线连续缝合球结膜，形成上下穹窿结膜囊
6. 植入眼模、包扎	术闭涂氧氟沙星眼膏，植入眼模后加压包扎，送患者安全返回病房

十、斜视矫正术

【麻醉方式】局部麻醉（眼球表面麻醉）

【手术体位】平卧位

【仪器设备】无影灯

【用物准备】

敷料：手术衣、眼包。

常规器械：眼科12件、斜视包。

常规用物：1 mL注射器、5 mL注射器、冲洗针头、10 cm×10 cm敷料贴、眼用手术薄膜。

特殊用物：5-0号可吸收缝合线、6-0号可吸收缝合线。

【手术步骤及护理操作配合】见表7-13-10

表 7-13-10　斜视矫正术手术步骤及护理操作配合

手术步骤	护理操作配合
1. 常规消毒、铺巾	患者取仰卧位，取0.4%盐酸奥布卡因行术眼表面麻醉3次，用0.05%稀碘伏洗液10 mL冲洗双眼结膜囊，碘伏消毒双眼周围皮肤，以睑裂为中心，范围3～4 cm，双眼铺无菌巾
2. 开睑器开睑、麻醉	开睑器开睑，取2%利多卡因+0.1%肾上腺素混合液0.5 mL做鼻下方及颞下方球结膜下浸润麻醉
3. 分离并剪断肌间膜及节制韧带	剪开鼻下方球结膜及筋膜组织，钩出内直肌，分离并剪断肌间膜及节制韧带
4. 调整缝合肌肉	用6-0号可吸收缝合线于肌肉止点后2 mm处双臂套环缝合肌肉，线前剪断肌肉，将肌肉重新缝合于原止点后6 mm处板层巩膜上。用6-0号可吸收缝合线连续缝合球结膜。剪开颞下方球结膜及筋膜组织，钩出外直肌并分离。于肌肉止点后10 mm处双臂套环缝合肌肉，线前剪断并剪除肌肉约10 mm，将肌肉重新缝合于原止点板层巩膜上。用6-0号可吸收缝合线连续缝合
5. 涂眼膏、包扎	缝合球结膜，结膜囊内予氧氟沙星眼膏涂眼，包扎术眼，送患者安全返回病房

参考文献

[1] 宋烽，王建荣 . 手术室护理管理学 [M]. 北京：人民军医出版社，2004.

[2] 朱丹 . 手术室护理学 [M]. 北京：人民卫生出版社，2008.

[3] 郭莉 . 手术室护理实践指南 [M]. 北京：人民卫生出版社，2019.

[4] 秦小平 . 医院感染管理实用指南 [M]. 北京：北京大学医学出版社，2004.

[5] 医院洁净手术部建筑技术规范：GB 50333—2013[S]. 北京：中国建筑工业出版社，
2013：5-11.

[6] 医院消毒供应中心：第 2 部分　管理规范：WS 310—2016[S]. 北京：中华人民共和国
国家卫生和计划生育委员会，2016：5.

[7] 医疗机构环境表面清洁与消毒管理规范：WS/T 512—2016[S]. 北京：中华人民共和国
国家卫生和计划生育委员会，2016：5.

[8] 医疗机构消毒技术规范：WS/T 367—2012[S]. 北京：中华人民共和国卫生部，2012：
1-14.

[9] 外科手术部位感染预防和控制技术指南 [S]. 北京：中华人民共和国卫生部，2010：
4-6.